Gilbert E.

La pharmacie à travers les siècles.

Vialelle et Cie

Toulouse 1886

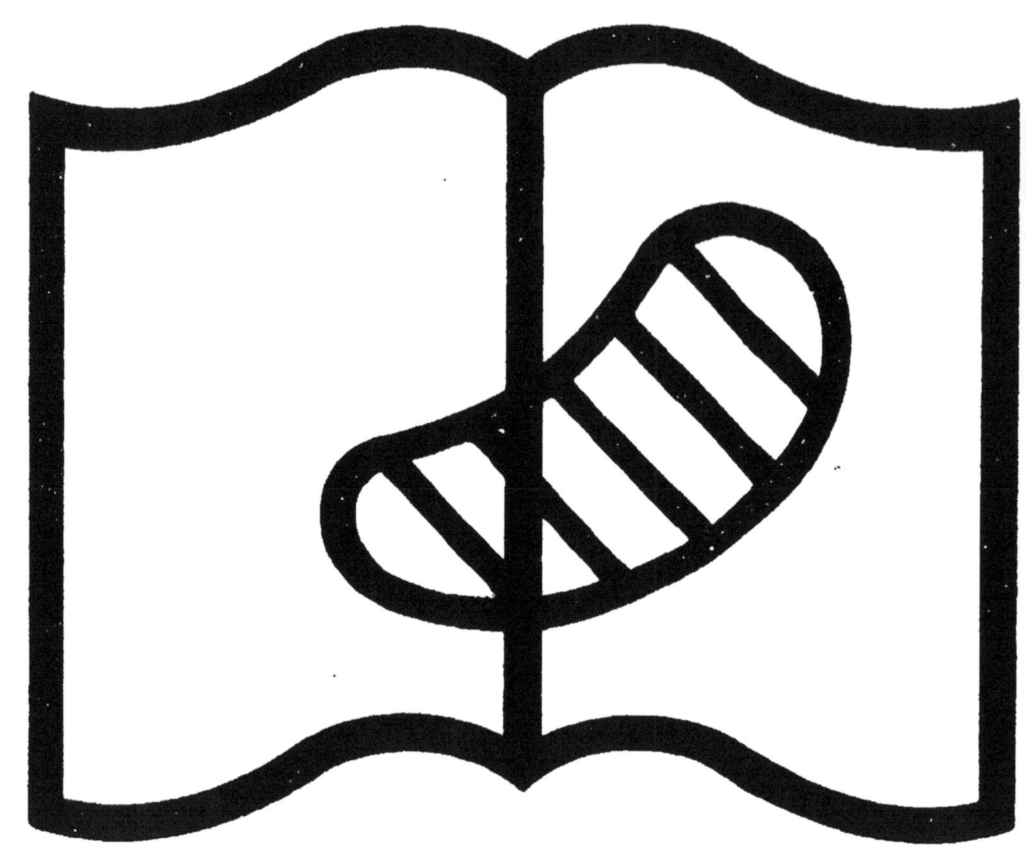

Symbole applicable
pour tout, ou partie
des documents microfilmés

Original illisible

NF Z 43-120-10

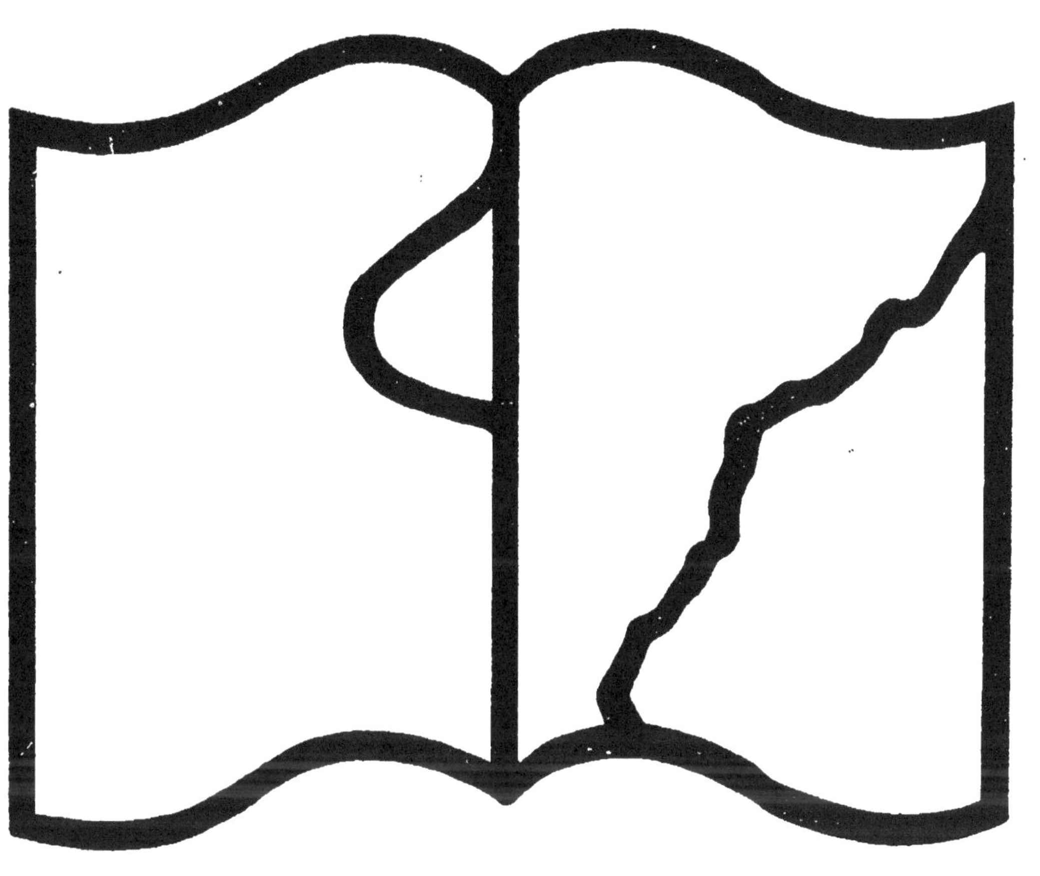

Symbole applicable
pour tout, ou partie
des documents microfilmés

Texte détérioré — reliure défectueuse

NF Z 43-120-11

4686

943

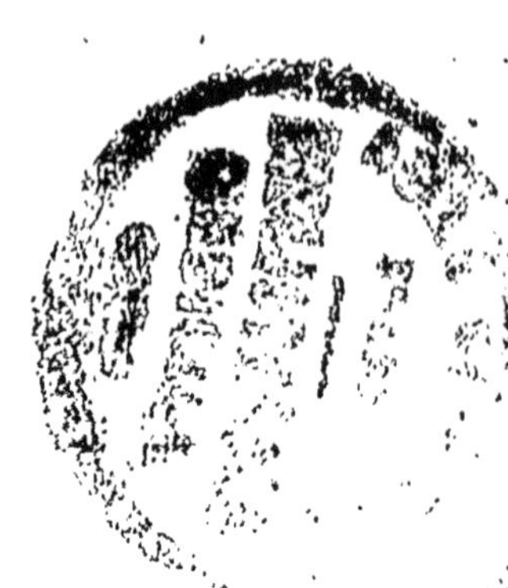

La Pharmacie à travers les Siècles

ANTIQUITÉ — MOYEN-AGE — TEMPS MODERNES

PUBLICATIONS DU MÊME AUTEUR

1868. — **Essai historique sur les Poisons**, suivi d'une esquisse sur la pharmacie au moyen-âge depuis la période arabe; in-8° de 300 pages.

1869. — **Passe-temps historique et scientifique**; in-8°, 318 pages, contenant :

1° Histoire de la Bière, de l'Hydromel dans l'antiquité;

2° L'alchimiste Basile Valentin;

3° Le feu grégeois; étude historique et critique;

4° Notes pour servir à l'étude de la chimie organique dans l'antiquité;

1875. — **Les Moines au moyen-âge**; leur influence sur l'étude des sciences chimiques, naturelles et pharmaceutiques; in-8°, 296 pages.

1876. — **Coup-d'œil sur les Poisons et les Sciences occultes**, depuis l'antiquité jusqu'au XVIII° siècle (mémoire couronné au concours du Congrès des Sociétés de pharmacie de France; — Clermont-Ferrand, août 1876).

1878. — **Les Sorciers en Bourbonnais**, avec l'origine de la sorcellerie druidique dans le département; in-8°, 87 pages.

1880. — **Philtres, Charmes, Poisons** (antiquité, moyen-âge, renaissance et temps modernes); grand in-8°, 81 pages. — Ouvrage couronné par l'Institut (Académie des sciences), Prix Barbier 1881.

1880. — **Diètes extraordinaires** (mémoire en collaboration du journal l'*Union Pharmaceutique*).

1881. — **Les Hakims et Droguistes persans** (mémoire en collaboration du journal l'*Union Pharmaceutique*).

1881. — **Essai historique sur les Talismans**, depuis l'antiquité jusqu'à nos jours (suite d'études complétant les philtres); grand in-8° de 90 pages.

1882. — **Etudes agricoles sur l'ancienne Rome**; grand in-8°, de 32 pages, extrait du *Bulletin de la Société de Pharmacie du Sud-Ouest*.

1883. — **Le Nitre et ses propriétés fertilisantes**, grand in-8°, 50 pages, extrait du *Bulletin de la Société de Pharmacie du Sud-Ouest*.

1883. — **Le devoir, le rôle du pharmacien dans la société française, à la fin du XVI° et au commencement du XVII° siècle**; in-8°, 20 pages.

1884-1885. — **Histoire des vins dans l'antiquité et le moyen-âge**, in-8°, 60 pages, extrait du *Bull. de la Société de Pharmacie du Sud-Ouest*.

1885. — **De Paris à Memphis** (revue alchimique), in-8°, de 16 pages, extrait du *Bulletin de la Société de Pharmacie du Sud-Ouest*.

1885. — **Onguents et Parfums magiques au moyen âge**; in-8 de 16 pages, extrait du *Bulletin de la Société de Pharmacie du Sud-Ouest*.

943

LA PHARMACIE

A TRAVERS LES SIÈCLES

ANTIQUITÉ — MOYEN AGE — TEMPS MODERNES

PRÉCÉDÉE

D'UN COUP-D'ŒIL HISTORIQUE ET BIBLIOGRAPHIQUE

SUR LES SCIENCES NATURELLES QUI LUI SONT ACCESSOIRES

BOTANIQUE, MINÉRALOGIE ET ZOOLOGIE

DEPUIS L'ANTIQUITÉ JUSQU'AU MILIEU DU DIX-HUITIÈME SIÈCLE

Par Émile GILBERT

Lauréat des Sociétés savantes et de l'Institut de France
(Académie des Sciences)
Officier d'Académie
Chevalier de l'Ordre royal du Cambodge
Correspondant de la Société royale de Pharmacie de Portugal
Pharmacien honoraire
etc., etc.

Extrait du *Bulletin de la Société de Pharmacie du Sud-Ouest*

REPRODUCTION INTERDITE

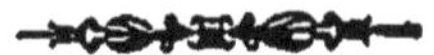

TOULOUSE

IMPRIMERIE VIALELLE ET Ce, RUE TRIPIÈRE, 9

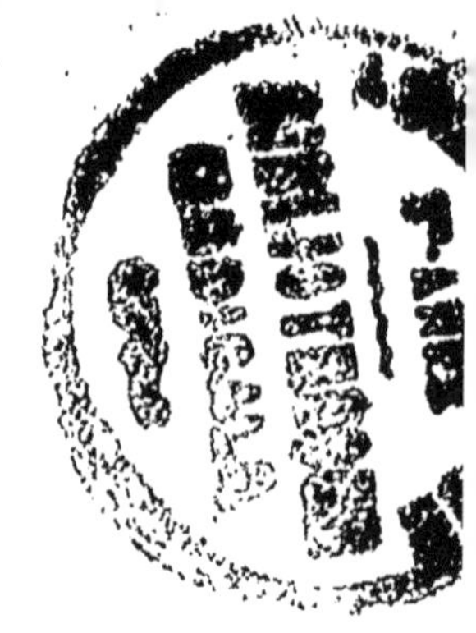

AU LECTEUR

Le coup d'œil historique et bibliographique sur les sciences naturelles accessoires à la pharmacie, au Moyen-Age et à l'époque de la Renaissance particulièrement, vient d'un remarquable travail publié en 1849, et dû au talent de M. Emile Bégin, docteur en médecine et membre de la *Société nationale des antiquaires de France*. Comme il serait peut-être difficile à beaucoup de nos confrères de se procurer ce long et important discours, nous avons pensé leur être agréable en en donnant l'analyse succincte qui servira ainsi d'introduction à l'étude que nous avons l'honneur de leur présenter. Aidés de ce panorama, ils pourront se faire une idée plus exacte de la division périodique que nous avons adoptée dans l'exposé de : *la Pharmacie à travers les Siècles*.

Toutefois, cette analyse sommaire se termine à Théodore de Bry, savant naturaliste de la Renaissance. Cependant nous osons faire remarquer qu'à partir du règne d'Henri IV (1589), la continuation de ce *conspectus* scientifique, et toute l'histoire de la pharmacie dans ce que l'on peut en savoir dans l'Antiquité, le Moyen-Age et les Temps modernes, ne sont que la coordination de recherches et de faits, résultant de nos travaux personnels poursuivis depuis vingt ans.

Ainsi se trouve faite l'application de l'expression latine : *Suum cuique*.

L'Auteur.

La Pharmacie à travers les Siècles.

ANTIQUITÉ, — MOYEN-AGE, — TEMPS MODERNES

PROLÉGOMÈNES

L'étude que nous essayons d'entreprendre aujourd'hui ne doit pas puiser ses mérites dans la nouveauté. C'est tout simplement le résultat de patientes recherches, un assemblage de faits qui, liés les uns aux autres, forment un tout assez important pour nous faire espérer qu'il sera reçu avec indulgence par les lecteurs.

L'histoire de la pharmacie est étroitement unie à celle des sciences naturelles. Intimement confondue avec elles dans le cours des siècles, la pharmacie suit leur marche, les accompagne d'un œil attentif et participe au progrès par l'impulsion qui leur est donnée. Très certainement, dès les premiers âges, le chaos, la confusion, les préjugés, le fabuleux et les récits mensongers viennent en entraver l'avancement. Mais de la discussion naît la lumière, et ce sont de ces chocs violents que sont parties les étincelles; devenues insensiblement flambeaux et progressivement un phare, la clarté s'est répandue partout.

Voici pourquoi dans ce modeste travail nous avons suivi pas à pas les différentes phases se rapportant directement au sujet que nous voulons traiter. Chaque siècle apporte son contingent, et les sciences naturelles : *botanique, minéralogie et zoologie* laissent dans l'ébauche des formulaires de l'époque un germe qui, protégé par des mains intelligentes, est devenu l'arbre de la science d'aujourd'hui. Dans cette étude, *là Pharmacie à travers les Siècles : Antiquité, Moyen-Age et Temps modernes*, nous essayons d'en retracer la formation. D'abord inculte, nous la verrons se transformer insensiblement.

Nous citerons aussi les noms de tous les ouvriers qui contribuèrent aux développements de cette œuvre : savants laïques, savants religieux, les uns dans le labeur de l'enseignement et les péripéties des voyages, les autres dans le silence et la paix du cloître ; esprits intelligents, travaillant tous à l'édification de la science, contribuant ainsi à son essor, et, par conséquent, aussi à sa féconde et indispensable utilité.

Toutefois, bien au dessous de sa tâche, l'écrivain réclame une fois de plus la bonne volonté et l'indulgence de ses maîtres et de ses lecteurs.

Emile GILBERT.

Moulins (Allier), 19 janvier 1886.

A

MONSIEUR A. CHATIN

MEMBRE DE L'INSTITUT

DIRECTEUR HONORAIRE DE L'ÉCOLE SUPÉRIEURE DE PHARMACIE DE PARIS

MEMBRE DE L'ACADÉMIE DE MÉDECINE

ET DU CONSEIL SUPÉRIEUR DE L'INSTRUCTION PUBLIQUE, ETC, ETC.

OFFICIER DE LA LÉGION D'HONNEUR

MONSIEUR ET TRÈS HONORÉ MAITRE,

« En osant vous dédier cet ouvrage, j'éprouve une double « satisfaction! Je salue le savant qui a tant contribué aux « progrès scientifiques de la Pharmacie et je m'honore moi- « même.

« Permettez donc aujourd'hui, à l'élève d'autrefois, d'offrir « à son maître ce travail comme mince tribut de sa gratitude.

« **F. GILBERT.** »

PREMIÈRE PARTIE

Coup d'œil historique et bibliographique sur les sciences accessoires à la pharmacie Botanique, Minéralogie et Zoologie depuis l'Antiquité jusqu'au Moyen-Age et aux Temps modernes

I

DE L'ANTIQUITÉ AU DOUZIÈME SIÈCLE

Les sciences naturelles soit dans leur enfance, soit dans leur fausse interprétation, soit dans les divagations auxquelles elles donnèrent lieu, ont été, dès le principe, les fondations du monument qui devait constituer plus tard une science complètement modernisée, et surtout d'une action bienfaisante : c'est nommer la pharmacie.

En effet, la botanique, la zoologie, la minéralogie, ne sont-elles pas trois parties de l'ensemble qui forme le complet arsenal de l'art de guérir ?

Il est donc rationnel, avant de nous livrer à l'étude que nous voulons entreprendre, de jeter un regard rétrospectif sur les trois branches de l'histoire naturelle, qui concourent toutes ensemble à l'avancement et au perfectionnement de la pharmacie. Les progrès qui plus tard se réalisèrent avec rapidité sont dus à des tâtonnements, à des discussions et à des découvertes qui, aux diverses époques de l'histoire, agitèrent des questions grossièrement résolues d'abord, mais élaborées ensuite et mieux étudiées grâce au raisonnement et à l'expérience.

Les animaux, les minéraux et les plantes donnèrent lieu, dès le principe, à des explications fantastiques; des faits erronés, furent consignés, mais hâtons-nous de le dire : l'opinion vulgaire prévalut sur la saine raison.

Les sophistes ne traitèrent ces sujets que dans la sphère de leurs conceptions symboliques, et la philosophie spéculative, couvrant le tout de son ombre, faisait de ces trois branches de l'histoire naturelle un fort inexpugnable dont le siège ne pouvait être tenté qu'avec les difficultés les plus insurmontables.

Cependant, bien avant dans l'histoire, les conquêtes d'Alexandre et le génie d'Aristote avaient tiré les sciences naturelles de leur profonde léthargie. Les Ptolémée, qui furent les souverains éclairés et les bienfaiteurs intelligents de l'ancienne Egypte, n'oublièrent pas dans leur sollicitude ces intéressantes parties des connaissances humaines, et pendant plus d'un siècle les richesses tirées des trois règnes de la nature fleurirent avec éclat sous leur protection.

Mais plus tard, la dialectique et ses subtilités, les paradoxes et le fabuleux supprimèrent presque subitement l'élan qu'ils leur avaient donné. La décadence romaine leur porta le dernier coup, et les vagues notions que l'on peut avoir sur les choses de la nature ne se rencontrent seules que dans les poètes de l'époque. Némisianus, Titus, Calpurnius, Ausone, Claudien, montrent dans l'ensemble de leurs poésies les idées plus ou moins altérées d'alors sur les phénomènes naturels.

Depuis le quatrième jusqu'au huitième siècle, les temps barbares ne furent pas favorables à l'avancement de la science. Les plantes, les minéraux, les animaux sont mentionnés à un seul point de vue : leur emploi. Les savants, ou plutôt les compilateurs de l'époque, ne s'occupent ni de leur organisation, ni de leur forme, ni de leur structure, ni de leur physionomie. L'utilité pratique attire seule leur attention : tout ce qui touche à l'intelligence, à son développement, à sa récréation ou à sa culture est complètement lettre morte.

Toutefois, le huitième et le dixième siècles semblent vouloir changer la face des choses. Les Arabes firent sortir de l'ombre les branches de l'histoire naturelle qui se rapportent à la pharmacie ; la matière médicale s'y enrichit de plusieurs remèdes. Les purgatifs violents, seuls connus avant eux, furent remplacés par de plus doux, le *séné*, la *casse*, le *tamarin* détrônèrent à jamais l'*ellébore*. Rhazès, dans le texte d'un cours rédigé sans doute par un élève, mentionne les végétaux utiles de l'Inde, de la Perse et de la Syrie. Sérapion le Jeune, surnommé *Aggregator*, écrit le livre *De simplicibus*, où sont traitées les plantes de l'Inde. Avicenne, qui avait étudié la botanique, fit connaître le premier l'*asafœtida*. Mésué laissa un ouvrage *De re medicâ*, traduit plusieurs fois en latin, qui jusqu'à la Renaissance a servi de guide à toutes les écoles de l'Europe.

En dehors de la matière médicale, cependant, il n'y a plus que désordre et confusion dans les connaissances groupées par les Arabes. Tout est sans ordre, sans méthode avérée, et la critique y est complètement absente. Il est impossible de démêler la vérité du mensonge, tout est obscur et inintelligible. C'est en vain que les efforts de Sérapion le Vieux, de Rhazès, d'Avicenne, de Mésué et d'Averrhoès tâchent de ramener les observateurs dans la ligne droite ; l'incertitude s'ajoute à l'inexactitude, la confusion la plus inouïe règne dans la nomenclature des espèces, la désignation de l'individu, en un mot, le chaos le plus obscur enveloppe les meilleures volontés. En effet ce chaos lui-même ne put être débrouillé par Constantin l'Africain, quoique, dans un livre ayant pour titre *De re medica* ou *Essai de matière médicale*, il divise les médicaments en quatre séries d'après leurs forces et leurs propriétés relatives.

Les Arabes d'Espagne, notamment ceux du califat de Cordoue, formaient le centre d'où se disséminaient sur tous les points du monde les sciences en général. A cette même époque, un savant anglais, l'archidiacre Henri de Hunting, écrivait un traité sur les plantes et les animaux, et Othon de

Crémone composait un poème en vers léonins sur le choix des médicaments ordinaires. Ces œuvres, sans raison d'uniformité, complètement écrites sous l'inspiration personnelle de chaque compositeur, nous conduisent jusqu'à Jean de Milan, auteur du *Code hygiénique de l'école de Salerne*, qui, par ce travail, fit époque dans les sciences médicales inclusivement.

Vers ce même temps, la barbarie attaque encore une fois la civilisation dans sa base ; les constitutions scientifiques de l'Espagne sont entraînées par le flot dévastateur. Mais la Providence, voulant ménager au genre humain l'alimentation de divers foyers intellectuels, donna à la nation juive, qui se trouvait là par hasard, le soin de recueillir les épaves de ce naufrage scientifique. Les sciences naturelles, en effet, furent, pendant un certain temps, la propriété exclusive des Israélites, ils devinrent médecins de presque tous les souverains de l'Europe. L'Ecole de Montpellier leur est redevable de sa fondation, et quand l'empereur Barberousse eut rendu les écoliers justiciables des tribunaux ecclésiastiques, à moins qu'*ils ne voulussent se faire juger par leurs professeurs*, les juifs surent se servir admirablement bien de cette tolérance inusitée en fondant des chaires à Naples, à Milan et à Bologne, et y enseignèrent l'anatomie, la physiologie, la botanique et la matière médicale.

II

DU DOUZIÈME AU QUATORZIÈME SIÈCLE

Le douzième siècle, où nous arrivons par cette voie toute historique, fut pour la pharmacie naissante le *compendium* des recettes bizarres tout imprégné de préjugés et d'erreurs. Il se résume en un livre nommé *le Jardin de la santé*, dû à une abbesse de Bingen. Ce livre contient l'ensemble des principes adoptés par les manants et les seigneurs, sur la nature des simples herbacés ou ligneux, les poisons, les animaux utiles ou nuisibles, et sur les remèdes employés dans les traitements des maladies.

Mais à cette époque le temps n'était pas encore assez sérieux pour traiter les questions de matière médicale. La preuve en est certaine, quand on voit des hommes revêtus d'un caractère grave et sérieux comme l'était Naudé, archiatre de Philippe-Auguste, avoir la pensée bizarre de composer un poème de *six mille vers* destiné à faire connaître la nature et la préparation des principaux médicaments. Hâtons-nous de dire toutefois que cette matière médicale accommodée ainsi ne devait être pas plus intéressante comme science médicale que comme poésie.

Il n'en est pas de même pour le treizième siècle qui a imprimé dans les sciences naturelles et médicales une trace que l'on ne pourrait nier.

En Angleterre, Gilbert l'Anglais, philologue érudit, s'occupa des plantes, surtout au point de vue de l'usage médical et composa un *codex*.

En Italie et en Sicile, Simon de Cordo et Pierre de Crescentiâ étudièrent les productions du globe dans leurs rapports avec la médecine.

Pierre de Crescentiâ, sénateur de la ville de Bologne, emprunta aux Arabes ainsi qu'aux divers auteurs du moyen-âge; il composa un ouvrage de faits pratiques divisé en douze livres. Dans une partie se trouvent largement traitées les plantes utiles à la médecine ainsi qu'à la pharmacie. On lui doit, dit-on, pour ce qui regarde le côté pratique, une thérapeutique générale où se trouvent des conclusions souvent primesautières, mais le tact et l'à-propos de l'observation se reconnaissent infailliblement. Exemple rare à cette époque : un homme étudiant et interrogeant la nature !

Le treizième siècle donna à notre France trois physionomies particulières, personnifications typiques : Albert le Grand, Vincent de Beauvais et Arnaud de Villeneuve. Tous les trois, appartenant aux ordres mendiants, firent avancer d'un pas important les sciences naturelles et pharmaceutiques. La botanique, la chimie, la pharmacie et la médecine leur sont redevables de nombreuses découvertes. Albert le Grand est loin de mériter l'injure qu'on lui fait d'être l'auteur des misérables rapsodies intitulées : *Secrets du grand ou du petit Albert.* Il est même indigne de son talent et de son caractère épiscopal, de lui attribuer des écrits apocryphes et les absurdités mises sur son propre compte. Plusieurs érudits des siècles suivants n'ont pas craint de fouiller ses livres, mines vierges pour la physique et la chimie comme pour la physiologie végétale ou animale du moyen-âge. Ces questions y sont traitées d'une façon judicieuse, capable de confondre les orgueilleux penseurs du dix-huitième siècle. Vincent de Beauvais, dans son ouvrage intitulé *Speculum majus*, traite de l'histoire de l'eau, de l'air et du feu. Les sixième, septième et huitième livres de son encyclopédie traitent des métaux et des minéraux. Et enfin le quatorzième comprend l'histoire des plantes, leur indication médicale, l'usage qu'on peut en faire dans ce cas. Le seizième livre fait l'histoire de la zoologie et en particulier de celle des reptiles, des poissons et des oiseaux rangés par ordre alphabétique. N'oublions pas surtout saint Thomas d'Aquin, qui fit paraître des opuscules que l'on peut nommer *œuvres mêlées* à cause de la diversité des matières qui y sont expliquées. Au nombre de ces dernières, on compte *le Theatrum chemicum* et le traité de *Re metallica*. La pharmacie lui doit, entr'autres découvertes, *l'acétate de plomb*, dont la dissolution dans l'eau ordinaire donne une couleur blanche que les alchimistes nommaient *lac virginis* (lait de vierge). Mentionnons aussi les matières pour colorer le verre, l'*hyacinthe*, le *saphir* et *l'émeraude* que ce savant obtenait au moyen des oxydes métalliques brûlés dans la substance du verre lui-même. Au douzième siècle, les vitraux des cathédrales étaient coloriés ainsi. Ce secret fut longtemps perdu, mais il a été retrouvé de nos jours : il se servait d'oxydes de fer. C'est donc à juste titre que Albert le Grand, Vincent de Beauvais et saint Thomas d'Aquin doivent être placés au nombre de ces savants des premiers âges qui ouvrirent à la science la route du progrès(1). Arnaud de Villeneuve de son côté éveillait l'attention publique. Il enseigna simultanément à Paris la médecine, la botanique et joignit aux leçons de thérapeutique l'histoire naturelle médicale. Mais se lançant avec trop d'ardeur dans l'explication des phénomènes de la nature, et ses idées sur le péripatétisme sortant des bornes, des désagréments lui advinrent. Accusé de complicité avec le diable, accusé de sorcellerie, il quitta la France sous la protection tutélaire de Charles II, roi de Naples, qui se l'attacha pendant quelque temps comme médecin.

Par une triste analogie, on vit les deux nations les plus intelligentes du monde, la France et l'Angleterre, persécuter deux hardis penseurs : Arnaud de Villeneuve et Rogé Bacon. Ce fut alors que, pour leur plus grand honneur, à Naples et à Palerme, Charles II et Frédéric II donnèrent asile aux grands hommes méconnus. Ce dernier, favorisa le développement des sciences naturelles et médicales. Par ses ordres, Aristote fut traduit en latin dans son royaume. En France, le roi saint Louis, par ses expéditions armées, ses relations diplomatiques, et par sa protection accordée aux savants qui vivaient autour de lui, contribuait au développement des sciences naturelles. Chose digne de remarque, l'architecture emprunta à l'histoire naturelle ses plus jolis modèles, elle devint alors plus hardie : au lieu de s'étendre sur la terre, comme de hautes forêts, les monuments jaillirent vers le ciel. La peinture rivalisait avec l'architecture. On vit, sculptés sur le fronton des splendides cathédrales et sous leurs vastes arceaux, mille motifs, que prêtres, laïques, seigneurs ou plébéiens n'eussent point osé écrire. Aussi, dit M. de Montalembert, ce fut l'époque de la floraison et de l'expansion de toutes les lan-

(1) E. Gilbert : *Les moines au Moyen-Age, leur influence sur les sciences chimiques et pharmaceutiques*. Chap. VI, pages 101, 111 et suivantes.

gues vivantes de l'Europe ; les sciences naturelles ne firent qu'y gagner ; c'est de là qu'elles commencèrent à produire des monuments qui sont restés en Italie et en Allemagne. La langue française, formée par les trouvères des siècles précédents, devint une richesse nationale qui prit, sous saint Louis, cet ascendant européen qu'elle n'a jamais perdu depuis le treizième siècle (1). Toutefois depuis le douzième, les peuples du nord éprouvèrent le besoin d'étudier les richesses naturelles de leur propre pays et de se tracer un chemin où les Grecs avaient posé les premiers jalons. Les Belges et les Flamands furent, parmi tant d'émulation, les moins fervents et les plus apathiques.

II

DU QUATORZIÈME AU QUINZIÈME SIÈCLE

Le quatorzième siècle eut pour maîtres, dès le principe, dans l'étude des sciences naturelles, les Grecs et les Arabes. Les idées de ces deux peuples n'étant pas les mêmes sur ce point, il s'ensuivit des erreurs.

Les médecins et les pharmaciens consultant simultanément, d'un côté les œuvres de Dioscoride, de l'autre Pharès ou Sérapion, ne s'attachaient qu'aux descriptions anciennes, pour ne donner que le nom officinal. C'est dire qu'ils ne prenaient pas le soin d'interroger la nature.

Quand tout à coup, Mathieu Sylvaticus, de Mantoue, propriétaire d'un très vaste jardin à Salerne, où les plantes utiles et médicinales occupaient ses loisirs, voulut éclairer les textes de Dioscoride par ceux d'Avicenne, de Mésué et de Sérapion. Son travail n'aboutit à rien ; il ne connaissait point les langues orientales.

La matière médicale du Florentin Dinat de Garbo, les

(1) E. Gilbert : *Loco citato.*

mélanges de l'Anglais Aldern de Newwarck, le *Codex* de Manfredi sur les plantes employées en médecine n'étaient guère plus clairs.

Mais, vers 1340, parut à Padoue le *liber de medicamentis simplicibus*, dit *Herbolario vulgare*, œuvre de Jean *Dondis*, et qui jouit d'une certaine réputation. Quoique cet auteur eût copié dans les ouvrages de ses devanciers, il y eut un ordre plus méthodique dans ses recherches et une certaine observation des choses de la nature. Il mourut en 1395, loué par Pétrarque, qui ne prodiguait pas habituellement ses éloges.

Un changement favorable allait se produire pour l'avancement des sciences. Les Universités d'une part, et les grandes Congrégations monastiques de l'autre, commentaient, enseignaient, copiaient la même théorie, la même pensée et le même système. Paris, Milan, Bologne, Salerne, Montpellier, Oxford, Pise, Prague, Cologne, étaient villes universitaires. Universités de droit et de médecine, formaient leurs faisceaux intelligents, comme l'association laborieuse des cloîtres s'engageant à arriver à un but déterminé d'avance. Toutefois, l'œuvre différait selon les érudits; les uns, poussés par la foi, travaillaient dans le paisible asile du cloître, et les autres, poussés par l'indépendance de l'esprit, demandaient, sous l'habit du pélerin, l'étude de la science naturelle aux pays lointains renfermant les trésors objets de leurs aptitudes.

Voici ce qui explique au moyen âge, surtout, la cause de ces lointains voyages dont Jean de Mandeville fut un zélé partisan. Erudit et instruit, polyglotte renommé, il fit pendant trente ans l'exploration des trois parties du monde. Au point de vue des sciences naturelles et de la recherche des plantes médicinales, réputées salutaires à la santé, les récits, quoique fabuleux, produisent en assez grand nombre des faits que les naturalistes ne désavouèrent pas plus tard.

IV

DU QUINZIÈME SIÈCLE AU MILIEU DU SEIZIÈME SIÈCLE

Le quinzième siècle fut le règne de l'alchimie surtout dans le commencement de sa première période. Aussi quel fatras, quel chaos et quel assemblage monstrueux de toutes les sciences naturelles, dont l'alchimie fut, pour ainsi dire, la liaison trop solide !

La toxicologie, la matière médicale, ce qu'on nommait alors la pharmacie n'osaient s'affranchir de sa suzeraineté, et d'un poids qui les étouffait, sans coup férir. Les publications scientifiques de l'époque en donnent un aperçu. Gui de Chauliac, herborisant en allant soigner les malades, l'apprend lui-même ; Valescus, de Tarente, médecin de la Faculté de Montpellier, fut dans le même cas. Viennent ensuite les livres de la pharmacologie de Christophe Georges (*de Honestis*) ; ceux de Nicolas Nicole et ceux d'Antoine Guainerius, de Turin. Ces ouvrages, qui sont manuscrits à la Bibliothèque nationale de Paris (nos 6910, 6985 et 6981), et en particulier le livre de Georges (*de Honestis*) font honneur à leur érudition et à leur intelligence.

Mais voici que le dessin va apporter dans l'histoire naturelle de l'époque un éclat jusqu'alors inconnu, comme plus tard l'imprimerie finira par consacrer à jamais les œuvres de nos savants européens. Un Allemand eut la première idée dans un ouvrage intitulé : *le Livre de la nature*, de joindre des peintures à ses descriptions ! Il laisse de côté les manuscrits d'Aristote, de Théophraste et d'Elien, et semble se complaire surtout dans Isidore de Séville, Pline et le Salernetain Platearius. Ce livre fut traduit plusieurs fois : en anglais, sous le nom de *The mirour of the world*, (Miroir du monde) et aussi en latin. A cette même époque parurent encore deux ouvrages, l'un intitulé : *la Lumière des apothicaires*, et l'autre, *le Trésor des aromates*; le premier dû à Quirinus de Augustinis de Tortone, le second au Milanais Paul Suard. Ces œuvres doivent être considérées plutôt comme pharmacologiques que traitant spécialement de la matière médicale proprememt dite.

La gravure fut donc pour les sciences naturelles l'objet d'un renouveau. La pensée fut recueillie ainsi de deux manières : par les caractères et les dessins. Les savants érudits firent les honneurs de l'impression aux auteurs anciens. En Italie, on réédita Pline l'Ancien, Aristote et Théophraste. Une édition superbe de Pline parut en 1469. Aristote, dont les œuvres étaient presque inédites, eut les mêmes honneurs. Cette édition fut livrée aux savants, à Venise, en 1476. L'exemple devint général ; les livres de Mésué, de Dioscoride, furent édités, traduits en italien, en latin. Les œuvres d'Albert le Grand, de Vincent de Beauvais, de Simon de Cordo, de Mathieu Sylvaticus, parurent à la fin du quinzième siècle, à Louvain, Augsbourg, Strasbourg et Vicence. Les traductions se multiplièrent et finirent par se produire à Paris en français. On imprima aussi les œuvres complètes d'Avicenne, de Sérapion, d'Averrhoès et de Mésué, traduites en latin d'abord ; mais les Vénitiens, marchands droguistes avant tout, accaparaient en traduisant en italien les parties détachées qui pouvaient être utiles à leur commerce. Le mouvement de l'imprimerie des œuvres médicales et pharmaceutiques émanait surtout de Rome, Florence, Padoue, pour le Midi ; pour le Nord, on comptait Bâle, Mayence, Strasbourg et Louvain.

Toutefois, à cette période, un savant du nom de Nicolas Léoniceno refroidit un moment l'enthousiasme des admirateurs de Pline, d'Avicenne et des Arabes. Il démontra l'inexactitude avec laquelle les auteurs anciens, et Pline entre autres, avaient consulté les ouvrages de leurs prédécesseurs et combien peu aussi ils avaient interrogé la nature. Dans une observation qui a pour titre : « *De Plinii, « aliorum et medicorum in medicina erroribus*, » il leur reprochait de « n'avoir jamais connu les plantes dont ils parlent, « de piller les descriptions dans ceux qui les précèdent, de « traduire fort mal, être la cause d'un véritable chaos et « d'empêcher l'avancement des sciences naturelles, de don- « ner de fausses indications et causer l'imperfection des « descriptions. » Une pareille admonestation, venant d'un homme de cette valeur, détruisit le prestige scientifique et pharmaceutique de Venise, et Ferrare, où ce professeur distingué occupait sa chaire, prit la place que le Lion de saint Marc usurpait dans la science. Ces paroles eurent un retentissement européen, auquel Aristote, Théophraste et Dioscoride dûrent une recrudescence de faveur. A la fin du siècle et pendant que le mouvement se manifestait en Italie, Pierre Caron imprimait, à Paris : *le Grand Herbier en français, extrait d'Avicenne, de Rhazès, de Constantin, d'Isaac, le Platéaire, translaté du latin*. Cet ouvrage comptait grand nombre de gravures sur bois toutes nouvelles, en un mot, des descriptions différentes et variées.

Depuis les paroles sévères de Leoniceno, malgré le *Grand Herbier* publié par Robert de Valle, l'histoire naturelle et ses descriptions n'étaient plus admises que sous bénéfice d'inventaire. La réaction qui se produisit amena des résultats trop souvent injustes, et l'ouvrage de Robert de Valle fut critiqué à un tel point, qu'on en rejeta sans discernement toutes les choses qu'il avait empruntées à Pline, et la publication de son ouvrage s'arrêta aussitôt. Mais enfin, en 1486, Bernard de Breydenbach publia un ouvrage qui fit époque dans les annales des sciences naturelles, avec figures de plantes et d'animaux, exécutées dans l'enfance de l'art, il est vrai, mais avec un tel esprit d'observation que, deux siècles après, Linné devait lui emprunter dans son chapitre consacré aux *anthropomorphes*, ou animaux semblables à l'homme, un portrait de guenon qui y était inséré.

Un événement nouveau, une perturbation toute extraordinaire devaient apporter à la science naturelle un accroissement et une excitation qui décidèrent à jamais la marche toujours ascendante du progrès et de l'innovation.

En 1492, à la date à jamais mémorable du 6 septembre, le monde ancien, nouveau phénix, renaissait de ses débris enflammés; Christophe Colomb s'embarquait, et six mois après, il se rendait maître de plusieurs îles fameuses. A trois années de distance, Vasco de Gama doubla le cap de Bonne-Espérance, et ces deux navigateurs eurent la gloire, en même temps que l'honneur, d'augmenter par leurs explorations la richesse des sciences naturelles. Des produits médicamenteux exotiques, de nouvelles plantes utiles en médecine, entr'autres le *gaïac*, qui est d'un secours puissant dans les affections syphilitiques, le *sassafras* et la *salsepareille*, matières non moins précieuses que le *gaïac* pour le traitement médical, furent découvertes. L'amour de la science naturelle, la recherche de nouveaux médicaments utiles à l'humanité, décidèrent quelques hommes intrépides à ne pas craindre d'exposer leur existence et à se laisser entraîner au-delà des mers. L'histoire a su conserver le nom d'un médecin appelé *Codrus*, qui paya de son existence le généreux mouvement de son intelligente ardeur. L'observation constata plus tard les propriétés de ces médicaments exotiques, et l'on vit quelques naturalistes italiens, espagnols, allemands et portugais, se livrer très activement, dès les premières années du seizième siècle, à l'étude des produits que fournissaient avec tant de prodigalité les îles nouvellement reconnues.

D'autres, plus zélés, ne redoutant point les aventures, explorèrent l'Orient. En ce temps, on vit Jean Léon l'Africain parcourir l'Egypte, l'Arabie, l'Arménie, la Perse, les côtes de Tripoli. On peut même consulter avec fruit et intérêt aujourd'hui les relations de ses voyages. La France ne fut pas non plus oubliée. Le médecin Du Bois, d'Amiens, nommé Jacques Sylvius, en explora une partie pour en étudier la flore. D'autres jeunes médecins suivirent aussi son exemple et allèrent en Italie et en Allemagne pour y étudier les productions de la nature. Le goût en devint pour ainsi dire général, l'idée des collections prit naissance.

Il parut à cette époque à Mayence un ouvrage, dû au talent d'un naturaliste du nom de Brunfels, contenant tout ce que les anciens avaient pu dire sur chaque plante médicinale. Il fit des commentaires sur les ouvrages médicaux et pharmaceutiques de Dioscoride, Sérapion, Averrhoès, Rhazès et Paul d'Egine, étudia les textes et fit connaître des plantes qui n'avaient jamais été décrites par les anciens.

La ville de Ferrare, où le célèbre Léoniceno avait professé, vit son successeur Manardi, briller du même éclat dans une chaire déjà illustre. Il ne mit pas au jour autant de travaux que Brunfels, mais les annotations du livre de Jean Mésué sur les médicaments simples et composés sortent de beaucoup de l'ordinaire (1534 et 1536). Cet ouvrage confirma l'opinion qu'on est en droit de se faire de lui comme médecin et naturaliste.

L'Allemagne, qui allait mettre en lumière le fameux Conrad Gessner, vit briller d'un noble éclat Valérius Cordus. Il expliquait aux élèves de l'Université de Marbourg après ses courses botaniques de Saxe, de Hartz, de Bohème et d'Autriche, où il avait acquis et étendu ses connaissances, les textes de Dioscoride qu'il commentait très savamment, y ajoutant la connaissance d'un grand nombre de plantes médicinales parfaitement étudiées et décrites. Sa mort fut une lacune dans la science, mais l'exemple qu'il avait donné fit rivaliser les jeunes savants d'émulation et beaucoup se livrèrent avec éclat à l'étude des mystères de la nature.

En Allemagne surtout, Simon Grynœus donnait une nouvelle édition d'Aristote (1537) et Tragus faisait des herborisations dans le Palatinat, les Vosges, l'Alsace, la Forêt-Noire et sur les bords du Rhin.

C'est dans cette nation que les sciences naturelles comptèrent les promoteurs les plus zélés ; ils y auraient fait beaucoup plus de progrès, sans nul doute, si l'alchimie et la chimiâtrie n'avaient pas détourné de ce but des esprits qui usèrent tout ce qu'ils avaient d'intelligence et d'activité dans des sciences vaines et trompeuses qui ruinèrent leur existence en même temps que leur fortune.

Toutefois cette révolution scientifique laissait l'Angleterre assez calme, la Hollande la vit se faire avec encore plus d'indifférence, et l'Espagne ainsi que le Portugal n'étaient stimulés que par un seul objectif : l'or. Aussi, en 1544, on ne peut citer qu'un seul observateur, Gonzalès Hernandez de Oviedo, qui publia très incomplètement une histoire médicale naturelle où figurent arbres, arbustes et animaux très peu connus jusqu'alors.

Ce mouvement universel imprimé aux sciences naturelles, laissa cependant pendant près d'un demi-siècle la France presque indifférente. Toutefois, vers 1536, il semble y avoir un revirement qui, s'accentuant de plus en plus, mit en pleine lumière Jean Ruelle, chanoine et médecin. Ses recherches sont sérieuses. Aidé de l'imprimeur Henri Estienne, il fit la seconde traduction de Dioscoride. Il continua aussi un livre sur la nature des plantes, rempli d'érudition et d'aperçus aussi nouveaux que judicieux. Cependant une seule consécration manquait à son travail, ce fut celle des voyages ; il n'était jamais allé au-delà de l'Ile-de-France et de la Picardie ; de là une certaine confusion dans la nomenclature des plantes de Grèce et d'Italie avec celles qu'il avait sous les yeux.

D'autres explorateurs, au contraire, à la même période, mirent en grande faveur les voyages. Les savants portugais explorent la Chine, abordent le Japon. Les Espagnols vont au Pérou, au Mexique, dans la Floride, font le tour continental de la Chine, des Indes et de l'Afrique jusqu'au Congo.

En même temps, une société, pleine d'autant de science que de résolution, qui s'occupait de la conquête morale des populations, rendait aussi d'importants et d'immenses services aux progrès et à l'avancement de l'histoire naturelle.

Les premiers faits touchant cette partie de la science, recueillis avec soin et intelligence au-delà des mers, sont dus aux jésuites.

La politique à cette époque donnait la main à l'érudition. La diplomatie n'était peut-être pas alors *l'art de déguiser sa pensée.* Des ambassadeurs, soit jésuites, politiciens ou hommes de cour, entretenaient des rapports sympathiques avec les souverains étrangers. Ils obtenaient de cette manière les moyens de connaître, en se mettant en rapport avec les savants de tous les royaumes, les produits exotiques, médicamenteux. Citons Busbecq, célèbre naturaliste, attaché d'affaires près du sultan ; Pélicier, ambassadeur français à Venise, qui, tous naturalistes et infatigables travailleurs, dotèrent la science de nombreuses découvertes.

En 1541 parut à Paris un ouvrage qui avait pour titre : *De Re metallica.*

Cet ouvrage est constitué sous forme de dialogue entre Nicolas Ancône, Jean Nœsius et le chimiste Bergmann. Son auteur a pour nom Agricola, saxon d'origine. Nicolas Ancône et Jean Nœsius furent ses maîtres, et c'est pour les faire revivre et honorer leur mémoire qu'il voulut les mettre en lumière dans son travail. Il traita plus tard *des animaux souterrains* et grand nombre de questions minéralogiques, et, selon Cuvier, il fut pour la science des minéraux à cette époque ce que Gesnner devait être pour la science des plantes et des animaux.

On conseillait à Agricola d'étudier la médecine pour qu'il pût mettre en pratique la grande connaissance qu'il possédait des secrets de la nature, à quoi ce savant répondit :

« *Il en est de la médecine comme de la philosophie, ce sont les lieux communs de l'intelligence humaine, tout esprit médiocre peut y voyager à loisir. Mais la littérature, mais les sciences, le génie seul y conduit et lui seul a droit d'y régner !* » Profondes paroles et apprécation digne d'un esprit comprenant sa juste valeur et dédaignant surtout de voir attribuer des limites à ses élans, désireux d'investigations et des nobles aspirations seules capables de le conduire dans les hautes régions inaccessibles à la médiocrité, aux basses ambitions et à l'orgueil !

Si la Saxe avait donné Agricola, l'Allemagne, la Suisse et la France peuvent revendiquer à elles trois Conrard Gesner, surnommé *le Pline* de l'époque. Il naquit à Zurich, et suivit les cours des écoles de Strasbourg, Paris et Montpellier. Ses inclinations sont plus portées du côté du caractère français que du caractère allemand. C'est-à-dire qu'il est plus sobre, plus retenu dans l'exposé des faits extraordinaires et plus intelligent que les autres auteurs, ses contemporains, qui en exhumèrent à foison.

Il fut le créateur de la botanique scientifique, il découvrit le premier l'art de reconnaître et de déterminer les plantes par l'examen des organes de la fructification. Il indiqua plusieurs familles naturelles et découvrit cinq cents espèces différentes. Vers l'année 1550, il rassembla les nouveaux et curieux documents que lui avaient procuré ses lectures, ses herborisations en Italie, en France, en Allemagne, en Suisse, en Alsace, etc. Comptant sur une plus longue vie que la Providence ne lui accorda pas, son désir était de publier l'histoire naturelle du monde connu; malheureusement, elle resta inachevée. Il traita l'histoire des animaux, les quadrupèdes vivipares, les quadrupèdes ovipares, les poissons, etc. Les animaux sont rangés par ordre alphabétique, noms latins, noms étrangers qu'ils portent dans les diverses langues. Leur utilité dans la médecine, dans les arts y est consignée. Il accomplit aussi un travail semblable sur les végétaux, leur utilité en médecine et dans la préparation des remèdes. La clarté, l'intelligence et la finesse marquent les travaux d'un génie supérieur. Ajoutons aussi qu'il était aidé dans sa lourde tâche par un dessinateur et un graveur qui, presque toujours à ses côtés, étaient chargés de représenter les objets qu'il décrivait.

En 1565, sentant approcher le terme de son existence, il légua, en décembre, à son secrétaire, disciple et ami,

Gaspard Wolf, des manuscrits, le laissant libre de publier ce qu'il croirait utile. La partie qui fut mise au jour bien plus tard après, et qui concernait les reptiles, fut vendue pour la faible somme de cinquante florins à Joachim Comerarius, avec quelques fragments de planches relatifs aux végétaux. C'est ainsi que furent traitées pour quelques misérables deniers des œuvres d'une rare intelligence. Cet éminent naturaliste avait pourtant, par le vaste réseau de sa correspondance, réseau qui s'étendait dans les diverses parties de l'Europe, répandu une énorme dose de forces intellectuelles, concourant au but si noble et peut-être pas toujours appréciées comme elles doivent l'être ! L'égoïsme a généralement tout primé ; le seizième et le dix-neuvième siècles sont, sans contredit, deux siècles qui, aux yeux de l'histoire impartiale, auront entre eux la plus grande ressemblance.

DEUXIÈME PARTIE

DE LA FIN DU SEIZIÈME SIÈCLE AU DIX-HUITIÈME SIÈCLE

La fin du seizième siècle se ressentit vivement de l'impulsion donnée aux sciences naturelles par l'émulation qu'avait suscitée un savant de la valeur de Conrad Gessner.

Un grand nombre de jeunes médecins de toutes les nationalités : Suisses, Allemands, Français, Belges, Italiens, leurs études médicales terminées, faisaient volontiers une tournée scientifique sur les bords du Rhin. Ils s'arrêtaient à Bâle, à Strasbourg, à Mayence, à Francfort, villes savantes à juste titre. Les travaux pharmacologiques de Rémacle, la traduction de Dioscoride par un ami de Gessner, le livre botanique composé en trois langues de l'Alsacien Kyber, engendraient les discussions, et faisaient de ces villes comme le siège d'un carrousel scientifique, dont les chevaliers étaient les champions qui venaient combattre pour leur noble dame : la Nature.

Aussi ces tournois furent bien loin d'être infructueux : de là sortirent les observations d'histoire naturelle de Pompilius Azali, les écrits sur les plantes médicinales des Indes de *Garcias ab Ortâ*, la publication de l'herbier belge, les commentaires de Dioscoride, de Mathioli, répertoire général de botanique médicale. Lyon publia, non seulement un Pline en latin, mais encore une traduction française due à Du Pinet et quantité de livres ayant tous trait à la pharmacologie ou à la matière médicale.

Un savant français, du nom de Belon, mort assassiné en 1564, fit d'importants travaux d'histoire naturelle, qui le mirent presque à la même hauteur que Gessner. Si le naturaliste suisse a découvert la classification des végétaux, le naturaliste français a découvert la classification des *ovipares*. Ajoutons à ces noms ceux de Rondelet, de Salviani, et signalons principalement Rondelet, icthyologue distingué, exposant des connaissances d'anatomie comparée, qui le montrent ce qu'il était dans sa chaire de l'école de Montpellier. A trois siècles de distance, Rondelet, Silviani et Belon sont encore des autorités, Rondelet et Belon surtout, en raison de la haute situation qu'ils occupaient dans les sciences naturelles, jouissent d'une réputation aussi juste que bien acquise.

Tous ces savants que nous venons de citer descendirent les uns après les autres dans le sépulcre. Les investigateurs de la Nature perdirent le mot de ralliement. Le vieux et savant Mathioli n'avait plus alors ni la vigueur ni la trop ferme volonté pour redevenir porte-lumière. Ceux qui commençaient à se faire un nom dans la science étaient trop jeunes, moins observateurs qu'érudits, comme Jean Bouhin ou Dodonius ; Aldovrandi n'avait rien fait paraître, Charles de l'Ecluse commençait seulement ses pérégrinations scientifiques,

Les lumières étaient partout et concentrées en aucun endroit, mais les savants, qui habitaient différentes villes, répandaient sur elles le lustre scientifique, qui fut une des causes nouvelles influant sur les progrès de l'histoire narelle.

Citons en Italie : Bologne, Pise, Venise, Padoue etc.; dans la Hollande et la Flandre : Anvers, Leyde, Louvain. En France : Paris et Lyon ; en Allemagne et sur les bords du Rhin : Augsbourg, Heidelberg, Nuremberg, Zurich, Bâle, Strasbourg et Francfort.

Quoique ces villes fussent toutes les satellites de la science, elles devaient être bientôt éclipsées par le plus grand des météores, qui dut son éclat à la splendeur de ses institutions et à la renommée de ses cours, alimentés par des génies extraordinaires. Leur voix allait faire taire les vieux devins et les sybilles anciennes, le merveilleux de leurs travaux, de leurs découvertes, en entraînant les auditeurs et en convaincant les timides, devait former pour jamais cette phalange de savants, qui sera pour plus tard la garde d'honneur du temple de la science.

Un simple potier, maître Bernard Palissy, *inventeur des rustiques figoulines du roy et de la royne-mère*, commença, en 1575, un cours continué jusqu'en 1584. S'il ne fut pas du moins couronné de succès du côté du peuple, il obtint de hauts témoignages qui lui rapportaient un respect durable, et une réputation à l'abri de toute atteinte de critiques malveillantes et injustement formulées. Ses connaissances en géologie, étendues et approfondies, étaient telles, son intuition en chimie, en physique si puissante, que la Faculté de médecine et les institutions savantes d'alors ne voulaient jamais réfuter les observations toutes étranges que leur faisait Palissy avec ses preuves en mains. Il distingue l'eau de végétation de l'eau de cristallisation, l'affinité des sels, le mode de développement des pierres. Il a établi la base de la géologie moderne en avançant que : « les poissons *pétrifiés en plusieurs carrières ont été engendrez sur le lieu mesme pendant que les rochers n'estoyent que de l'eau et de la vase, lesquels ont été pétrifiez avec lesdits poissons.* » — Vérité qui est le vrai fondement d'une science si importante, qui a pourtant soulevé les critiques de deux siècles, frondeurs incorrigibles contre toutes les vérités. — Enfin, Palissy établit les racines des théories remarquables, l'*expansion de la vapeur*, l'*oxydation métallique*, et quantités d'observations admises aujourd'hui en principe dans les connaissances actuelles. Chaque question met à même d'apercevoir l'érudit, le savant consciencieux, l'artiste à l'imagination vive, et d'une luxuriante abondance de raisonnement et de jugement. L'agronomie lui doit des théories que trois cents ans de distance de notre époque ne parviennent nullement à faire oublier.

En présence de tant d'érudition dans toutes les branches des sciences que nous venons de citer, on est en droit de préjuger de l'activité progressive que cet homme, à jamais célèbre, aurait pu donner à la chimie, à la physique générale et à la géologie. Malheureusement, il s'était fait lui-même, l'expérience et l'observation lui étaient personnelles, et il n'eut aucune main plus savante pour lui montrer le chemin d'investigations plus nouvelles, ni une époque capable de comprendre assez profondément les hautes et remarquables aspirations de son intelligence.

Après lui, la physique et la chimie ne furent point les sciences auxquelles on se livra activement : la *minéralogie métallurgique*, et surtout la *botanique*, occupèrent uniquement les esprits.

Toutefois, pour la partie qui concerne plus spécialement la pharmacie, il parut un ouvrage, celui de Garcias ob Horto, imprimé à Goa, et traduit en français par Charles de l'Ecluse.

Il produisit, à l'époque de laquelle nous faisons l'histoire, une véritable révolution dans la matière médicale, il décrit l'*aloès*, l'*assafœtida*, le *benjoin*, la *laque*, le *camphre*, le *bétel*, le *macis*, la *cannelle*, le *girofle*, les *muscades*, etc.

Une autre publication moins importante, mais qui avait aussi une grande valeur, fut celle du jésuite José d'Acosta. Ses excursions au Pérou le mirent à même de faire connaître bon nombre de plantes médicinales, la *sensitive* et divers animaux réputés utiles dans la médecine.

La botanique eut au seizième siècle deux savants qui lui firent accomplir un progrès énorme : Mathias Lobel et Césalpin.

Le premier, dans un ouvrage intitulé : *Stirpium adversaria nova*, dédié à la reine Elisabeth. Fort des observations recueillies dans ses voyages dans les Pyrénées, dans les Alpes, en Allemagne et en Suisse, il établit une distinction marquée entre les plantes *monocotylédones* et les *dicotylédones*.

Il eut l'intuition des familles naturelles; il classa les *graminées*, les *orchis* et les *palmiers*, les *mousses*, il rapprocha les labiées des *personnées* et des ombellifères, mais bon nombre de plantes demeurèrent encore non déterminées. Il ne lui était pas réservé d'accomplir complètement ce travail. Césalpin devait le terminer, il y touchait presque quand la mort vint le surprendre. Cet honneur était assigné à de Jussieu, qui, deux siècles après, devait prononcer le dernier mot.

Toutefois, Césalpin compara les semences des plantes à l'œuf des animaux, il désigna sous le nom de *plantes mâles* les véritables mâles, c'est-à-dire celles qui sont munies d'étamines, et sous le nom de *femelles* celles qui portaient les graines; il étudia en outre l'*organographie*, l'*anatomie*, la *physiologie végétale*, et traça le véritable chemin qu'il fallait poursuivre. Mais malheureusement ses idées ne furent pas adoptées comme on aurait pu s'y attendre, et beaucoup de botanistes les rejetèrent. Il s'ensuivit une étrange confusion. Cependant grâce aux efforts de Théodore de Bry, qui, par des gravures bien faites, charma le monde intelligent de ce temps, les sciences naturelles reprirent faveur et il leur rendit plus service par les belles éditions qui sortaient de ses presses, que par les compilations d'Aldovrandi, de Jacques Delachamp et de Jean Bauhin. La fin du seizième siècle fit constater les efforts de la renaissance, les savants mourants se survivaient.

Sous le règne du roi Henri IV, qui prit possession du trône en ce même temps (1589), des réunions de savants se livraient à des questions de chimie; on y commentait les voyages du savant explorateur Belon et ses expériences sur l'art de faire éclore des poulets dans des fourneaux dont les degrés de chaleur étaient réglés par des registres.

Duchesne, dit Quercitan, Meyerne, et de la Rivière, médecins d'Henri IV, furent les oracles de ces réunions. Sous sa protection, Davisson vint plus tard en France, il entretenait une correspondance active avec tous ses amis, pour les exciter, et enfin les entraîner dans des recherches utiles à l'avancement des sciences. Déjà en 1586, trois années avant l'avènement d'Henri IV, l'art du distillateur s'était perfectionné de plus en plus. Plusieurs princes ne dédaignèrent point de se livrer à la distillation des sucs d'herbes ou des essences. On employait aussi, suivant les circonstances, le feu nu ou le bain de sable, le bec de l'alambic et le récipient étaient entourés d'eau froide afin de bien condenser les vapeurs s'élevant de la cornue, à laquelle s'appliquait une température graduée. On faisait parcourir aux vapeurs le trajet le plus long, et dans des tubes diversement contournés, auxquels on donnait les formes les plus originales. Toutefois les métaux avec lesquels ils étaient conditionnés donnèrent lieu à diverses observations de la part des savants de l'époque. Déjà, depuis longtemps, Ambroise Paré avait signalé le danger des tubes de plomb, quand on distillait des matières acides, et en particulier celui des vases de cuivre, et il fait connaître plusieurs empoisonnements dus au transvasement du vinaigre dans ces récipients.

Le médecin d'Henri IV, Quercitan, découvrit le *laudanum* ou du moins le prépara le premier. Il découvrit aussi le gluten, en malaxant la pâte de farine sous un filet d'eau, etc.

Paracelse, dont les œuvres parurent en 1590, 1 vol. in-4°, avait fait une révolution dans la médecine chimique. Il eut de nombreux adeptes et partisans au seizième siècle. A leur tête se trouvent le médecin Quercitan (Duchesne), Oswald-Croll qui préparait la pierre infernale, Séverin qui préconisait les préparations antimoniales, Michel d'Anvers qui répandit l'usage des médicaments chimiques en Angleterre, et enfin Arago de Toulouse qui vantait les propriétés des médicaments qui ont pour base le mercure, etc.

Sous Henri IV, la pharmacie commence à prendre un autre aspect, elle fut réglementée, et nous verrons les progrès qu'elle fit du côté pratique, en même temps que du côté théorique.

Cependant la guerre de Trente ans qui ravagea l'Allemagne, les troubles civils de la Grande-Bretagne, le règne agité de Louis XIII et la minorité de Louis XIV avaient comprimé le mouvement progressif au point de vue des sciences qui nous occupent.

Quelques hommes sérieux, vivant loin du monde et surtout étrangers à la politique, s'étaient réunis et charmaient leurs loisirs par l'étude des sciences naturelles. Les sociétés savantes se fondaient et les membres qui les composaient donnèrent une impulsion profonde à la science. Leurs rapports du dehors avec les génies de l'époque, et ceux qu'ils entretenaient avec les savants nationaux établirent les jalons d'une science sagement raisonnée que leurs successeurs devaient à un moment donné approfondir. L'expérience commençait à être interrogée à l'aide de la raison. — Là apparurent Robert-Boyle, Fludd, Glauber, Kunckel, Becker, Sala, qui, tous chimistes, ne peuvent être oubliés par les services que leurs travaux rendirent à la pharmacie. Les savants français étaient en communication avec la Belgique, l'Ecosse, l'Allemagne, etc.

Toutefois cette dernière nation était dans ce mouvement

progressif restée en arrière des autres. La philosophie primait chez elle les questions de l'expérience.

Sous la minorité de Louis XIII, Guillaume d'Avisson, professeur au jardin du roi, y traitait spécialement des médicaments chimiques.

La Faculté de médecine, ennemie jurée de ces nouvelles préparations, sévissait vigoureusement contre ceux des médecins qui cherchaient à répandre l'emploi des médicaments nouveaux (antimoniaux, mercuriaux, ferrugineux).

Comme les médecins novateurs avaient résolu de se défendre contre les routines absolues de l'ancienne école, vers la fin du dix-septième siècle, les médicaments actifs, employés tous en petit volume, commencèrent à prendre faveur auprès des Facultés qui s'étaient montrées les plus hostiles aux inventions de la chimie médicale.

A cette époque, les projets de réforme concernant l'exercice de la pharmacie semblent vouloir de nouveau surgir ; on semble comprendre, en effet, que cet art, placé entre la chimie en même temps que la médecine, est de la plus grande importance.

Ce qui manquait, en effet, aux pharmaciens de ce temps, c'était plus d'entente et surtout plus de dignité. Confondus avec tous les barbiers et les empiriques, ils se traînaient humblement à la suite des médecins, suivant l'expression alors à la mode : *Tanquam vili servientes.*

Le siècle de Louis XIV vit en réalité le mouvement intellectuel se produire dans les sociétés chimiques et pharmaceutiques. Les sociétés savantes qu'il avait fondées sous l'influence de son célèbre Colbert commençaient à donner des travaux sérieux. On vit paraître alors un grand nombre de traités de chimie appliquée à la médecine, résumant les connaissances du temps. Ce fut l'époque des Lefebvre, des Glazer et des Lemery.

Le commencement du dix-huitième siècle donna un retentissement à de nouvelles théories qui découvraient un vaste champ aux conceptions des savants qui devaient l'illustrer

Et sous le règne si tristement célèbre de Louis XV, même la pharmacie tenait à honneur de revendiquer sa place, comme l'attestent les *codex* et les publications du temps.

L'impulsion était donnée et la seconde partie du dix-huitième siècle devait régénérer la pharmacie, en la délivrant des absurdités, qui, pendant des siècles, avaient entravé cette belle en même temps qu'utile science.

Tel est l'exposé du panorama des sciences naturelles qui, comme on a pu s'en convaincre, ont été dans leurs progrès même et par contre-coup la cause de l'avancement, du dégrossissement, s'il est permis de l'expliquer ainsi, de la pharmacie proprement dite.

De tous les temps, il y a eu des utopistes, des visionnaires et des rêveurs.

Toutes les sciences, en un mot, ont engendré des divagateurs, et plus tard ensuite de très sérieux penseurs.

Quoi qu'il en soit, cette foule de rêveurs, d'enthousiastes, de chercheurs, et de l'antiquité et du moyen-âge et des temps modernes, avec leur persévérance poussée jusque dans ses dernières limites, nous ont donné la clef des plus hautes découvertes de l'intelligence. La fièvre qui les dévorait les conduisait quelquefois hors du domaine de la saine raison, mais il faut reconnaître aussi la grandeur incomparable de l'héritage acquis. L'application de la *vapeur*, celle de l'*électricité*, la *physique*, la *chimie*, la *vraie médecine* et aussi la *vraie pharmacie*.

Fouilleurs infatigables de la science, ils en ont donné les premiers matériaux, réservant à des architectes plus habiles le soin d'élever et de construire un imposant édifice à la gloire de l'érudition.

S'il nous était permis d'en entr'ouvrir les portes, nous verrions, comme occupant les places les plus élevées de ce savant aréopage, les Newton, les Boyle, les Schèele, les Lemery, les Beaumé, les Geoffroy, et associés à leur gloire les Lavoisier, les Berzélius, les Thénard, les Soubeiran et les Dumas !

N. B. — Dans le travail qui va suivre, l'auteur, autant que ses recherches bibliographiques ont pu le lui permettre, traitera spécialement l'histoire de la pharmacie depuis l'antiquité jusqu'aux temps modernes. Il fera entrer dans cette étude, jusqu'au règne de Louis XV inclusivement, tout ce qu'il a cru capable de pouvoir intéresser les pharmaciens, qui, jusqu'ici, n'ont pu voir que disséminés dans de nombreuses publications, oubliées en partie aujourd'hui, des fragments qui pourtant intéressent leur profession dans ses origines, *son honorabilité et sa profonde utilité.*

LA PHARMACIE A TRAVERS LES SIÈCLES

PREMIÈRE PARTIE

ANTIQUITÉ

CHAPITRE I

ÉGYPTIENS ET GRECS

Considérations générales semblant faire attribuer l'origine de la pharmacie à la pratique de l'art sacré d'Egypte ; possibilité de soutenir cette hypothèse. — L'ancienne Egypte berceau de la pharmacie. — Caste sacerdotale. — Les Pastophores. — Le livre Ambrès. — Les livres de Thooth. — Le papyrus Ebers. — Chant à Isis. — Iachus et ses remèdes. — Loi réglant l'administration des remèdes. — Les trente-six Génies de l'air et le livre des trente-six Herbes d'Hermès. — Les Grecs initiés. — Le Serment obligé du silence. — Les Grecs le rompent. — Le *de Theriacâ et Alexipharmacis* de Nicandre. — Substances végétales toxiques ou salutaires. — Corps minéraux employés par la caste sacerdotale dans l'art de guérir. — Causes de la divulgation des secrets sur la médecine et la pharmacie des temples. — Influence des victoires de Cambyse et d'Alexandre sur l'antique religion égyptienne. — Désarroi des Temples. — Leur ruine après les Ptolémées. — Les prêtres égyptiens appauvris se répandent dans la Grèce Asiatique. — La guerre de Cyrus le Jeune contre Artaxercès favorise les Grecs dans leur communication dans l'intérieur de l'Empire. — L'avidité des Grecs les rapproche des prêtres égyptiens proscrits. — Ils leur arrachent beaucoup de secrets sur la pharmacie et la médecine. — Ces secrets exploités deviennent pour eux un commerce lucratif. — De retour en Grèce d'Europe, ils finissent par les apporter à Rome.

Dans la plus haute antiquité et au moyen-âge, toutes les connaissances étaient confondues sous le nom général de philosophie. L'ancienne Egypte elle-même, sous la dénomination d'*art sacré*, désignait la science de tous les secrets de la nature. On serait donc dans le vrai en hasardant l'opinion que la pharmacie, qui trouve dans les sciences naturelles les plus indispensables substances nécessaires à son existence et à son développement, a pris naissance dans *l'art sacré* lui-même.

En considérant attentivement toutes les branches que comprenait l'*art sacré* et laissant de côté celles qui ne doivent pas entrer dans le cadre de cette étude, il s'en trouve une qui ayant particulièrement trait à l'*art de fondre les métaux*, en fait remarquer quelques-uns (1) (cette transformation accomplie), comme devenant des choses nécessaires à la santé, et pouvant, par leur emploi, aider à dépasser les limites de la vie ordinaire.

Or, comment nommer, autrement que *médicaments*, des substances possédant entr'autres de semblables vertus et offrant des avantages si précieux pour l'homme qui devait ou voulait s'en servir ? Voici ce qui peut aussi affermir l'exposé de cette supposition, c'est qu'aux premiers siècles de l'ère chrétienne, *la chimie et la médecine*, réduites, il est vrai, presque en tous points à des théories très spéculatives et dans la forme et dans la fond, ont été confondues sous le nom de *science sacrée* ou *d'art sacré*. Ce qui met hors de doute, ne pouvant aucunement nier la tradition, la nature et les limites de *la chimie* et de *la médecine*, et, forcément alors, celles des substances employées comme remèdes avant cette époque.

Berceau de l'art sacré, l'Egypte ancienne fut donc aussi celui de la médecine et de la pharmacie. Tout était singulier et mystérieux dans cette contrée à jamais célèbre. C'est là que Platon, Aristote, Pythagore et Hérodote vinrent puiser leur science en même temps que leur sagesse.

C'est qu'en effet, les savants égyptiens s'attachèrent avec une rare prédilection à tout ce qui était en soi vrai et durable, et leurs études avaient pour but le bonheur de l'homme, et

(1) L'or potable.

tout ce qui devait concourir à lui donner satisfaction dans la santé, comme dans les maladies était noté avec la plus scrupuleuse exactitude, basée sur une série continuelle d'observations judicieuses et habilement dirigées.

Les poètes ne jugèrent pas indigne de leur talent de célébrer un art destiné à soulager les souffrances, à conserver la santé et à prolonger la vie des hommes. Or, dès la plus haute antiquité, Homère célébra la renommée des Egyptiens dans l'art de guérir.

Remontant alors aux premières origines, on voit la pharmacie dans les mains des prêtres. La caste sacerdotale de ce singulier pays professait la *médecine*, la *chirurgie* et la *pharmacie*. Chacun de ses membres devait s'adonner à soigner un genre de maladies et à connaître les médicaments réputés nécessaires au traitement de la souffrance dont ils devaient enrayer la marche.

C'était un moyen de mieux étudier et la maladie elle-même et les médicaments nécessaires au traitement des affections. L'administration sacerdotale, qui avait sous la main le collège de médecine, pouvait régler chaque année le nombre de médecins et de pharmaciens à admettre dans divers services.

La loi réglait l'emploi et la composition des remèdes, qui consistaient en *mixtions*, et un livre nommé : *Ambrès* (1), renfermait la science, des diagnostics et celle de préparer les médicaments.

En voulant faire remonter l'origine de la pharmacie à l'*art sacré*, nous sommes peut-être dans la vérité, car l'étude de l'art de guérir et de l'art de préparer les remèdes était puisée dans des livres laissés par Hermès. Surnommé *trois fois grand*, il était regardé, non seulement comme l'inventeur de la chimie, mais encore comme celui de la médecine et de la pharmacie. Il avait écrit, dit-on, quarante-deux livres, dont six sur ce nombre étaient affectés à la médecine

(1) Champollion,

et à la composition des médicaments. Ces derniers étaient étudiés par les *pastophores*, comme appartenant plus spécialement à l'art de guérir (1). Ces livres parlent, en effet, de la construction du corps humain, de ses maladies, des instruments pour les maladies des yeux spécialement, des affections des femmes, et en particulier des préparations pharmaceutiques.

Il est probable que les savants prêtres égyptiens avaient sur les médicaments des connaissances plus étendues que les Grecs contemporains d'Hippocrate, puisque ce mot se rencontre dans un chant très ancien, composé en l'honneur de Thoth pour célébrer ses talents médicaux et ceux d'Isis. En voici un fragment : « *O Isis, grande magicienne, sauve-moi et délivre-moi de toutes les choses mauvaises et pernicieuses, du dieu et de la déesse des maladies, par les remèdes de toutes sortes, etc.* »

On connaît par Aélien la renommée de l'Egyptien Iachus, dont la mémoire était restée célèbre dans son pays, en reconnaissance des services qu'il avait rendus dans les épidémies meurtrières par sa science profonde des médicaments capables de les combattre victorieusement.

Il résulte aussi des études de MM. Maspéro et Chabas sur le papyrus Ebers, qu'un des six livres médicaux de Thoth traitait de la pharmacologie égyptienne. Dans ce livre, il est question des baumes, des pommades, des onguents et des liniments ; or, les simples et les minéraux étant employés par la médecine égyptienne, peut-on admettre qu'elle négligea les herbes et toutes les substances nécessaires à la composition des remèdes ? En outre, les embaumements, qui n'étaient en réalité qu'une série d'opérations chimiques, anatomiques et chirurgicales, étaient de l'attribution des prêtres ; Hérodote donne à ce sujet des documents très authentiques. Ils se servaient de médicaments bien connus de nos jours.

(1) Les Pastophores, prêtres égyptiens, médecins ainsi nommés parce que, comme signe distinctif de leur qualité, ils portaient de longs voiles

Aux yeux des profanes, les prêtres égyptiens, en tant que médecins ou dispensateurs de remèdes, possédaient une puissance occulte plus grande encore que le pouvoir inhérent à leurs fonctions sacrées; sans aucun doute, leurs connaissances des substances médicinales et l'emploi qu'ils savaient en faire à propos contribuèrent non moins que leur rang à les faire accepter comme des êtres d'une race supérieure. Le silence qu'ils gardaient sur la composition et les effets des remèdes, certainement connus par eux, puisque Orphée en fit des poèmes et que la science de la Grèce n'est que le reflet de celle de l'Egypte, prouve non pas leur ignorance, mais leur prudence; ils ne voulaient pas que le vulgaire fût initié à cette partie de leurs connaissances.

En effet, la médecine, et surtout la pharmacologie, se trouvaient alors resserrées dans leur action et concentrées dans un petit nombre de mains. Les formules, déposées dans des livres écrits en hiéroglyphes, en caractères que les adeptes seuls pouvaient déchiffrer, dans une langue sacrée encombrée de figures allégoriques, doublaient la difficulté de les comprendre.

Ces sciences n'étaient guère pratiquées hors des temples, et en dévoiler les secrets eût été trahir les plus importants mystères de la religion. Elles devaient donc, au moins sur plusieurs points, s'obscurcir insensiblement et ne nous laisser que quelques débris incohérents et des pratiques mal expliquées, par conséquent mal comprises et presque oubliées sans retour.

Cependant, on sait que de l'Egypte venaient originairement des formules qui enseignaient des remèdes choisis parmi les simples, et que les prêtres partageaient entre trente-six génies, habitants de l'air, le soin des diverses parties du corps humain; ils connaissaient les remèdes propres à obtenir, sous la protection de chaque génie, la guérison de l'organe soumis à son influence. Les prêtres égyptiens avaient porté leur système au plus haut degré de perfection. L'appareil mystérieux des initiations inspirait dans les âmes les plus profonds sentiments de respect et de crainte, et la conduite réservée, ainsi que les doubles doctrines des Grecs, qui se vantaient d'avoir reçu leurs leçons, prouvent que pour obtenir quelques communications à leur dogme, il fallait s'engager au secret ou promettre de n'en faire part qu'à des adeptes liés par les mêmes serments.

Cependant, malgré la défense faite aux Grecs initiés aux mystères des savants Egyptiens de ne pas divulguer les secrets médicaux et pharmaceutiques surtout, le silence fut rompu. Or, si l'on voit des hommes comme Hyppocrate ne pas l'observer, pouvait-il mieux l'être par les médecins-poètes à qui convient le mot d'Horace : *Gens audax omnia perpeti* ? Nous ne serons donc point surpris des indiscrétions de Nicandre de Colophon, contemporain d'Attale, qui, dans ses deux ouvrages de *Theriacâ* et *Alexipharmacis*, donne, sous la forme séduisante de la poésie, des renseignements sur les remèdes végétaux connus, et dont les savants pharmacologues égyptiens lui avaient fourni la nomenclature.

Toutefois, il est probable que dans les temples les préparations étaient faites avec le plus grand soin, quand on connaît avec quelle rapidité foudroyait l'*eau amère* que le prêtre faisait avaler à la femme convaincue d'adultère.

C'est donc trente ans après Hippocrate, que Nicandre de Colophon fit paraître son poème qui renferme, à l'égard des médicaments, des idées thérapeutiques en même temps que physiologiques qui sont loin d'être dépourvues d'intérêt. C'est à ce poème que l'on doit un aperçu des drogues manipulées par les pastophores dans les temples : la *myrrhe*, la *casse*, la *cannelle*, le *suc de thérébinte*, l'*huile de cèdre*, le *romarin*, la *lavande*, la *sauge*, le *laurier-cerise*, la *rhue*, l'*encens*, la *soude caustique* ou *natron*, etc... Enfin d'autres substances bien plus énergiques, que nous ne nommerons que sommairement : *aconit*, *colchique*, *ellébore*, *bryone*, *ciguë*, *feuilles de pêcher*, le *baaras*, plante analogue à la mandragore, le *pavot*, le *hyos-*

ciamos et l'*if*. Sans contredit l'énumération serait longue s'il nous fallait noter en particulier chaque substance ; elles donnent une idée assez exacte de leurs congénères employées sans nul doute avec elles.

Les prêtres égyptiens attribuaient aussi à Hermès le livre des *trente-six Herbes* correspondant aux trente-six génies, habitant l'air et veillant sur les parties des organes du corps humain, corrélation établie avec le même fait cité plus haut. Si les simples étaient employés par la médecine égyptienne, il est hors de doute que les minéraux devaient l'être aussi ; car Homère, grand admirateur des Egyptiens, parle, dans ses œuvres, du *fer*, du *cuivre*, du *plomb*, de l'*argent*, de l'*étain* et de l'*or*. L'or et l'argent paraissent avoir été employés en premier lieu en Egypte, et si les secrets de l'art sacré ne nous permettent pas d'en connaître les combinaisons employées comme remèdes, nous pouvons, jusqu'à un certain point, croire à l'usage des minerais, quand nous voyons les teinturiers égyptiens, 1900 avant Jésus-Christ, se servir d'après le rapport de Pline, de plusieurs substances propres à fixer les couleurs (1). C'est là le *mordant* qui ne peut être qu'une substance chimique minérale. Enfin, ils connaissaient la *litharge*, le *minium*, la *céruse*, et se servaient de cette dernière dans la peinture et dans la préparation de certains remèdes. Notons aussi le *mercure* employé par les médecins égyptiens et enfermé dans des tubes de verre pour imiter par le mouvement, en les agitant au soleil, les serpents provenant des miracles de Moïse.

Toutes ces données sommaires nous font voir que dans l'ancienne Egypte, où la civilisation prodiguait ses bienfaits, l'art merveilleux maintenait autour des temples où se pratiquaient médecine et pharmacie, une obscurité qui augmentait aux yeux des profanes le degré de vénération en même temps que de puissance que la caste sarcerdotale pouvait obtenir.

(1) Pline, *Hist. nat.*, XXXV.

Si l'on veut savoir la cause de la divulgation de beaucoup de procédés médicaux, chimiques et pharmaceutiques ayant pris naissance en cette fameuse contrée, l'histoire peut nous la fournir. La religion de l'Egypte, que Cambyse avait attaquée en vain et que ne troubla point Alexandre, fut très honorée et conservée par les Ptolémées; les Romains, maîtres de l'Egypte, la laissèrent régner en paix sur leurs nouveaux sujets.

Pendant longtemps encore, les Ptolémées firent jouir l'Egypte, grâce à leur protection, de bienfaits scientifiques et intellectuels. Mais les guerres extérieures et les guerres intestines avaient ruiné le peuple et appauvri les temples.

L'antique religion du pays agonisait et le sacerdoce n'était plus le premier corps de l'Etat. Sa puissance perdue, sa majesté éteinte, il ne possédait plus la richesse capable de conserver sa nombreuse hiérarchie. Pressés par la misère, les prêtres se répandirent en foule dans diverses directions. Ce fut sans doute au milieu des Grecs, disséminés un peu partout dans la Grèce Asiatique, que se conserva l'idiome de la Grèce d'Europe et l'esprit de civilisation susceptible de progrès. Les événements de la guerre de Cyrus le Jeune contre Artaxercès et surtout l'ascendant qu'avait pris le roi de Perse sur la Grèce, dont il devint l'arbitre pendant et après la guerre du Péloponèse, multiplièrent pour les Grecs les communications avec l'intérieur de l'Europe. Curieux et avide, le Grec ainsi rapproché avec les prêtres proscrits, profita de l'occasion qu'il avait de s'instruire, et de retour dans sa patrie, il fit un commerce lucratif des secrets et des connaissances dérobés à la misère. Et c'est de là qu'en grand nombre ils se répandirent dans la capitale du monde, à Rome, où ils divulguèrent les secrets médicaux et pharmaceutiques, en même temps qu'ils y firent adopter tous leurs vices.

CHAPITRE II

ROMAINS

Ce qu'on pourrait nommer la pharmacie au commencement du règne des Césars. — Les poètes louent les médicaments. — Le surnaturel, primant le naturel, fait considérer les simples comme des dons de la divinité. — Hommage qui lui en était fait. — Le symbolisme et la mythologie. — L'école des médecins et des philosophes s'associe à celle des poètes. — Les simples sont en faveur sous le règne d'Auguste. — Les plantes vénéneuses les détrônent de cette faveur sous les règnes suivants. — Sorciers et sorcières. — Substances médicamenteuses tirées des minéraux. — Connaissance de ces substances apportées par les Grecs, qui les avaient obtenues des prêtres égyptiens. — Substances non métalliques acquises à la matière médicale. — La chaux employée dans l'application des cautères. — Le nitre, l'alun, etc. — Eaux minérales soufrées. — Nitreuses et bitumineuses. — Railleries de Pline sur les médecins de son temps. — Pourquoi le cercle des médicaments à cette époque était-il exigu? — Opinion de divers médecins de l'antiquité sur l'abus des médicaments. — Leurs conclusions. — Pline le Naturaliste proscrit les préparations pharmaceutiques. — Sa manière de voir sur la thériaque de Mithridate et d'Andromachus et les végétaux exotiques. — Hippocrate et ses disciples n'ordonnent que des simples. — L'imagination supplée quelquefois aux médicaments. — Opinion de Galien sur ce sujet. — Sentiments d'Hippocrate sur la même matière. — Martial et le goutteux Cœlius.

Si des Grecs et des Egyptiens nous passons aux Romains, nous voyons leurs historiens, leurs savants et leurs érudits puiser dans les auteurs et les écrivains grecs les explications qui résultent de leurs études et de leurs expériences.

Pour le sujet que nous traitons, il est hors de doute que les connaissances médicales et pharmacologiques, descendant d'Egypte dans les mains des Grecs, furent apportées à Rome par ces derniers. Au commencement du règne des Césars, la science de la pharmacie (si toutefois à cette époque il est permis de lui donner ce nom) était un reflet des temps primitifs. Les poètes célébraient dans leurs vers les bienfaits de la guérison des malades par les remèdes, et remerciaient, par les accents mélodieux de leur lyre, les divinités sous l'égide olympienne desquelles ces médicaments précieux avaient été placés.

Cette coutume, grecque par elle-même, fut importée à Rome ; les propriétés des simples y étaient recherchées dans le surnaturel, et cette manière de voir et de penser finit par devenir une des branches de la théologie païenne. Ces propriétés bienfaisantes excitant l'enthousiasme, on en faisait hommage à des dieux, à des demi-dieux ou à des héros. L'*Achillea millefolium* était ainsi nommé parce qu'il servit à cicatriser les blessures qu'Achille fit avec sa lance à Télèphe, roi de Misie. Les Grecs, et après eux les Romains, consacrèrent une foule de médicaments aux dieux. Là se trouve l'origine de l'*olivier* consacré à Minerve, le *myrte* consacré à Vénus, le *pavot* à Proserpine, et les diverses plantes dont les vertus étaient attribuées à Mercure furent nommés *Mercuriales.*

Plus tard, par symbolisme, on vit attribuer au végétal lui-même l'action en rapport avec les pouvoirs de la divinité. Hercule, qui figurait parmi les dieux de la médecine, avait sous sa protection la *jusquiame.*

Pour une cause semblable, la *berle* dont les racines âcres ou amères étaient ordonnées par les médecins grecs, reçut plus tard le nom d'*Heracléum.* Enfin l'*opium*, la *nymphéa alba*, l'*origan*, la *grande scrofulaire*, la *bistorte*, la *pariétaire*, etc., étaient consacrées au fils d'Alcmène.

Les plantes qui étaient consacrées aux divinités vierges passaient aussi pour guérir les maladies des femmes. De ce nombre sont l'*artemisia abrotona*, l'*armoise* d'Egypte. La *matricaire*, employée contre les affections de l'*utérus*, avait le nom de *plante vierge*. La capillaire (*adianthum veneris* ou *capillaria*, étonnait l'attention générale par la propriété qu'elle possède de sortir toute sèche des eaux sans être mouillée, ce qui lui valut le nom d'*adianthum*). On crut y reconnaître l'image de la déesse des Amours, et elle fut consacrée à Vénus, qui l'aidait sans doute par l'ardeur des principes sudorifiques qui lui sont attribués (1). Tel est, brièvement exposé, le point de départ qui a fait prêter aux végétaux des vertus dont les divinités qu'ils symbolisaient furent la source. Les Grecs leur avaient consacré une foule de plantes, et déjà, dès la plus haute antiquité, les Tyriens offraient à Cadmus, qui en avait le premier enseigné l'usage, les premières des herbes réputées pharmaceutiques.

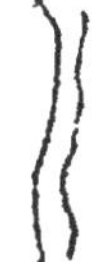

On le voit, dès le commencement du règne des Césars, la matière médicale et les plantes pharmaceutiques jouissaient non seulement de propriétés thérapeutiques, mais encore elles semblaient posséder une auréole d'enchantements digne de l'âge d'or. Dès cette période, l'école des médecins et des philosophes s'associe à celle des poètes, et les plantes vouées aux divinités mythologiques empruntent à leur caractère olympien les vertus dont on les croit douées. Aussi presque toutes servaient-elles à la composition du philtre enchanteur dont nous respectons trop la divine origine pour lui donner le nom vulgaire de *potion calmante* ! La *laitue*, la *verveine*, la *sauge*, la *mélisse*, l'*origan*, la *mauve*, le *laurier-cerise* et les *roses*, employées comme plantes pharmaceutiques, apportaient à l'esprit une tranquillité capable d'engendrer la patience pour calmer les souffrances qu'en tant que médicaments elles étaient capables de guérir.

Sous le règne d'Auguste, les végétaux inoffensifs dont nous avons donné la nomenclature pouvaient figurer dans l'âge d'or. Sous cet empereur, l'horticulture, très en faveur, entraînait forcément la culture des plantes médicinales. Heureux temps, où de riches patriciens et les descendants des familles souveraines les cultivaient et donnaient même leur nom à l'espèce favorite objet de leurs soins (Gentius, Lintulus, Fabius, Lysimachus, Artemisia). Il n'en fut pas de même dans la suite.

(1) J. H. Diesbach, *Flora mythologica*, 1833.
Angelo de Gubernatis, *Mythologie des Plantes* : Légendes du règne végétal, 1879.

Dès les règnes de Tibère, de Claude et de Néron, au moment où la corruption des mœurs allait entrer à Rome dans son apogée, c'en est fait, du moins pour un certain temps, de l'emploi des substances médicinales inoffensives. L'âge d'or s'efface et est anéanti par les crimes suscités par l'envie et la débauche.

Les sombres drames et les actions criminelles vont obscurcir d'un voile sanglant les horizons ensoleillés par les poètes et les philosophes.

D'abominables sorcières, grâce à leurs nombreux émules de l'un et l'autre sexe, mirent en pratique les végétaux dangereux, dont on peut faire ample moisson dans Celse, Suétone, Pline et Tacite.

On ne peut douter que toute la connaissance des drogues, au point de vue curatif et même toxique, n'ait été apportée à Rome par les Grecs qui en avaient acquis les notions auprès des prêtres égyptiens.

La même certitude peut exister pour les substances médicamenteuses provenant des métaux et des minéraux, quand on a pu se rendre compte dans l'histoire de l'ancienne Egypte du savoir que possédait sur ce point la caste sacerdotale dans l'*art sacré* pratiqué dans les temples. Les Romains, fidèles adeptes en même temps que copistes des Grecs, les imitaient en tous points.

Ils connaissaient d'après eux la *céruse* qui se fabriquait à Sparte. L'*ærugo*, matière pulvérulente, qui s'engendre sous la forme de taches vertes à la surface du cuivre exposé à l'humidité. L'*ærugo* préparé à l'aide du soufre était le *sulfate de cuivre* ou couperose bleue. L'*ærugo* obtenu au moyen du vinaigre était l'*acétate* de *cuivre*. Celui qui se produit naturellement était le *vert-de-gris* ou carbonate de cuivre. Si l'analyse chimique n'était pas encore même soupçonnée, aucun moyen n'existait par conséquent pour obtenir en même temps qu'établir une différence entre certaines compositions. Toutefois la falsification existait, et c'est Pline (1) qui donne le premier réactif dont il est fait mention dans l'histoire pour reconnaître la pureté de l'*ærugo* fabriqué à Rhodes, « on le falsifie, dit-il, avec de la pierre-ponce ou de la gomme pulvérisée ». Mais la fraude la mieux réussie c'est celle qui se fait avec l'*atramentum sutorium*.

L'*atramentum sutorium* était le sulfate de fer ou couperose verte. Or, pour s'assurer si la couperose bleue (*ærugo*) (sulfate de cuivre) est mélangée avec la couperose verte (sulfate de fer), il suffit de l'appliquer sur une feuille de papyrus, trempée d'abord dans du suc de noix de galle. S'il y a fraude, dit-il, le papyrus noircit aussitôt, *nigrescit statim*. Depuis Pline, le même réactif a toujours servi à déceler la présence du fer dans un mélange quelconque.

Les Romains se servaient aussi du fer dans le traitement des pâles couleurs, de l'anémie et de la dyssenterie. La rouille et l'eau ferrée, qu'on préparait en éteignant dans l'eau des clous rougis au feu, étaient employées bien avant Galien pour soigner ces affections.

En imitateurs fervents des Grecs, qui attribuaient aux cyclopes la découverte du fer et qui avaient appris aussi que les *Chalybes* savaient très bien le travailler, les Romains, très probablement, nommèrent l'acier *chalybs*, et rien ne vient nous démentir en avançant que, comme de nos jours, ils pouvaient désigner sous le nom de *remèdes chalybés* ceux dans lesquels entrait du fer pur. Si le fait n'est pas prouvé, il est du moins admissible.

L'antimoine, connu à l'état de sulfure naturel et désigné sous le nom de *stimmi*, *stibium* et *barbasou*, était employé dans le traitement des plaies récentes et servait aux coquettes romaines pour se noircir les cils. Ces produits étaient l'objet d'un commerce des Mysiens et des Cappadociens.

(1) L'*atramentum sutorium* était le sulfate de fer, qui, traité par une infusion de noix de galle ou d'écorce de chêne, donnait l'encre nommée *noir des cordonniers*

Ajoutons enfin la litharge, oxyde de plomb, nommée *spuma-argenti*, quand elle provenait de l'affinage de l'argent (1), et *chrystis* quand elle provenait de l'affinage (2) de l'or. Elle servait dans la composition de certains emplâtres.

Les corps non métalliques apportaient aussi leur concours à la médecine. Déjà les Egyptiens avaient employé le *borith* et le *neter*. Ils préparaient la première de ces substances en faisant filtrer de l'eau à travers des cendres végétales et évaporant la liqueur filtrée jusqu'à siccité. C'était donc du *carbonate de potasse* (sel végétal impur).

Le *neter* n'était pas le *nitre*, mais du *natron*, *carbonate de soude* impur. Le *borith* se distinguait facilement du *neter* parce qu'il est *déliquescent* et le *neter* (carbonate de soude) est *efflorescent*. Les anciens savaient que le *neter* faisait effervescence dans le vinaigre; de là son nom *neter* qui signifie *bouillir*.

Le *sel de nitre*, classé dans les médicaments non métalliques, était retiré des cavernes de l'Asie, nommées : *colyces*. Son usage était très borné dans l'antiquité; les médecins de Rome l'employaient comme diurétique.

De la Cyrénaïque, et principalement des environs du temple de Jupiter Ammon, venait le sel nommé *ammos*, mot grec qui signifie sable. Le sel *ammoniac*, dit Dioscoride (3), est facile à diviser dans ses fibres droites, ce qui évidemment le fait distinguer du *sel* marin dont la forme est cristalline.

Les Grecs et les Romains donnaient le nom d'*alumen* et de *styptoria*, non seulement à l'*alun*, mais à tous les sels d'un goût *styptique* et astringents. Ce sont principalement les sels de fer. Les aluns les plus estimés venaient des îles de *Mélos et* de *Chypre*. Les médecins romains s'en servaient pour arrê-

(1) Pline, livre XXXIV, chap. 18. — Dioscoride, livre V, chap. 102.

(2) Coupellation.

(3) Dioscoride, *Mt. Méd.*, lib. V, chap. 126.

ter les hémorragies, pour nettoyer les plaies putrides, toucher les ulcères de la bouche. L'usage de nos jours n'en est pas changé. On en retirait par le lavage et la calcination une poudre blanche, légèrement astringente, connue sous le nom de *terre de Samos*, de *terre de Chio*, *terre Gimalienne*, c'était l'alumine. Pline rapporte qu'on croyait l'alun composé de terre et d'eau (1).

Les Romains semblent avoir connu aussi la chaux proprement dite la chaux caustique, comme on l'obtient de nos jours par la calcination de son carbonate. Pline témoigne qu'elle est d'un grand usage en médecine ; fraîchement préparée et non mouillée, elle brûle et dissipe les ulcères et les empêche de se développer.

Il rapporte à ce sujet que du temps de Tibère, un chevalier romain, natif de Pérouse, avait apporté à Rome, en venant d'Asie, une maladie extraordinaire. Elle défigurait le visage, et quelquefois aussi s'étendait au cou, à la poitrine, et remplissait toutes les parties du corps d'enflures et de taches affreuses. Il ajoute, d'après Lucrèce, que ce mal particulier prenait son germe en Egypte, qu'il attaquait spécialement les jambes et que cette espèce de lèpre était nommée *éléphantiasis* (2). Il n'atteignait ni les femmes, ni le peuple, il sévissait sur les hommes de qualité. Des médecins égyptiens furent mandés à Rome, ils traitèrent avec succès ces maladies avec des *cautères à la chaux*. Un chevalier du nom de Manilius Cornatus convint de payer vingt-cinq mille livres pour se faire guérir de cette affection (3).

(1) Pline, *Hist. nat.*, lib. XXXV, chap. 52.

(2) Pline, lib. 30, chap. 1.

(3) Pline, *loco citato*.

Les cautères étaient familiers à Hippocrate ; dans l'hydropisie naissante, il cautérisait en huit endroits à la région du foie avec *la chaux*. Il agissait de même à l'égard des phtisiques en cautérisant la poitrine. Tantôt il employait *la chaux*, tantôt des *fers chauds*. Il se servait comme *moxa de l'agaric*, tantôt du *lin cru non blanchi à la lessive*. Dans la goutte et la sciatique, il se servait des mêmes remèdes.

(Le Clerc, *Histoire de la Médecine*.)

Il nous faut dire quelques mots sur les eaux minérales qui aussi entrent dans la *Pharmacopée* romaine, dont nous avons esquissé les substances peu nombreuses; nous expliquerons plus tard pourquoi il en était ainsi, les médecins suivant leurs différents systèmes étant fort sobres de prescrire beaucoup de médicaments. Toutefois, les eaux minérales étaient divisées par les anciens en *sulfureuses*, *alumineuses*, *salines* et *bitumineuses*. Les médecins romains ordonnaient généralement au printemps les eaux nitreuses pour se purger et en automne les eaux bitumineuses ou soufrées pour se fortifier le sang.

Pline se moque des médecins de son temps qui envoyaient les malades aux eaux pour en boire ou pour s'y baigner. Il les regarde comme une ressource de la médecine lorsqu'elle ne sait plus qu'ordonner (1). Puisque nous en sommes à la raillerie des historiens et des satiriques, notons aussi en passant que Juvénal se moquait de beaucoup de patriciennes romaines qui ne voulaient prendre leur repas qu'aux heures prescrites, soit par leurs médecins, soit par leurs astrologues (2). Action digne du passage de la comédie du *Malade imaginaire*, de Molière, qui fait dire à Argan : *M. Purgon m'a ordonné de me promener le matin, dans ma chambre, douze allées et douze venues, mais j'ai oublié de lui demander si c'est en long ou en large.*

Telle est succinctement exposée, mais d'une manière suffisante cependant pour nous en donner une idée, ce que l'on pourrait nommer la *Pharmacopée* romaine. Nous avons déjà dit que la sobriété des médecins dans leurs prescriptions ne les faisait pas sortir d'un certain cercle de substances. Les preuves sont faciles à exposer étant toutes extraites de l'histoire (3).

(1) Medicina nunc aquarum perfugio utitur. — Pline, chap. XXXI, lib. 6.

(2) Ægra licet jaceat capiendo nulla videtur Aptior hora cibo, nisi quam dederit Petosiris (Juvenal).

(3) A Rome les médecins préparaient eux-mêmes les remèdes qu'ils avaient ordonnés aux malades; ils faisaient aussi la chirurgie, le même homme était à la fois médecin, chirurgien et apothicaire. Ces professions, suivant Vossius, n'ont été séparées que vers la cent dix-septième olympiade, du temps des médecins Hérophile et Erasistrate.

D'après Pline, Asclépiade avait remarqué que les médicaments étaient ennemis de l'estomac (1). Et Plutarque (2) recommande de ne se servir des vomitifs et des purgatifs que dans une grande nécessité. Les vomitifs usent le corps, le détruisent ; les purgatifs causent un trouble qui corrompt les entrailles et ils y attirent plus d'humeur qu'ils n'en font évacuer.

Hippocrate connaissait le danger des remèdes, il en ordonnait fort peu. Celse était d'avis d'user rarement des purgatifs (3). Il défend de purger pendant la fièvre et au commencement de la maladie, il loue Asclépiade d'avoir supprimé la plus grande partie des médicaments ; il ajoute que les remèdes étant ennemis de l'estomac, et remplis de sucs pernicieux, Asclépiade avait pris un parti très sage, en tournant tous ses soins, en même temps que son application, du côté du régime. D'ailleurs, aussi bien avant cette époque, Aristote parle d'une loi d'Egypte qui défendait aux médecins de remuer les humeurs ou *de purger* avant le quatrième jour de la maladie, à moins qu'ils ne voulussent le faire à leurs risques et périls.

De son côté, Pline (4), tout Naturaliste qu'il était, détestait les compositions d'un grand nombre de médicaments. Il se récrie contre l'antidote de Mithridate, où il faisait entrer cinquante-quatre drogues différentes, parmi lesquelles il y

(1) Arguit et medicamentorum potus stomacho inimicos. — Pline, lib. 26, c. 3.

(2) Plutarque, dans la *Conservation de la santé*, dit ceci, à propos des « purgatifs : « S'il se trouvait une ville dans la Grèce qui fût trop chargée « de ses habitants ou des Grecs naturels, et qu'on y fît venir des Arabes, « des Scythes, cela paraîtrait ridicule à tout le monde. C'est pourtant la « même erreur où tombent ceux qui, dans la pensée de faire sortir de « leurs corps les superfluités qui s'y rencontrent naturellement, y font « entrer des drogues nuisibles, etc. »

(3) Ego autem medicamentorum dare potionis et alvum duci, non nisi raro debere concedo (Celse, lib. 3, C. 4.)

(4) Mithridiaticum antidotem ex rebus quinquagenta et quatuor componitur, etc. (Pline, lib. XXIX, c. 1.)

en avait dont on n'employait que le poids de la soixantième partie d'un denier. — Pline, l'interprète de beaucoup de personnes sensées de son époque, il faut le croire, la nommait une *ostentation* et une *perfidie*, et l'invention de quelque divinité malfaisante.

Toutefois Hippocrate lui-même et ses disciples médecins se servaient peu de médicaments composés; ils préferaient les substances simples. — Pline, nous l'avons dit, tout en résumant l'histoire naturelle et même pharmacologique de son temps, n'approuvait pas les remèdes qu'on tire des pays éloignés. — « *La nature, disait-il* (1), *cette bonne mère, cette* » *sage ouvrière, n'a pas fait les emplâtres, les collyres, les an-* » *tidotes. Très souvent les remèdes fournis par elle se trouvent* » *tout faits et tout achevés. Les remèdes qui croissent dans des* » *pays si reculés n'y croissent point pour nous* ; *les seuls remèdes* » *qu'elle avoue* (2), *sont des médicaments familiers*, *que l'on* » *prépare sans dépense et qui sont tirés à peu de frais des choses* » *dont nous vivons* ».

N'en déplaise pourtant aux mânes de ce grand savant de l'antiquité, il est quelquefois impossible de se servir de toutes les productions de la nature dans l'état où elles sortent de son sein. — La terre elle-même ne nous produit pas le pain tel que nous le mangeons; quelqu'un s'avise-t-il de dire qu'il vaudrait mieux se servir du blé dans l'état où on le moissonne? Pline n'est pas mieux fondé en ce qui regarde les remèdes exotiques? Il est vrai que si on avait pu tirer les mêmes bienfaits de toutes les plantes qui croissent chez nous, on aurait pu se passer des propriétés curatives de celles qui croissent ailleurs.

Aussi, dit Le Clerc, dans son *Histoire de la médecine* : « *peut-être avons-nous dans nos bois et dans nos jardins, d'aussi bons*

(1) Non fecit ceratum, malagmata, emplatria, collyria, antidota, parens illa ac divina rerum artifex (Pline, lib. XXII, c. 29).

(2) Hæc sola naturæ placuerat esse remedia, parata vulgo, inventu facilia ac sine impendio et quibus vivimus (Pline, XXIV, lib., c. 1.)

fébrifuges que le QUINQUINA ; *mais pourquoi, jusqu'à ce que nous les connaissions, ne nous servirions-nous point de cette merveilleuse écorce que nous pouvons aisément nous procurer?* (1) Et plus tard, on vit au moyen âge Arnauld de Villeneuve, suivant les mêmes principes, dire que c'est un abus, de la part du médecin, que d'employer des remèdes composés, quand les médicaments les plus simples et purement naturels peuvent suffire (2) ! Il faut pourtant avoir moins de raideur, et tenir compte que les médecins ont dû de tout temps, dans l'antiquité comme à notre époque, tenir compte de l'imagination des malades, et l'ont souvent complaisamment satisfaite.

Le vénérable Galien nous en donne la preuve, et Hippocrate lui-même était dans les mêmes sentiments. Galien raconte qu'un malade lui répondit un jour : « *Gardez pour des pauvres gens ce que vous m'ordonnez là, il me faut pour moi des remèdes d'un plus grand prix* (3). Hippocrate (4) recommande une extrême attention à mettre l'esprit du malade dans une situation de tranquillité et de confiance, qui aide et qui facilite l'action des médicaments. Car l'imagination, qui est parfois la cause des maladies, peut aussi les soulager et les guérir.

Un trait emprunté à Martial finira ce chapitre : *Cœlius, qui feignait d'avoir la goutte,* dit-il, *est maintenant goutteux de bonne foi, tant l'étude et l'imagination de la douleur ont de puissance* (5). Enfin, le satirique Pétrone dit pour corroborer l'opinion de ces deux maîtres fondateurs de l'art de guérir : *Que le médecin ne saurait être autre chose que la consolation de l'esprit des malades* (6).

(1) Le Clerc, *Hist. de la medecine*, 3e partie, livre II, c. 2.

(2) Potens mederi simplicibus, composita medicamenta dolosè aut frustra quæret (Arnaud de Villeneuve, in *parabolis medic. doct.*, aphorismo, 5.)

(3) Galien. — Lib. 3, *de compositione medicam.* secundam genera, c. 8.

(4) Hippocrate, lib. 2, aphorismo 33.

(5) Tantum cura potest ars doloris !
Desit fingere cœlius Podagram. (Martial.)

(6) Medicus enim nihil aliud, est quam animi consolatio. (Petrone, Satyric).

CHAPITRE III

1. — Coup d'œil sur les commencements de la médecine dans l'ancienne Rome jusqu'à la décadence de l'empire. — Le médecin Archagatus, ses succès et ses revers. — Médecins grecs les plus recherchés. — Lettre de Caton le Censeur contre les médecins de cette nationalité. — Son peu de confiance dans leur art. — La Grèce continue à envoyer des médecins à Rome. — Les Romains qui veulent entreprendre la carrière médicale vont étudier en Grèce. — Apparition d'Asclépiade. Son système et son mépris des médicaments. — Mot du lexicographe Suidas sur sa mort. — Themison, son disciple. — Secte des Dogmatiques, des Méthodistes. — Les Empiriques. — Leurs fondations. — Acron d'Agrigente.

2. — Ce qu'on pourrait considérer comme l'histoire de la toxicologie à partir des empereurs. — Ouvrages de Dioscoride. — L'arsenic, ses différentes formes. — Celse. — Vectius Valens, médecin de Messaline. — Xénophon, médecin de Claude. — Poisons lents. — Poisons végétaux, minéraux et animaux. — Scribonius Largus Andromachus, médecin de Néron. — Sa Thériaque antidotaire. — Les médecins astrologues. — Cretias. — Abus de l'arsenic dans la capitale du monde. — Première apparition des toxiques minéraux associés aux toxiques végétaux. — Galien et son *De compositione medicamentorum secundum genera*. — Terreur causée par le poison. — Loi de Trajan sur la culture de l'aconit. — Sérénénus Sammonicus, médecin de Septime-Sévère, traite des poisons et des antidotes. — La science des poisons devient une branche de l'art médical. — Oribase. — Alexandre Trallien. — Paul d'Égine et les contrepoisons de l'arsenic. — Théodose et son code. — Lois sévères contre les devins, sorciers et empoisonneurs. — Fondation de l'institution des Archiâtres. — Ancienne loi égyptienne appliquée à l'exercice de la médecine. — La loi *Aquila* et la loi *Julia* remises en vigueur. — Considérations générales sur les substances pharmaceutiques, causes de l'avancement de la toxicologie dès cette époque.

Les documents que nous venons d'exposer dans le précédent chapitre nous démontrent que si les substances qui composent la matière médicale des temps dont nous venons de tracer l'histoire n'étaient pas nombreuses, la cause doit en être imputée aux médecins qui en ordonnaient peu.

Les purgatifs étaient redoutés, et s'il est question très rarement de leur apparition, on voit cependant l'*Ellébore* employé comme tel; son usage et son administration sont à cet égard très problématiques et par conséquent ne peuvent être élucidés, tout au moins au point de vue de l'antiquité et de son auréole mythologique.

Dans ce travail, consacré tout particulièrement à l'histoire de la *pharmacie*, nous avons cru, puisque nous traitons spécialement de son apparition dans l'ancienne Rome, bien faire en retraçant l'histoire de la médecine dans la capitale du monde jusqu'à sa décadence. Nous consacrerons quelques mots aussi à ce que nous pourrons nommer la *toxicologie*, et en noterons les progrès conjointement avec ceux de la connaissance des substances toxiques minérales, animales et végétales. Il faut l'avouer : il est triste de constater que les sciences pharmaceutiques devront leurs progrès aux empoisonneurs. Plus tard, en effet, les savants se tiennent en éveil, et pour se rendre compte des effets, ils recherchent des causes qui, une fois éclaircies, leur donneront l'occasion de se livrer à de nouvelles et importantes découvertes.

La *toxicologie*, même dans son embryon, doit être, sous ce point de vue même, considérée comme le stimulant de l'avancement de la pharmacologie.

I

Commencements de la médecine à Rome jusqu'à la décadence de l'Empire

Si l'on s'en rapporte à Denis (1) d'Halicarnasse, la médecine s'introduisit à Rome en l'an de sa fondation 301, en la 84e olympiade.

Pline (2), de son côté, cite Archagatus, fils de Lysanias, du Péloponèse, comme étant le premier médecin qui vint

(1) Denis d'Halicarnasse, lib. 10.

(2) Pline, lib. 29, c. 1.

à Rome sous le consulat d'Æmilius et de Julius, l'an 325 de sa fondation.

Il ajoute même, qu'heureux de ses services, on lui avait conféré, en reconnaissance des services qu'il rendait, *le droit de bourgeoisie*, et que le public lui avait acheté un logement dans le carrefour d'Acilius. On lui avait donné, dès le principe, le nom de *médecin des blessures*, son arrivée ayant été accueillie très favorablement des Romains. Peu de temps après cependant, sa popularité dégénéra en aversion. Quand on vit que sa pratique consistait à *couper* et à *brûler*, son nom de *guérisseur* fut changé en celui de *bourreau*, et les citoyens prirent en déplaisance la médecine et les médecins (1).

Forts de ces arguments, plusieurs auteurs ont avancé, qu'en raison de cette haine contre les médecins, il n'y eut que des esclaves qui exercèrent la médecine à Rome, dès le temps des premiers empereurs et même longtemps après.

Toutefois, malgré le grand nombre de faits qui sont venus à l'appui, rien ne prouve qu'il n'y a pas eu des esclaves médecins, mais rien non plus ne vient certifier qu'il n'y eut pas de médecins d'une autre condition.

D'après Agrippa et Montagne (2), les médecins furent chassés de Rome au temps de Caton l'Ancien ; ce qui le prouverait, c'est qu'on ne trouve rien de la médecine à Rome, depuis Caton le Censeur jusqu'au temps de Pompée et d'Asclépiade.

Soixante-dix ans après Archagatus, la médecine passe de la Grèce à Rome ; mais cette profession y fut réservée pendant longtemps aux seuls médecins grecs. Suivant Pline (3),

(1) Ambroise Paré, dans son *Introduction à la chirurgie*, dit que les Romains le lapidèrent, et il cite à ce sujet Sextus de Chéron, le petit-fils de Plutarque.

(2) Agrippa, *de Vanitate scientiorum*, chap. 83. — Montagne, lib. 2. c. 31.

(3) *Paucissimi, Quiritium attigere, et ipsi statim ad Græcos transfugæ*, etc. Plin., lib. XXIV.

la médecine était le seul des arts de la Grèce que la gravité romaine n'eût pas encore exercé. Le petit nombre de Romains qui primitivement s'y étaient appliqués, habitèrent d'abord la Grèce, car ils avaient reconnu que ceux qui traitaient la médecine autrement que dans cette contrée n'étaient pas très estimés à Rome ; ils y revinrent ensuite, persuadés que le peuple leur accorderait bien plus de confiance. Il cite cependant trois auteurs qui ont étudié la médecine chez les Romains (1). Marc Caton, Valgius, qui en dédia un ouvrage inachevé à Auguste, et avant lui Pompeius Lenœus, affranchi de Pompée, qui composa un *traité de médecine* dans les premiers temps de son apparition à Rome. Cependant les médecins grecs n'inspiraient pas de confiance, si l'on en juge par une lettre de Caton le Censeur écrite à son fils. Cette lettre, reproduite par Pline (2), est conçue en ces termes : « *Soyez assuré, comme si un devin vous l'avait « dit, qu'aussitôt que la nation grecque nous aura communiqué « ses arts, elle nous apportera une corruption générale, qui « s'introduira encore plus aisément si cette nation nous envoie « ses médecins. Ils ont juré entr'eux d'exterminer les barbares « par le moyen de leur médecine, et encore exigent-ils un salaire « pour cela de ceux qu'ils traitent, afin d'attirer mieux leur « confiance et les faire périr plus sûrement.* »

Assurément le vieux Caton est bien sévère, et la lutte contre les innovations ne fut pas toujours approuvée par les historiens qui se sont occupés après lui des progrès des sciences et des arts.

Aussi voit-on déjà Pline, rapportant ses lettres et ses jugements, dire, ironiquement sans doute : « Que Caton ne « connaissait en fait de remèdes que les choux et que dans « leur usage consista toute la médecine des Romains

(1) Pline, *loco citato*.
(2) Pline, liv. XXIV, c. 1.

« pendant six cents ans (1) ». Quoi qu'il en soit, si les Grecs, même dans leur médecine, étaient odieux à Caton, ils le furent longtemps après lui encore, puisque Juvénal, qui vivait sous les Antonins, les couvre d'imprécations, blâmant leur vices, leur corruption et même leur médecine. *Quid ultrà*, s'écrie-t-il, *in Romam omnia Græcè! Tout se fait à la Grecque ! Les enfants de Romulus acceptent aussi bien d'eux leurs arts en même temps que leurs vices!* Malgré ces violentes diatribes, malgré les malédictions lancées contre ce peuple insinuant et fourbe, il n'en est pas moins vrai qu'il continua de fournir à Rome les médecins les plus célèbres qui y firent école.

Du temps de César et de Pompée, le médecin Asclépiade, originaire de Bythinie, vint s'établir à Rome où il promettait de guérir *promptement*, *sûrement* et *agréablement* (*citò tutò et jucundè*). « *C'est ce qui serait à souhaiter, dit plus tard* « *Celse, mais il y a ordinairement du danger à vouloir guérir* « *trop vite et à ne se servir que de remèdes agréables* » (2). Rejetant toute la doctrine d'Hippocrate, qu'il nommait *une méditation de la mort*, il se faisait un principe en même temps qu'un devoir d'accommoder ses prescriptions aux désirs de ses malades.

L'exemple d'Archagatus, qui un siècle avant lui s'était rendu odieux au peuple par sa méthode rigoureuse, lui donna à réfléchir. Il suivit alors une route tout opposée (3). Il n'ordonnait que des choses faciles et communes : la *diète*, l'*abstinence*, les *frictions*, l'*exercice à pied, à cheval, tout mouvement* qui secoue le corps ; il mit à la mode les *boissons fraîches* et s'honorait (4) du titre de *médecin de la fraîcheur*.

(1) Pline, lib. XX, c. 9 : *Cato tradit populum romanum sexcentis ferè annis, medicina brassicæ usum...*

(2) *Id votum est, sed ferè periculosa esse nimia et festinatio, et voluptas solet* (Celse, lib. 2, c. 1).

(3) Pline, liv. XXVI, c. 3.

(4) Pline, *loco citato*.

Ce fut lui qui inventa les lits suspendus où il faisait bercer les malades, pour les exciter sans efforts à un sommeil doux et réparateur, en même temps que nécessaire à leur prompt rétablissement (1). Il portait tous ses soins à éviter l'emploi des remèdes pour lesquels la nature a de l'aversion. En un mot, au lieu de traiter la nature avec la sévérité d'un écuyer qui châtie un cheval qui bronche, Asclépiade, en la flattant continuellement, l'invitait à reprendre sa marche naturelle. On conçoit qu'une méthode si douce enleva tous les suffrages : Asclépiade fut considéré comme un homme envoyé par les dieux. *Il consentait*, disait-il, *à passer pour un ignorant, s'il devenait jamais malade* (2). Il parvint à une extrême vieillesse, sans être affecté d'aucune infirmité. Il mourut des suites d'une chute, au rapport de Pline (3). Mais Suidas, lexicocraphe grec du onzième siècle après Jésus-Christ, dit malignement qu'Asclépiade mourut d'une inflammation de poitrine, la médecine lui ayant fait défaut la première fois qu'il en eut besoin.

Pour ne parler que des plus anciens et des plus célèbres médecins de Rome, nous citerons encore Thémison, disciple d'Asclépiade, chef d'une troisième secte différente de celles d'Hippocrate et d'Asclépiade (4). Les médecins de cette secte, les *Dogmatiques*, fondèrent la médecine sur le raisonnement. Ils se partagèrent en deux branches, dont l'une suivit les préceptes d'Hippocrate et l'autre les maximes d'Asclépiade.

Thémison de Laodicée (5) fut le père de la secte nommée *Méthodique*, qui prétendait établir une méthode plus aisée et plus simple que toutes celles des médecins qui l'avaient

(1) *Alia quoque blandimenta excogitabat, jam suspendendo lectulos*, etc. (Pline, lib. XXVI, c. 3).

(2) Pline, lib. VII, c. 3.

(3) Pline, lib. VII, c. 3.

(4) *Alia est Hippocratis secta, alia Asclepiadis, alia Themisonis* — (Senèque, *Epistola* 95. Pline, livre XXIX, c. 1).

(5) Thémison de Laodicée, auteur de la secte Méthodique, est beaucoup plus ancien que du temps de Juvénal, car les vers satiriques de

précédé. Cette secte fut à proprement parler une troisième branche de la secte *Dogmatique*.

On distinguait enfin les *Empiriques*, qui n'ajoutant aucune foi ni aucune croyance aux raisonnements de la doctrine *dogmatique*, se basaient très inclusivement et uniquement sur l'expérience.

Pline fait remonter la doctrine des *Empiriques* à une origine très ancienne, d'accord avec eux-mêmes ; il considère comme son fondateur (1) Acron, d'Agrigente, bien plus ancien qu'Hippocrate. Cependant outre ces sectes, des *Dogmatiques*, des *Méthodiques* et des *Empiriques*, il y eut encore parmi les médecins romains, comme parmi les philosophes, une secte d'*Eclectiques*, qui ne s'attachaient à aucune méthode en particulier, et qui prenaient dans toutes ces dernières ce qu'ils trouvaient de meilleur. Le chef de cette secte fut Aretée, originaire de Cappadoce. Il vécut, croit-on, au commencement du règne de Jules César.

II

Commencement de l'histoire toxicologique.

Sous le règne d'Auguste, le médecin Musa, qui appartenait à la secte des éclectiques et des philosophes pythagoriciens, avait guéri l'empereur lui-même d'une maladie grave, après avoir fait usage de la laitue, ordonnée en médicament. Suétone, de qui nous tenons cette particularité, dit qu'en récompense de cette guérison, il lui fit élever une

Juvénal qui parlent de Thémison, désignent sans nul doute ses sectateurs, ou tout autre médecin du même nom :

« *Promptius expediam quot amaverit Hippiamœchos*
« *Quot Themison ægros autumno occiderit uno* ».

(Juvénal, satire 10).

(1) Empédocle, philosophe grec d'Agrigente, au cinquième siècle avant Jésus-Christ, contemporain d'Acron, composa pour lui une épigramme

statue (1). Auguste, à cette occasion, honora tout le corps médical. Il lui décerna la qualité de porter l'anneau d'or et le sénat ratifia l'érection du buste de Musa qui fut placé à côté de celui d'Esculape.

Celse, qui vivait sous l'empereur Tibère, surnommé comme médecin *l'Hippocrate de l'Italie*, écrivit ses huit livres sur la médecine. Ses œuvres ne furent guère prisées par cet empereur (2), qui raillait les maladies, et qui prétendait en outre que ceux qui, passé trente ans, étaient obligés de demander à l'art de guérir les choses convenables ou nuisibles à leur santé, étaient dignes de pitié !

Au commencement du règne de Claude parut à Rome le *traité sur les poisons*, le plus intéressant et le plus complet, attribué à Dioscoride, célèbre médecin de Cilicie qui, vivait vers le commencement de l'ère chrétienne.

Dans ce traité, qui forme les livres VI, VII et VIII de sa *matière médicale*, Dioscoride nomme pour la première fois l'*arsenic*.

Ce poison était donc connu et fut employé à Rome sans aucun doute à cette époque ; c'est par lui que se dénoueront d'une manière si prompte ces drames intimes et si terribles du palais impérial, dont Tacite nous a révélé les scandaleux mystères et les odieuses machinations.

Le palais des Césars n'avaient rien à envier au laboratoire de Locuste. Toutefois l'arsenic, qui n'a bien été étudié que dans les temps modernes, était vulgairement nommé *Sandaraque* plus communément que *Arsenicum*. On le rencontrait plus principalement à Mysie, sous la forme de mor-

rapportée par Diogène Laërce, et que le farceur Suidas nomme une belle raillerie. En voici la traduction :

« Acron Agrigentin, le plus *éminent* des médecins, fils d'un père « *éminent*, gît sous ce roc *éminent*, à l'endroit le plus *éminent* de son « *éminente* patrie. » — N.-B. L'allusion est fondée sur le mot grec *Acron* qui signifie *éminent*.

(1) Suétone, *in Augusto*, ch. 59S.

(2) Suétone, *in Tibero*, ch. 68.

ceaux compacts, lourds et écailleux et jaunes, orpiment ou sulfure. Il semble cependant étonnant que les savants anciens n'en aient pas fait mention davantage sous le nom d'*arsenic blanc* ; car Pline lui-même (liv. XXXIV, chap. XVIII) dit que pour donner plus de propriété à la *sandaraque*, il est nécessaire de la torréfier dans un vase de terre neuf, jusqu'à ce qu'elle se décolore. Dioscoride ajoute que, « calcinée avec des charbons ardents, la *sandaraque change de couleur.* » Enfin, pour se résumer, par arsenic les anciens entendaient tantôt le sulfure ou *orpiment* pur, tantôt l'*arsenic blanc.*

Quoi qu'il en soit, déjà au milieu du règne de Claude, il est probable que ce poison était employé, et qu'il ne fut pas étranger aux intrigues de cette cour orageuse et dissolue. Un médecin Vectius-Valens, qui était particulièrement aimé de Messaline, au point qu'il se prévalut de son crédit pour faire des changements dans la médecine (1), fut puni de mort avec d'autres complices après la découverte d'un complot où l'arsenic sans doute ne jouait pas le moindre rôle (2).

Xénophon, médecin de Claude, paya par une horrible ingratitude les bienfaits dont cet empereur le combla ainsi que ses compatriotes. Ce monarque, après avoir fait, en plein sénat, l'éloge d'Esculape et de ses descendants, dont il cita les plus célèbres, dit que le savoir ainsi que la naissance de Xénophon méritaient que les habitants de l'île de Cos, dont il était originaire, fussent, en cette considération, exempts des impôts. Ce qui leur fut accordé. — Or, Tacite rapporte qu'il fut l'instrument d'Agrippine, pour se défaire par le poison de l'empereur son bienfaiteur (3). L'histoire, en effet, nous dit que ce fut dans un dîner au Capitole qu'il fut empoisonné ; d'autres, dans un repas particulier où Agrip-

(1) *In eam potentiam nactus, novam instituit sectam.*

(2) Tacite. *Annales*, liv. II.

(3) *Provisam, jam tibi Xenophontis medici conscientiam adhibet...* Tacite, *Annales*, lib. 12.)

pine lui présenta un champignon saupoudré de *sandaraque* ou *orpiment*, et enfin que, se réveillant avec des vomissements pendant la nuit, Xénophon lui en fit prendre une seconde dose, soit dans un potage pour lui redonner des forces, soit dans un lavement, comme pour le débarrasser d'une indigestion (1).

Ce n'était là que le prélude des drames qui, au moyen du poison, allaient se passer sous le règne suivant. Le vice de l'empoisonnement allait se propager à Rome. Or, quand l'exemple vient de si haut, que ne devaient pas oser une aristocratie corrompue et un peuple dépravé?

Aussi certains magiciens, et même médecins de bas étage, qu'on bannissait, comme Appollonius de Thyane, sous Néron (car la perversité a beau régner dans un état, le respect au moins apparent de la morale s'impose toujours au législateur), ces histrions, au nombre desquels on compte Thessalus de Lydie, qui traitait avec aigreur les médecins qui l'avaient précédé, étaient soutenus, courtisés et gorgés de richesses. Leur art, souvent accompagné de pratiques étranges, de visions, de prodiges, comme nous l'apprend le roman si souvent imité et traduit de l'*Ane d'or*, se divisait en deux branches principales : la confection des remèdes parfois inoffensifs, plus souvent nuisibles, et la préparation des philtres.

A la classe de ces prétendus remèdes appartenaient, pour ne citer que deux cas entre mille, l'onguent dont parle Suétone, appelé l'onguent de *Colombus*, parce qu'il avait servi à panser, par ordre de Caligula, et à faire mourir le gladiateur Colombus, dont l'empereur était jaloux, pour n'avoir pas su le vaincre l'épée à la main, et le gargarisme mortel que Néron fit donner à son ancien précepteur Burrhus, dont la complaisance bien grande cependant pour les crimes de son terrible élève paraissait près d'être épuisée.

(1) Suétone, *les douze Césars*, XLIV.

Quelles substances entraient dans la composition de ces poisons *lents* mais sûrs ? Il serait difficile de le dire d'une manière précise ; on peut cependant, sans crainte de trop se tromper, admettre que l'*arsenic*, l'*aconit* et d'autres substances en étaient les principaux éléments. En effet, sous une inspiration semblable, les substances toxiques, *végétales*, *minérales* ou *animales*, prenaient chaque jour un nouveau développement, et entraient de plus en plus dans l'arsenal des malfaiteurs, les aidant ainsi à la perpétration de leurs crimes abominables.

Et quel était cet arsenal ? Pour les poisons végétaux : *l'aconit napel*, *l'opium*, *la jusquiame*, *la racine d'aconit-lycoctonum*, *la ciguë*, *la racine d'ellébore*, les baies de *l'if*, la *mandragore*, dont le nom semble avoir été appliqué à différentes espèces de solanées, et tout particulièrement au *stramoine*, à la *belladone*, et même au *colchique d'automne*. Ces substances étaient non-seulement connues comme remèdes, mais encore employées à l'usage de philtres pernicieux, destinés à causer la fin prématurée d'un grand nombre de Romains illustres.

Nous pouvons, comme complément, y ajouter : les sucs de *dracynum*, de *psyllium*, de *pharicum*, de *carpasus elaterium*, très probablement fournis par différentes espèces d'*euphorbiacées*, d'*apocynées* et de *cucurbitacées*, et enfin l'*herbe sardonique* de la famille des *renonculacées*.

Certes, si les végétaux sont en assez grand nombre, les minéraux nous fourniront eux-mêmes pour la matière toxique de l'époque une quantité notable de substances employées alors :

Le cuivre, désigné par Homère, le *plomb*, l'*arsenic*, le *cinabre*, la *céruse*, le *gypse*, l'*antimoine*, connu sous le nom de *barbason* ou de *stemmi*, etc.

A cette liste, il est bon de joindre les poisons tirés du règne animal : les *cantharides*, les *buprestes*, le *lièvre marin* (sans doute un poisson vénéneux très connu alors), les *crapauds*, les *salamandres*, le *sang de taureau putréfié*, le *miel* d'*Héraclée*, surnommé *Mainomenou*, les *vipères* et certaines *araignées de mer*. Cet arsenal est déjà nombreux, et de nos jours, on est en droit de se demander si en fait de poisons, les anciens Romains n'étaient pas à peu près aussi riches que nous le sommes aujourd'hui?

Quoi qu'il en soit, les substances toxiques et leur funeste emploi ont servi, nous le répétons encore, à l'avancement de la pharmacologie, attirant dans ce sens l'attention des grands médecins de ces temps historiques.

Sous le règne de Tibère, Scribonius-Largus, élève de Celse et médecin à Rome, signale un des premiers le danger de l'emploi de l'*arsenic* dans l'usage médical. Or l'arsenic, dans beaucoup d'affections, fut longtemps le remède préconisé de Celse à Galien. Néanmoins ce corps avait attiré l'attention de Scribonius-Largus, qui appartenait à la secte des *empiriques*.

Sous l'empereur Néron, Andromachus, son médecin, composa la *thériaque*, imitation de celle de Mithridate, suivant Celse. Ne pourrait-on pas supposer qu'il la prépara dans un but complètement antidotaire, l'occasion d'en user devenant fréquente, sous la domination de son impérial maître, à qui le poison servait journellement comme moyen de vengeance pour assouvir sa haine effrénée? Le doute ne serait plus permis à l'égard de cette vertu attribuée aux antidotes de cette époque, car on sait que le vin généreux était administré dans l'antiquité comme contre-poison, et que ce liquide servait de véhicule dans l'emploi de la thériaque.

Vers le même temps, la magie prospéra, soit à ciel ouvert, soit dans l'ombre. Ses adeptes étaient redoutés du peuple qui leur attribuait, dans son ignorance, le pouvoir surnaturel des enchantements. Les devins et les astrologues exploitaient Rome; ainsi faisaient certains médecins, et principalement Crétias, de Marseille, qui rapporta toute la médecine à l'astrologie et gagna d'immenses richesses. C'était malheureusement aussi le moment où l'*arsenic* abondait dans la capitale du monde. Le commerce de cette substance, exploitée sous la forme de son *sulfure*, avait lieu en Germanie, où on allait l'acquérir pour l'utiliser dans de mortelles préparations. Le laboratoire du *Palatin* ne chômait point, et sous la direction de son impérial maître, les cornues de l'empoisonneuse, l'infâme Locuste, distillaient les substances qui devaient tuer Germanicus, Burrhus, Britannicus, et tant d'autres victimes.

Or, c'est dans cette trop célèbre période que tout investigateur qui veut s'occuper de la science des poisons reconnaîtra aisément *la première apparition des toxiques minéraux associés aux toxiques végétaux*.

On s'étonnerait à juste titre que Galien, le plus grand génie médical de l'antiquité après Hippocrate, ne nous ait point laissé de traité spécial sur les poisons, lui qui, à l'imitation d'Aristote son modèle, semble avoir voulu scruter tous les secrets de la nature, si l'on ne savait que la plupart des sept cent cinquante ouvrages qu'on lui attribue ne sont pas parvenus jusqu'à nous (1). On en trouve cependant le reflet dans les vastes compilations d'Aétius, médecin alexandrin, au cinquième siècle, qui a beaucoup emprunté, non seulement à Galien, mais à tous ses prédécesseurs jusqu'à Hippocrate inclusivement. Parmi les poisons qui attirent le plus son attention et qu'il décrit avec plus de soin, sont les sulfures d'arsenic. Or, dans son ouvrage *de compositione medicamentorum secundum genera*, Galien énumère les poisons connus de son temps.

L'exploitation des mines d'arsenic allait tous les jours en

(1) Né vers l'an 131 de l'ère chrétienne, environ la quinzième année du règne d'Adrien, Galien était fils de Nicon, célèbre architecte de Pergame. Il s'attacha à la médecine dès l'âge de dix-sept ans, déterminé qu'il y fut par un songe de son père. Il florissait sous Marc-Aurèle, Antonin, sous Commode son fils et ses successeurs. Suidas le fait vivre jusqu'à 70 ans ; Cœlius Rhodiginus et Castellan, jusqu'à 100 ans, sans uc une infirmité.

développant la diffusion de cette substance pernicieuse. L'*aconit*, associé aussi généralement à l'arsenic, croissait non-seulement dans les jardins de Rome, mais dans tous ceux de l'empire. Mais cependant l'heure de la justice allait bientôt sonner, et ceux qui bravaient les lois depuis celles des Douze Tables jusqu'à celles des empereurs, furent activement recherchés, exilés, ou sévèrement punis.

En 117 après J.-C., une loi de Trajan prohiba la culture de l'aconit, son usage terrible étant journalier. Comme conséquence de cette mesure, les crimes de l'empoisonnement devinrent moins fréquents sous les règnes qui suivirent.

Sous Septime-Sévère, un médecin, du nom de Serenus-Sammonicus, laissa à son fils, son successeur, une bibliothèque composée de soixante mille volumes, que ce dernier légua à l'empereur Gordien Jeune, dont il avait été le précepteur. Les antidotes et les poisons y tiennent une large place. Il écrivit, entre autres choses, un poème en vers héroïques sur ce sujet.

Dès lors, la science des poisons devint ce qu'elle aurait dû toujours être : *une branche de l'art médical*. Oribase, médecin grec, ami de l'empereur Julien, dans un grand ouvage, qui n'avait pas moins de soixante-dix livres (1), mais dont vingt-deux seulement sont parvenus jusqu'à nous, donne une large place à l'analyse et à la description des poisons connus de son temps; puis il aborde l'étude non moins intéressante et bien plus utile des contre-poisons, réalisant ainsi l'espérance que fait naître ce vers célèbre, qui est la meilleure devise de l'art pharmaceutique :

Mille modi mortis, mille salutis erant.

Notons enfin, pour terminer ce chapitre consacré à l'histoire succincte de la *Médecine à Rome* et à celle de l'histoire

(1) Oribase traitait dans cet ouvrage : de la composition des remèdes, des poisons connus alors, des contre-poisons, des aliments, des accidents de la grossesse, des maladies du cerveau, des maladies de la poitrine, de celles des entrailles, etc. (Phot. biblioth. cod., 216, 217. 218 et 219.)

rudimentaire de la toxicologie, le nom de plusieurs médecins distingués : Alexandre Trallien et Paul d'Egine. Les œuvres du premier ont été mises à jour par Pierre Castelan, évêque de Màcon, qui les tira de la bibliothèque du roi pour les donner au public.

Ce fut aussi un compilateur, mais non un compilateur servile que Paul d'Egine ; comme Scribonius, mais avec plus d'indépendance d'esprit, il résume les traités de ceux qui l'ont précédé ; mais il a le soin de contrôler leurs observations, et même lorsqu'il s'agit d'Hippocrate et de Galien, oracles toujours respectés de l'art médical, loin d'accepter tout sous la foi du maître, il ne craint pas de signaler les erreurs que le progrès des sciences et l'expérience des siècles lui permettent de constater dans leurs ouvrages.

Quoique le sixième livre de son grand traité de médecine soit le plus estimé, car il le consacre à la chirurgie (et Paul avait été un chirurgien éminent), on aurait tort de ne pas accorder aux autres l'attention qu'ils méritent : celui qui parle des poisons, bien qu'il ne renferme qu'un petit nombre de données nouvelles, n'est pas, tant s'en faut, dépourvu d'intérêt. Il répète, mais en le disant mieux, ce qui a été dit sur ce sujet jusqu'à Dioscoride ; il indique quelques remèdes originaux ; aussi comme contre-poison de l'arsenic, il est d'avis d'employer la graisse et le vin en grande quantité. Est-ce un remède efficace ? Peut-être, en y mêlant d'autres substances.

Quoi qu'il en soit, nous en connaissons aujourd'hui de plus énergiques et de plus utiles.

Ces faits historiques et scientifiques nous conduisent, en dernier lieu, à Constantin, 337 après J.-C., et à Théodose le Grand, 395 de la même époque.

Les empoisonneurs et les magiciens furent proscrits ou condamnés à des peines infamantes et, sous le règne de Théodose, des lois édictées en ce sens furent insérées dans le Code qu'il fit rédiger. Une plus grande sévérité fut encore usitée, car on condamnait au dernier supplice tous ceux qui se servaient de substances vénéneuses en faisant de la médecine, même quand ils ne prétendaient exercer cet art que par philanthropie.

Cet empereur constitua des médecins à Rome pour servir gratuitement les pauvres; ils étaient nommés *archiatri populares* (1). A partir de ce temps, une sévérité très accentuée se manifesta très vigoureusement dans les lois qui régissaient les médecins et la médecine. Lois d'autant plus sévères, qu'à cette époque de l'antiquité, les médecins, faute de pharmaciens dûment reconnus, vendaient les remèdes qu'ils préparaient eux-mêmes.

Une ancienne loi d'Egypte fut appliquée aux médecins de Rome. A l'exemple de cette nation, les médecins étaient obligés, dans différents cas, de se régler sur un livre qu'on nommait *livre sacré*, où étaient enregistrées les manières de traiter les différentes maladies. S'ils s'en écartaient, ils étaient condamnés sinon à mort, ce qui arrivait quelquefois, au moins à des peines très sévères.

Dans le droit romain, l'ignorance était imputée au médecin par la loi Aquila, et Cujas (2), dans son commentaire sur le jurisconsulte Paul, explique que si celui qui avait fait mourir un homme par l'administration d'un médicament était d'une condition honnête, il était exilé, et que si c'était un homme réputé de mauvaises mœurs, il était puni de mort.

Telles sont les circonstances qui se rapportent à l'exercice de la médecine, depuis le commencement de son introduction dans l'ancienne Rome, jusqu'au moment de la division de l'empire romain en empire d'Orient et en empire d'Occident. Elles font voir que la crainte des remèdes qui pouvaient devenir toxiques avait fini par éveiller la

(1) Gothofred. Not. in Cod. Theodos. lib. 6, c. 16, de comitibus et archiatris.

(2) Si ex eo medicamento homo perierit is qui dederit, si honestior fuerit deportitur, humiliæ autem capite punitur.

conscience du législateur. On ne peut nier toutefois que les études sur les poisons, dues aux savants médecins de l'antiquité, préparaient pour leurs successeurs dans la science des jalons qui furent pour eux de la plus grande utilité. Ces dissertations, ces discussions, furent le commencement d'un progrès qui fit, bien plus tard il est vrai, de la toxicologie une science aussi humanitaire qu'efficace.

La toxicologie, même dès son embryon, utile à la recherche des drogues, les a mieux fait connaître et a aidé à trouver dans les éléments de mort que certaines portent en elles le secret de la conservation de la santé. Elle a augmenté la matière médicale de substances diverses et nombreuses. Presque identifiée avec la pharmacie, elle voit, par la prudente intelligence de cette dernière, le poison se transformer tous les jours en remèdes salutaires.

Nous arrivons à la période où l'invasion des barbares morcèle, détruit l'empire romain, pour ne laisser que de grands souvenirs et des ruines plus éloquentes que sa grandeur passée.

L'élan qui avait été donné aux sciences en général reçut son dernier coup de la décadence romaine ; tout ce qui tient aux œuvres de l'intelligence y fut languissant, et la médecine et les sciences qui en découlent subirent le sort commun.

En terminant ce chapitre, nous tenons à faire remarquer que les questions qui y sont traitées touchent de si près l'art pharmaceutique que, sans contredit, elles trouvent leur place dans ce travail consacré à son histoire.

La pharmacie fut longtemps l'esclave de la médecine et sa servante dédaignée; mais plus tard, elle lui fournit de nouveaux remèdes, devenant ainsi son auxiliaire intelligente. Nous avons donc cru alors la prendre dans son origine, c'est-à-dire dans les rudiments de la médecine, suivre en même temps autant qu'il est possible, dès ces lointaines époques, ses pas tremblants et sa marche incertaine, et poursuivre, de concert avec elle, la route qui l'introduisit dans sa complète indépendance et dans son autonomie.

DEUXIÈME PARTIE

Pharmacie et Chimie des Arabes.

CHAPITRE IV

Etat de la science pharmaceutique depuis Galien jusqu'au temps des Arabes. — La médecine et la pharmacie tombées dans l'oubli. — Situation de la pharmacie à cette époque. — De tous côtés, elle attend la lumière.—La magie et la médecine confondues au moyen âge. —Les mires. — Plantes employées au soulagement des maladies et au pansement des blessures. — Décadence de l'empire d'Occident. — Les sciences médicales et chimiques pendant l'invasion des barbares se réfugient chez les Arabes.— Etat florissant de la pharmacie dans cette nation.— Fondation de l'Ecole de Bagdad par Almanzour. — Alamon-Aldallah. — L'Ecole de Bagdad rivalise d'éclat avec celle de Dschondisabourg. —Renommée des Universités de Constantine, de Sara et de Tunis. - Précieuses découvertes en matière médicale. — Sérapion. — Thabet-Ebn-Korrach. — Aben-Quefith. — Leurs formules. — Rhazès et son Antidotaire. — *Almeleky-y*, ouvrage où se résumaient les connaissances pharmaceutiques de l'ancien monde, dû à l'érudit Ali, fils d'Abbas — Avicenne et son *Canon*. — Formulaires faisant adopter de nouveaux médicaments. — Les aromates inconnus en pharmacie employés alors. — Les extraits. — Les électuaires. — Nouvelles Universités fondées en Espagne : Séville, Saragosse, Grenade, Cordoue.—Albucasis et les préparations pharmaceutiques alcooliques. — Eaux distillées de lierre et de plantain. - Pharmacie chimique. — Géber. — Les oxydes et sels de mercure. — Acides nitrique et hydrochlorique. —Nitrate d'argent. — Les deux codex distincts : l'un, pour les médicaments; l'autre, pour les poisons. — Le *Krabadin*, dispensaire magistral dû à Sabot-Ebn-Sabel, chef de l'Ecole de Dschondisabourg. — Ordre et police de la pharmacie au neuvième siècle. — Les laboratoires de Murcie et de Tolède. — Rhazès et les composés arsenicaux. — Orpiment, Réalgar. — Les sulfures de mercure. — L'huile de fourmis. — Distillation par *ascensum* et par *descensum*. — Quelques mots sur la toxicologie. — Avicenne et les sels d'arsenic. — Traitement opposé à l'empoisonnement. —

Les théories sur l'absorption des poisons. — Alchid-Bèchid et le phosphore. — Les Arabes doivent être considérés comme créateurs et législateurs de la pharmacie. — Ils la font distinguer légalement de la médecine. — Surveillance sévère exercée sur les établissement pharmaceutiques. — Deux ordres de pharmaciens. — Les *stationarii* et les *confectionnarii*. — Inspection du *collegium medicorum*, etc., etc.

Depuis Galien jusqu'au temps des Arabes, il faut constater dans l'histoire des sciences médicales et pharmaceutiques une lacune irréparable. Du quatrième au huitième siècles, tout ce qui touche aux œuvres de l'intelligence et à son développement est complètement annihilé. Ce qu'on pourrait, avec beaucoup de bonne volonté, nommer la science, est un fatras de recettes, de compilations d'erreurs, sans structure et sans physionomie. L'étoile de la puissance romaine pâlissait de plus en plus, et les faibles reflets qu'elle donnait encore devaient s'éteindre tout à fait au milieu de l'invasion des barbares (1). Charlemagne, qui mérita le titre de restaurateur des lettres, tenta de nobles efforts. Mais après sa mort, le désordre reparut, et au lieu d'un chef, il y en eut mille; la féodalité arrêta pour longtemps l'essor

(1) En France cependant, au huitième siècle, vers l'année 752, sous Pépin le Bref, quand la race des Mérovingiens s'éteignait pour faire place aux Carlovingiens, le roi des Merciers trônait à Paris. Ses vassaux étaient peu nombreux, il est vrai, « les épiciers, les herboristes ou droguistes, » formaient le contingent de la cohorte de ce monarque siégeant à son échoppe. La nature des substances que ces corps d'état vendaient était confondue avec celles dont trafiquaient les apothicaires, ce qui fit que jusqu'en 1776 les herboristes et les droguistes ne formèrent dans les règlements avec ces derniers qu'une même compagnie.

Ce souverain mercantile accordait les brevets d'apprentissage, visitait les boutiques et vérifiait les poids ; il était payé fort cher, mais devait dédommager aussi le fisc royal. Cet état de choses dura plusieurs siècles, pendant lesquels s'organisèrent des confréries « de ciriers, de poivriers, « d'herboristes, droguistes ou apothicaires, » confondus sous le gouvernement du « roi des Merciers » pour la France entière, mais sous le « roi des Métiers » pour les villes libres et soumises à l'élément démocratique. Toutefois, à la mort de Charlemagne, cet état de choses cessa, pour ne reprendre sagement que sous saint Louis.

de la civilisation. En Italie, en France, en Allemagne, les princes se disputent avec un acharnement terrible les lambeaux de son empire.

Les empereurs byzantins s'occupaient d'intrigues. Une polémique active était engagée avec les théologiens grecs; l'étude des sciences était complètement absorbée. Malgré la fondation de l'Ecole de Salerne due à Charlemagne, et où se cultivaient les sciences médicales et pharmaceutiques, l'émulation ne put être excitée. Les savants ne s'occupaient que de futilités et d'intrigues et, peu à peu, le mouvement des esprits s'arrêta.

La médecine surtout, complètement tombée dans la barbarie, n'était qu'un assemblage informe d'erreurs et de pratiques superstitieuses. Les médecins n'étaient que de méprisables charlatans, étrangers aux sciences d'observation, allant criant leurs remèdes par les rues, suivis de femmes, qui saignaient et pansaient les malades, soignaient leurs blessures avec des sucs végétaux et des remèdes empiriques.

D'un autre côté, les querelles et les guerres, causées par les plus frivoles prétextes, faisaient armer les princes chrétiens les uns contre les autres.

Si l'on veut rechercher l'histoire de la pharmacie à cette période, il est aisé de constater qu'on n'en voit nulle trace dans l'organisation sociale de l'Europe.

Ni métier, ni art, ni science, cette utile profession, qui devait se montrer plus tard si honorable et rendre tant de services à l'humanité, était ambulante. Sa physionomie prenait le reflet de celui qui l'exploitait; elle devenait juive, arabe ou chrétienne, suivant que tel ou tel charlatan de ces nationalités l'attachait à sa suite. Son intelligence était instinctive, car elle ne comprenait que très relativement les paroles qu'elle prononçait, dans sa langue enfantine, repoussant loin d'elle les livres ou les anciens documents qu'elle osait avouer ne pas comprendre. Les travaux anciens, ceux de Pline, de Dioscoride et de Galien, enfouis et inconnus au fond des bibliothèques des cloîtres, mal compris, mal traduits, mal interprétés, servaient alors de *codex*.

Resserrée dans les liens de la plus compacte en même temps que de la plus profonde ignorance, comme le mauvais riche dont nous parle l'Evangile, la pharmacie française attendait avec avidité la goutte d'eau pour au moins atténuer son aridité, et la lumière pour distinguer autour d'elle les issues nécessaires l'aidant à sortir d'un chaos qui s'obcurcissait de plus en plus.

Mais l'incertitude qui régnait, le malaise national étouffaient pour bien longtemps encore le *génie* que l'on nomme la *charité*, dont les inspirations sublimes devaient plus tard être la cause de l'ensemencement de ce domaine fécond, mais toujours désolé, sans sa bienfaisante et noble intervention.

A qui demandait-elle alors ses renseignements pour les employer à l'art de guérir ? C'était aux empiriques, aux sorciers quelquefois, et moins souvent encore aux frères hospitaliers qui, dans leurs paroles, leurs herbes et leurs poudres minérales, *conjurationibus verbis, et lapidibus et potionibus*, préparaient les voies d'une matière médicale.

De là cette confusion, ce marasme et cette incertitude, qui daus la première partie du moyen âge, fit de la pharmacie et de la médecine des sciences fournissant souvent aux légendes des circonstances funestes aux âmes comme aux corps.

Il suffit de jeter alors un rapide coup d'œil sur l'histoire de notre pays pour se faire une idée exacte du rôle qu'elle remplissait dans une société encore loin, hélas ! de la perfectibilité scientifique.

II

La magie et l'astrologie, combinées avec la médecine et l'application des drogues pharmaceutiques, furent, aux temps primitifs et barbares du moyen-âge, un de ces travers qui influent le plus sur les idées et qui les absorbent complètement.

Les masses ignorantes étaient soumises à une immense terreur, tant elles redoutaient de tomber et de rester sous la puissance de ces hommes dont elles imploraient le secours dans les maladies et dans les circonstances de la vie où leur intervention semblait le plus nécessaire.

La médecine, à cette époque, était complètement impuissante à venir en aide à ceux qui réclamaient ses soins.

Le malheureux même, souvent abandonné sur la voie publique était à la merci des mires empiriques, des sorciers ou des sorcières. Ces soi-disant médecins ne s'occupaient pas du truand, et laissaient exposés à la commisération de chacun ceux que la terreur superstitieuse faisait prendre pour des possédés.

Les légendes parlent fréquemment des cris épouvantables que poussaient les pauvres gens atteints de *catalepsie*, *d'hystérie et d'épilepsie*; loin alors d'être traités comme le nécessitait leur état, ils étaient fuis, délaissés, et terminaient une affreuse existence dans les contorsions de leur mal et le plus complet désespoir.

C'est alors que l'adresse venait en aide à ce charlatan, et que les substances pharmaceutiques qu'il employait lui donnaient le pouvoir d'asservir les sens du malade, et de le combler de visions extraordinaires, pour tâcher de l'affranchir de ses insupportables douleurs.

Qu'employait alors le mire pour arriver à ce résultat? Un grand nombre de végétaux aujourd'hui classés dans la famille des solanées : la *belladone*, le *datura*, la *jusquiame*, l'*aconit-maculé*, la *ciguë vireuse*. Il n'en faut donc pas davantage pour expliquer aussi bien l'hypnotisme que la vue des chimères effrayantes et terribles déterminés par l'emploi de ces substances pharmaceutiques.

Ces mires des temps barbares du moyen-âge se servaient aussi de sucs de plantes propres à panser les blessures.

Non-seulement les sucs étaient employés, mais ils ajoutaient à ces substances des matières tirées du règne animal. — D'après Grillandus, certains remèdes puissants se fabriquaient avec des rognures d'*ongles, avec des plumes d'oiseaux, et des écailles de poissons.* — La *verveine*, dont les vertus occultes datent des temps druidiques, jouait aussi un grand rôle, la *mandragore* tenait comme puissance la première ligne. Théophraste signala le premier la vertu de cette plante merveilleuse. Mais cette mandragore du médecin qui s'était perdue, le maître de Dante, Brunetto Latini, la retrouva, et dans son livre du *Trésor*, il fait connaître comment les éléphants vont la chercher sur le chemin du paradis-terrestre au temps de leurs amours.

Il est inutile d'ajouter toutefois que les études médicales étaient complètement inconnues à ce genre de praticiens, la tradition seule put les mettre à même de connaître les plantes qui composent cette nombreuse famille aujourd'hui désignée sous le nom de *solanées.* — Leur administration se faisait à l'aide du lait ou de l'hydromel, en potion ou en onction, et quelquefois par leur introduction directe dans l'estomac.

Maudits et respectés, les médecins magiciens étaient excessivement craints au moyen âge. — En effet, anathème à ceux qui les offensaient ! Tous les malheurs étaient à redouter : empoisonnement, *lèpre passagère, aveuglement,* en un mot tous les fléaux, toutes les maladies dépendaient de leur arbitre.

Epoque digne de pitié, et qui attendit longtemps encore un soulagement si désirable, et son affranchissement du fanatisme !

Telle est succinctement exposée la situation médicale et pharmaceutique depuis la décadence de l'empire d'Orient jusqu'à celle de l'empire d'Occident.

Mais pendant que le monde chrétien souffrait de cette langueur générale et que les barbares ravageaient le territoire, que l'intelligence agonisait et que tout ce qui regardait les sciences médicales était un fatras incompréhensible, le monde musulman resplendissait de vives lumières; la pharmacie exilée *et proscrite* florissait chez lui.

III

Pharmacie et Chimie des Arabes.

Heureuse en même temps qu'honorée, utilisant les productions de l'Europe et de l'Afrique, et dépassant les limites que les Grecs anciens lui avaient assignées, la pharmacie florissait chez les Mores. — Du huitième au dixième siècle, les Arabes cultivèrent principalement les parties de l'histoire naturelle qui se rattachent à la préparation des médicaments.

Almanzour avait fondé à Bagdad une grande école, centre où vinrent se réfugier les proscrits des écoles d'Athènes et d'Alexandrie. Les ouvrages les plus estimés de la Grèce et de Rome, Aristote et Galien traduits en syriaque, y furent apportés par des Nestoriens illustres (1).

L'amour des sciences pharmaceutiques était poussé si loin, que le calife Alamon-Aldallah n'hésita pas à déclarer la guerre à l'empereur de Constantinople pour le forcer à lui envoyer des manuscrits et des hommes lettrés. — Ces précautions toutes belliqueuses se résumant en œuvres pacifiques ne furent point inutiles. Des savants arabes durent leur renommée à cet évènement, et s'élevèrent sous son règne. — On rapporte cependant que Mahomet avait défendu de par la loi l'étude de la pharmacie et même de la médecine ; ce fut le calife Alamon qui en réveilla le désir, à

(1) Les Nestoriens prennent leur dénomination de leur chef Nestorius, patriarche de Constantinople mort en 439, et auteur de l'hérésie qui séparait en Jésus-Christ la nature divine et la nature humaine.

l'occasion d'un songe qu'il avait eu : un spectre lui apparut la nuit sous la figure d'Aristote, en l'exhortant de faire tous ses efforts pour donner à son peuple le goût de ces deux sciences.

D'après Scaliger, il fit traduire en langue arabe tous les ouvrages grecs et italiens, qui traitaient de la pharmacie et de la médecine.

L'académie de Bagdad, fondée par Almanzour, rivalisa d'éclat avec l'école de Dschondisabourg, le zèle de connaître et d'approfondir ne faisant qu'augmenter. — Les universités de Constantine, de Sara et de Tunis furent florissantes.

Au neuvième siècle elle produisit des savants remarquables. La plupart firent, en botanique et en matière médicale, de précieuses découvertes. Avant eux on ne connaissait que les purgatifs violents; ils y adjoignirent les plus doux, le *séné*, la *rhubarbe*, la *casse* et le *tamarin*.

Sérapion dans ses formules, Thabet-Ebn-Korrach et Aben-Quefith dans leurs règles thérapeutiques, Rhazès dans son antidotaire, font voir une certaine habileté de manipulations et un emploi méthodique de compositions médicamenteuses inventées avant eux, mais dont le système d'application se montre savant et logique.

Au dixième siècle, Ali, fils d'Abbas, composa un ouvrage, chef-d'œuvre d'érudition orientale, où il résumait les connaissances pharmaceutiques de la vieille Grèce et en outre tout ce qu'avaient écrit sur ce sujet les Persans et les Arabes et même ce qu'ils y avaient ajouté. Cet ouvrage, connu sous le nom de *Almeleky-y*, énumérait très sommairement la situation de l'art pharmaceutique et les ressources réelles qu'elle offrait à son époque.

Quoi qu'il en soit, Avicenne écrivit plus tard son célèbre *Canon*, qui eut l'honneur, jusqu'au dix-septième siècle, d'être le fondement des études dans la plupart de nos écoles, et notamment dans celle de Montpellier ; il y ajouta quelques observations. L'idée lui vint de *dorer* et *d'argenter* les pilules ;

ce médicament ainsi présenté eut alors un succès fou. Il fit connaître le premier *l'asa-fœtida*. Les formulaires de Sérapion, de Mésué, consignent des progrès pharmaceutiques : les *myrabolans*, la *noix muscade*, la *sarcoccolle*, sont mieux étudiées ; ils distinguent les *purgatifs* des *laxatifs*. On leur doit aussi d'avoir mis en lumière plusieurs aromates dont les Grecs et les Romains n'eurent point connaissance, comme le *musc*, *les clous de girofle*, etc. ; et enfin d'avoir introduit dans la matière médicale l'or et l'argent en feuilles, les combinant dans certaines compositions.

Les *extraits* y sont notés comme résultant de préparations mieux faites et habilement dirigées.

Avenzoar composait, au douzième siècle, des médicaments avec succès, des *sirops*, des *électuaires* ; il attache tant de prix à la bonne confection des préparations magistrales, qu'il assure en avoir fait de ses propres mains, tandis que les médecins dédaignaient de se livrer à une occupation prétendue commune, mais aussi utile que salutaire.

Savants et belliqueux, les Arabes poussaient toujours en avant leurs conquêtes scientifiques et stratégiques. En Espagne, ils fondèrent les Universités de Séville, de Cordoue, de Saragosse et de Grenade. Les hommes illustres qu'elles produisirent eurent des successeurs à travers les siècles. Le huitième siècle surtout fut, pour les Arabes, une brillante époque ; ils le durent à plusieurs de leurs califes, qui, non seulement ouvrirent leurs palais aux sciences, mais encore encouragèrent partout les études. Albucasis, mort à Cordoue, découvrit l'alcool de vin et avait de grandes connaissances dans la préparation des remèdes et surtout de ceux qui ont pour excipient l'alcool.

Enfin, les études approfondies des Arabes sur la pharmacie nous ont laissé de grands souvenirs de leur aptitude en cette matière. *Les sirops*, *les eaux distillées*, comme celles *de roses*, *de lierre et de plantain*, *les confections*, *les électuaires*.

Les écrits de Sérapion le Jeune (1), de Mésué, renferment,

(1) On connait trois médecins du nom de Sérapion. — Le premier, médecin empirique d'Alexandrie, vivait 200 ans avant J.-C. — Sérapion le Vieux, médecin arabe, vivait au IXe siècle et Sérapion le Jeune, duquel il est question ici, est un autre médecin arabe du Xe siècle.

sur la préparation, les doses, l'administration des médicaments, et souvent même sur les procédés usuels de différents arts utiles, des détails curieux qui attestent un progrès, et, de loin en loin, signalent quelques découvertes.

Si la pharmacie galénique trouvait des réformateurs en même temps que des innovateurs dans les Arabes, la pharmacie chimique elle-même subissait de leur part une semblable influence.

Du huitième au neuvième siècles, le Sabéen Géber signalait quelques préparations pharmaceutiques chimiques utiles, l'*oxyde rouge et le deuto-chlorure de mercure*, *l'acide nitrique*, *l'acide hydrochlorique*, *le nitrate d'argent*.

Dès qu'une substance nouvelle était découverte, la médecine et les arts pouvaient l'employer, mais jamais sans l'autorisation préalable du gouvernement qui en réglait l'usage. Il existait un *codex* de médicaments différent de celui des *poisons*.

Au neuvième siècle, Sabot-Ebn-Sabel, chef de l'Ecole de Dschondisabour, fit paraître son *Krabadin* ou dispensaire magistral. Il établit dans un ordre convenable ce que la police avait fixé avant lui.

A cette époque, Cordoue, Murcie, Séville, Tolède et Grenade étant dotées de riches laboratoires. La médecine venait le plus en aide à la chimie; elle espérait, en effet, en tirer le plus puissant secours. Les règles données par Sérapion pour les préparations magistrales, non seulement dans l'art de formuler, mais encore dans la combinaison, et dans l'isolement de certains principes minéraux dont les Grecs et les Romains étaient loin d'avoir soupçonné l'existence, donnent une juste idée des progrès que les Arabes apportèrent dans la matière médicale.

Rhazès, directeur de l'Ecole de Bagdad, poussait le zèle de l'étude plus loin encore. Il écrivit douze livres sur la chimie. Dans les composés nouveaux qu'il signale, on remarque l'*orpiment*, le *réalgar*, le *borax*, des combinaisons de *soufre* avec le *fer* et le *cuivre*, de *mercure avec les acides*, de l'*arsenic* et d'autres substances jamais employées avant lui.

Enfin, ce n'est pas sans étonnement que l'on voit Rhazès signaler les préparations que des chimistes modernes croient être de leur invention : *les huiles animales* dont l'*huile de fourmis* est du nombre (1).

Albucasis, grand chirurgien, et qui eut un certain éclat comme tel, préparait lui-même ses remèdes, et la pharmacie lui est redevable de découvertes et d'éminents services.

La distillation *per ascensum* et *per descensum* fut consignée par lui. Le mot de *coagulation*, qu'il énonce, signifiait *cristallisation*. Il étudia aussi, comme alchimiste, la méthode de pouvoir convertir les métaux vils en métaux nobles (or et argent) pour en constituer des panacées universelles capables de maintenir la santé, en même temps qu'elles pourraient faire ressusciter la jeunesse!

Et voilà comment, par un seul mot, qui alluma tant de convoitises, cet expérimentateur ouvrit toutes grandes les portes aux spéculations de l'alchimie.

Plus particulièrement, la France emprunta alors aux Arabes un engouement irréfléchi pour les sciences occultes, qu'ils avaient trouvées florissantes en Egypte, où depuis des siècles l'art sacré renouvelait les prétendus prodiges de l'art hermétique.

Quel que soit notre désir d'être bref, nous croyons cependant nécessaire de dire quelques mots de ce qui concerne Avicenne, le prince de la science à cette époque. La toxicologie, nous l'avons en effet déjà prouvé, est inséparable de l'histoire de la pharmacie, et par ce motif ne peut en être détachée sans faire une lacune à ce sujet, objet de notre étude.

Le dix-neuvième chapitre de son grand ouvrage, livre II, est consacré aux poisons minéraux et tout particulièrement à l'*arsenic*. Avicenne distingue l'*arsenic des sulfures* : « Il est, dit-il, *blanc*, *jaune* ou *rouge* ; le *blanc* est l'acide *arsénieux*, le

(1) Rhazès, originaire de Perse, passa une partie de sa jeunesse à cultiver les beaux-arts. Ce ne fut qu'à l'âge de trente ans qu'il commença à étudier la pharmacie et la chimie. Grâce à ses talents, dit M. le Dr Hœfer, il arriva à une grande célébrité et devint médecin en chef de l'hôpital de Bagdad.

jaune, l'*orpiment*; le *rouge*, le *réalgar*. L'odeur de ces deux composés a de l'analogie avec le soufre.

Après avoir constaté le principe sulfurique de ces deux corps, Avicenne parle de leur emploi en thérapeutique. Il décrit ensuite leurs effets dans l'empoisonnement, et, comme Paul d'Egine, il recommande les boissons vineuses pour les combattre.

Pour Avicenne, c'est en se mêlant à la circulation du sang que les poisons pénètrent jusqu'au cœur, où ils déterminent la mort, en arrêtant les fonctions de cet organe. Il y a du vrai dans cette théorie. Cependant les récents travaux de M. Claude Bernard, plus particulièrement, ont démontré que si l'absorption du principe métallique des poisons est un fait définitivement acquis à la science, cette absorption ne se fait pas uniformément par le sang. Il semble, en effet, qu'il se produise une sélection mystérieuse, si bien que certains minéraux se rendent directement dans le foie, d'autres dans les poumons, d'autres dans le cœur. De cette manière, et grâce à l'admirable sagacité de nos maîtres actuels, nous pouvons, presque à coup sûr, lorsqu'il s'agit d'un empoisonnement par l'arsenic ou par telle autre substance métallique donnée, savoir si c'est dans le foie ou dans tout autre organe déterminé que nous devons chercher la preuve de l'accident ou du crime commis.

Telle est la réflexion qui nous vient à l'esprit et qui naturellement doit trouver ici sa place.

Cependant de nos jours encore, il est juste de constater les très pénibles efforts tentés jadis pour atteindre le but par des savants souvent morts à la peine. Cette immense et laborieuse campagne : *la recherche de l'inconnu*, a abouti victorieusement par la conception et l'application de théories nouvelles.

Avant de terminer l'apologie des savants Arabes, qui ont fait le plus pour l'avancement de la pharmacie et de la chimie, citons : Alphidios, Zadeth, Rachaideb, Sophar et Bubachar, qui, par leurs doctrines, inclinaient de plus en plus vers les théories chimiques. Celui qui mérite le plus l'attention est Alchid-Béchir, qui a désigné le premier le *phos-*

phore sous le nom de *carbunculus* et de *bona luna*. Il l'obtenait en distillant l'urine avec la chaux et le charbon. (*Hist. universelle*, sous la direction de V. Duruy.)

Il est donc évident que les études des Arabes, leur exploration soutenue, le nombre très considérable d'observations que leurs travaux ont mises au jour, n'ont pas peu contribué à poser les fondations de la pharmacie chimique et de la pharmacie galénique.

En effet, ce n'est pas trop s'avancer que de dire, en considérant les préparations actuelles sorties des laboratoires de ces savants du premier âge, en parcourant également les traités hermétiques les plus anciens, en s'attachant aussi au côté pratique et expérimental, on doit s'incliner devant leur savoir et leur être reconnaissant d'aussi nombreuses découvertes!

Il est juste alors, pour le point qui nous est le plus particulier, de considérer les Arabes non pas précisément comme les pères de la chimie, mais bien comme les créateurs et les législateurs de la pharmacie.

Avant eux, la pharmacie et la médecine sont restées longtemps confondues; ils ont contribué à les rendre distinctes l'une de l'autre. Ils ont créé en quelque sorte la profession de pharmacien et l'ont fait distinguer légalement de celle de médecin.

Leur gouvernement exerçait une surveillance active et sévère sur tous les établissements pharmaceutiques de leur pays. Plusieurs villes importantes soumises à leur domination avaient des dispensaires où l'ordre et l'unité régnaient en souverains. Les pharmaciens y étaient divisés en deux groupes : 1° Les *stationarii* qui vendaient des médicaments simples ; 2° les *confectionarii* dont les fonctions consistaient à préparer scrupuleusement les ordonnances médicales. Les uns et les autres étaient soumis à un collège de médecins (*collegium medicorum*) qui les surveillait (1).

(1) (Hœfer, Inst. de la chimie). — Suivant l'*Historia critica, litteraria de la pharmacia* de M. C. Mallaina, l'origine de cette réglementation paraît être venue d'Espagne. Même à Rome, un officier médical, *Proto medicus*, surveillait les remèdes fournis par ses confrères.

Plus tard, c'est à cette disposition qu'un homme aimant les sciences pharmaceutiques et médicales, l'empereur Frédéric II, emprunta les principaux articles d'une loi qui fut très longtemps en vigueur dans le royaume de Naples.

En France, aux seizième et dix-septième siècles, les mêmes dispositions existaient. Nous le verrons par la suite.

Tel est brièvement exposé le recueil des documents touchant l'histoire de la pharmacie et que nous avons cru devoir le plus intéresser nos lecteurs.

Cependant, tout sur cette terre vit *per fas et nefas*, et voici pourquoi une circonstance terrible en elle-même, l'invasion des barbares, fut une seconde fois le marteau qui vint encore saper dans leurs bases les institutions scientifiques arabes établies en Espagne. Ces inventions utiles, l'exposé de théories originales et savantes, auraient été à jamais perdues et englouties par cet épouvantable cataclysme, si tout providentiellement la nation israélite n'eût pas été placée au premier rang. Les Israélites, médecins, devenus plus tard les conseillers de presque tous les souverains de l'Europe, continuèrent à disséminer les sciences, que les Arabes d'Espagne, et notamment ceux du califat de Cordoue, avaient poussées à un si haut degré (1).

(1) Dans cet épouvantable effondrement, dans cet épanouissement de toutes les misères et de tous les fléaux, toute tentative de restauration littéraire ou scientifique fut abandonnée. Quelques moines, sans avoir fait des études médicales, possédaient une teinture de médecine empirique et on les consultait volontiers. — Mais notons toutefois avec attention que nous ne parlons que du IXe siècle, car, dans les siècles qui suivent, les couvents et les monastères traitèrent très sérieusement les malades, avec intelligence, et un grand entendement. C'est encore avant le XIe siècle que les Israélites médecins jouirent d'une grande réputation et d'un grand crédit, et pour ne citer qu'un seul fait à l'appui, c'est qu'en 850, Charles-le-Chauve avait pour médecin particulier un juif du nom de Sédécias.

CHAPITRE V

DE LA FIN DU ONZIÈME A LA FIN DU DOUZIÈME SIÈCLE INCLUSIVEMENT.

Influence de la transformation sociale de cette époque sur l'état des connaissances naturelles, pharmaceutiques et médicales. — Fondation des monastères, gardiens des traditions scientifiques. — Collection, culture des plantes médicinales. — Travaux. — Ordres militaires hospitaliers. — Abbayes de Citeaux et de Fontevrault, créées sous le règne de Philippe Ier. — Institution des hôpitaux attachés aux abbayes. — Leur influence sur les progrès de la médecine et de la pharmacie. — Restauration de l'école de Salerne par les bénédictins. — Moines médecins et pharmaciens envoyés dans les monastères de France. — Etablissement du dispensaire. — Organisation du service médical et pharmaceutique dans les hôpitaux des couvents du moyen-âge. — Préparations pharmaceutiques à peu près semblables à celles d'aujourd'hui, mais différentes dans l'emploi. — Le pharmacien (*pigmentorius*). — Le médecin (*medicus logicus*). Le *minutor sanguinis*. — L'infirmier (*parabolinus*). — Le *polionorium*. — Sa destination. — Inscription qui s'y trouvait. — Le cachemaille. — Le jardin botanique et pharmaceutique. — Comment la pharmacie était exercée dans les monastères. — Enumération succincte de la matière médicale usitée dans les couvents du moyen-âge. — Médicaments préparés. — Le diagrède. — L'Anthora. — Tisanes. — Pigmenta potio. — Rubéfiants. — Emplâtres. — Pseudo-vésicatoire. — La thériaque. — Les confections. — Produits végétaux et animaux. — Influence de ces premiers préparateurs sur la pharmacie galénique. — Noms des plus célèbres moines médecins et pharmaciens de cette époque, etc.

La fin du onzième siècle et le douzième furent une époque de transformation sociale qui laissa dans le treizième siècle l'empreinte la mieux accentuée pour les sciences naturelles, médicales et pharmaceutiques.

Les monastères eurent entre leurs mains la garde des traditions scientifiques(1). Dans les grands monastères, sous l'inspiration des bénédictins, dans les abbayes riches, où les

(1) Le doute à cet égard n'est pas possible. — Pendant une grande période, tout ce qui tenait à la médecine était sous la juridiction de l'Eglise, ou venait des monastères ; comment aurait-il pu en être autrement ? Là était le refuge de toute la science, de toute intelligence sociale, et l'on pourrait ajouter de toute liberté.

travaux manuels s'alliaient avec les travaux de l'esprit, on ne laissait pas de côté ni l'agriculture, et encore moins l'horticulture, appliquée en grand aux plantes médicinales. On y soignait les collections de fossiles, de minéraux, de coquillages, nécessaires aux traitements de certaines maladies. C'est à ce moment qu'on pourrait résumer l'ensemble des connaissances populaires sur la nature de toutes les plantes nuisibles ou utiles dont on composait les remèdes, ainsi que le prouve le livre dû à une abbesse, dame Hildegarde, d'un couvent de Bingen. Toutefois, au retour des croisades, sous le règne de Saint-Louis, ces collections, soit dit en passant, prennent l'aspect et le caractère intéressant de riches musées, musées qui rendaient la solitude du cloître riche en grands et nobles souvenirs, et fortifiaient le cœur des cénobites de consolations et de plus douces espérances (1).

A la fin du onzième siècle, sous le règne de Philippe Ier, neuvième roi de France, les ordres hospitaliers, à l'imitation des ordres établis en Palestine par Gérard de Martigues, ne tardèrent point à se répandre en Europe.

Les guerres continuelles enfantaient tous les jours une multitude innombrable de pauvres, de malades, de blessés et de prisonniers. D'un autre côté, plus tard, par suite des rapports fréquents avec l'Orient, la lèpre, maladie aussi contagieuse que la peste, s'introduisit en Europe. Des hôpitaux s'élevèrent partout et l'on vit naître comme par enchantement des ordres hospitaliers civils et militaires.

D'ailleurs, au moyen-âge, tous les monastères, les collégiales de chanoines avaient un hôpital qui en dépendait, non-seulement dans le but d'y recevoir des pélerins, mais encore pour subvenir à la subsistance des pauvres malades.

(1) Les collections de matière médicale, qui à cette époque prenaient une certaine importance dans les monastères avaient cependant existé au IXe siècle, sinon dans les cloîtres, tout au moins dans les villes de Charlemagne. En 807, les envoyés d'Haroun-Al-Raschid lui apportèrent des *baumes*, du *nard*, des onguents, des drogues en quantité.

L'ordre militaire religieux du Saint-Esprit possédait à Rome, dès les douzième et treizième siècles, un hôpital immense contenant plus de mille lits (1).

De toutes ces institutions, comme on le voit, naquit l'idée des hôpitaux qui, en soulageant tant de maladies, de misères et d'infortunes, devaient être de si puissants auxiliaires aux progrès de la médecine, en même temps qu'à ceux de la pharmacie.

Au commencement du douzième siècle, toujours sous le même règne, un grand nombre de monastères se fondèrent, et parmi les plus importants, on cite ceux de Cîteaux et de Fontevrault.

L'abbaye de Cîteaux devint célèbre pour les sciences médicales et pharmaceutiques, et fut un des monastères qui resta, à cette période du moyen-âge, un des plus sérieux dépositaires des trésors scientifiques et littéraires.

Dès cette seconde partie du moyen-âge, la philosophie scolastique avait absorbé l'attention de tous les esprits. D'un autre côté, l'institution de la chevalerie, dont on trouve déjà quelques traces sous les Carlovingiens, commençait à prendre un grand développement et une constitution régulière sous le gouvernement féodal ; elle le prit davantage encore au siècle des croisades.

Avec la chevalerie parurent les tournois et les carrousels, les nobles dames honorées par les chevaliers, les chants d'amour et la gaie science acclamés par le troubadour qui, devant le castel, debout sur le perron, chantait quelquefois inspiré par la lune ! Il est donc facile de comprendre alors que seigneurs et bourgeois étaient plus intéressés par le spectacle que leur offraient les preux « *les lànces en leurs poings et en leur col le blason* », qu'avides des sciences plus sérieuses qui, ne trouvant pas asile ailleurs, se réfugiaient dans la solitude des cloîtres.

Vers le même temps, les bénédictins étaient établis dans

(1) E. Gilbert : *Les Moines au moyen-âge.*

les états napolitains, et venaient de relever de ses ruines l'école de Salerne, fondée par Charlemagne, et d'en faire le plus ancien modèle des facultés de médecine de l'Europe. Les ouvrages pharmaceutiques et médicaux des Arabes y furent commentés, et en 1150, sous Louis VII (1), la restauration de cette école fut suivie de la fondation de la faculté de médecine de Montpellier.

A cette époque, le pharmacie n'était bien faite que dans les monastères, car jusqu'au milieu du douzième siècle, les officines tenues par des séculiers ne furent que des dépôts d'électuaires, de conserves, de fruits confits, de liqueurs alcooliques épicées. En France, les moines et les religieux rendaient d'utiles services; on ne connaît pas malheureusement le nom des plus célèbres pharmaciens de ces ordres, car leur réputation ne devait pas franchir les portes du cloître, mais le peu que l'on en sait mérite d'être mis à jour.

L'école de Salerne envoyait (cela était tout naturel) les moines médecins et pharmaciens dans les monastères de Saint-Benoit (2). Le monastère de Cîteaux en posséda de célèbres, parmi lesquels Alain de Lisle, qui professait avec grand succès et fit un poème intitulé: *Anti-Claudianus*, conspectus général des sciences, dans lequel sont traitées quelques questions d'histoire naturelle, et une dissertation : *De*

(1) Il paraît que Louis VII était curieux de recevoir des médicaments de la main des étrangers. — Jacques, cardinal-diacre, lui envoya des sucreries qu'il lui avait demandées contre les *chaleurs* du foie, savoir : des *tablettes de roses vieilles*, et d'autres de *violettes*, qui ne se confectionnaient pas en France.

M. E. Grave (*Etat de la Pharmacie en France avant la loi de Germinal*).

(2) Pendant le XIe siècle, et les deux suivants, toute la pharmacie comme toute la médecine qu'on peut honorer de ce nom est exercée par les clercs ou s'est abritée sous le toit des monastères. Il est facile d'en administrer la preuve par de nombreux exemples, et s'il existe quelques exceptions un peu importantes à cette règle, on peut presque affirmer, et à coup sûr, qu'elles sont fournies par des étrangers venant d'Espagne ou de Sicile.

(*Etat de la pharmacie en France, avant la loi du germinal an XI*, ch. IV, page 52) (E. Grave, *loco citato*).

naturis quarumdum animalium, en tout un mélange de matière médicale et d'indications pharmaceutiques.

La façon, il est vrai, dont la pharmacie était pratiquée dans les monastères n'avait pas énormément de ressemblance avec l'exercice de la pharmacie actuelle ; cependant on peut y retrouver des préparations qui, à peu près les mêmes qu'aujourd'hui, diffèrent toutefois dans l'emploi.

Introduisons-nous donc dans ces monastères bénédictins, et visitons avec attention les diverses parties du service pharmaceutique, dont le détail nous intéressera sans aucun doute.

De pharmacie proprement dite, il n'en est pas question. Là, point de bocaux sur des rayons, ni de flacons sur des tables ; une vaste et simple armoire renferme tous les médicaments.

Le service médical est composé de religieux ayant chacun leurs attributions.

Le médecin (*medicus-logicus*), le pharmacien (*pigmentorius*), le tireur de sang (*minutor sanguinis*), l'infirmier (*parabolinus*).

Le parabolinus était presque médecin, et était nommé par les abbés de l'ordre (1).

Le pigmentorius possède la clef de l'armoire où sont renfermés les médicaments.

Le moine médecin (*medicus-logicus*) a la surveillance des remèdes qu'il ordonne ; il occupe dans le cloître une demeure à part ; à lui seul incombe le gouvernement complet de l'infirmerie.

Les salles du dispensaire brillent par leur propreté monacale, l'hygiène y règne en souveraine. Celles où sont établis les malades les plus atteints sont pourvues de ventilateurs pour que l'air puisse y être facilement renouvelé. —

(1) Les grandes abbayes de Cluny et de Clairvaux comptaient parmi leurs dignitaires des *infirmiers des pauvres*, et la règle leur imposait le devoir de parcourir une fois par semaine le territoire de l'abbaye pour y visiter les malades.

Sur le plancher se voient étendues des feuilles et des branches de pin pour y combattre la formation des miasmes putrides.

. Chaque salle à sa spécialité ; dans la première, on fait avaler la tisane aux malades et, selon le terme usité alors, c'est là qu'on les *potionne !*

Dans la seconde, le *minutor sanguinis* ou tireur de sang exerce sa lancette.

Dans la troisième se tiennent les convalescents, les vieillards et les aveugles soignés par l'infirmier.

Au-dessus de la porte du *potionorium* ou de la tisanerie, nous lisons une inscription dont voici la teneur (1) :

« Vous qui passez, priez Dieu pour ceux qui travaillent » ici, afin qu'après avoir senti l'odeur insupportable des » drogues, ils soient admis à jouir de la vie éternelle et de » ses douceurs. »

La propreté qui règne dans le *potionorium* est d'une minutie remarquable, en même temps qu'irréprochable. Sur des planches sont étalées les *capruncula* ou spatules, le *cacobus* ou chaudron, la *patena* ou bassine qui servait à faire des conserves ; et ensuite rangés par ordre tous les instruments nécessaires à la confection des préparations pharmaceutiques. Modestement, dans un coin de la tisanerie, figure le tronc nommé *cachemaille*, où par reconnaissance on déposait une *maille*, menue monnaie qui valait un denier.

Le moine médecin, *medicus-logicus*, a sa maison à part, elle est bien aérée, le jardin des plantes médicinales se trouve en face. Là on cultive la *sauge*, la *menthe*, le *pouliot*, la *tanaisie*, la *livèche*, le *haricot* qui sert à faire des cataplasmes, la *laitue*, l'*endive*, la *ciguë*, la *jusquiame*, les *lys*, les *mauves*, la *guimauve*, la *myrthe*, le *serpolet*, l'*origan*, le *laurier-cerise*, le *chardon bénit*, les *concombres*, les *citrouilles*, la *buglose* et autres *plantes pectorales*. Les plantes aromatiques n'y sont pas négligées, car de concert avec le *lys* et la

(1) Extrait du Glossaire de Ducange.

mélisse, elles servent à fabriquer des sachets que l'on met, soit sur l'estomac, soit sur la tête, et dont on enveloppe le nez à ceux des employés ou infirmiers du monastère qui font leur besogne pendant que sévissent les contagions épidémiques (1).

Avant de terminer notre excursion ; rendons-nous à l'infirmerie ; là nous voyons spécifié au-dessus de la porte, pour que personne ne s'y trompe : « *C'est ici que se tiennent » les frères infirmiers et ceux qui saignent les malades.* »

Il était dans l'habitude de se faire saigner trois fois par an par le *minutor*, qui était sous les ordres du *pharmacien pigmentorius*, et devait son aide à l'infirmier *parabolinus*.

La chronique ne nous dit pas cependant si le *minutor sanguinis* tirait, soit aux malades laïques confiés à ses soins, soit aux moines malades du monastère, la même quantité de sang ; avait-il aussi égard au tempérament de son sujet ? Là est la question, mais il est très certain que dans les monastères, on avait des soins particuliers pour les convalescents, surtout pour ceux qui avaient été *saignés*. Quant aux religieux qui avaient subi cette opération, ils étaient dispensés des macérations et des jeûnes.

Pierre le Vénérable, abbé de Cluny, exemptait, de par les

(1) La plupart de ces plantes constituent les simples indigènes le plus généralement connus. Leur généralisation est facile à s'expliquer en considérant l'origine de leur culture. Voici ce que dit à ce sujet notre érudit confrère, M. Grave :

« On sait que Charlemagne veillait avec un soin minutieux à tous les « détails de sa fortune particulière ; la vente des produits de ses domai- « nes, comme l'achat des denrées nécessaires à l'entretien de sa famille « et de ses officiers, ne se faisaient qu'après avoir été soumis à son appro- « bation. Les plantes énumérées dans le capitulaire nommé *de Villis*, « sont celles que le grand empereur faisait cultiver dans les jardins de « son palais savoir :

« Le *dictame*, la *guimauve*, la *coloquinte*, la *bardane*, la *matricaine*, la « *livèche*, la *cataire*, l'*orvale*, la *rhue*, la *mauve*, la *serpentaire*, l'*anis*, la « *coriandre*, le *carvi*, *menthes*, *sauge*, *sarriette* et *fenouil* ». Grave, *loco citato*.

Ce document confirme le genre et la qualité des simples, que dans la suite les monastères du moyen-âge cultivaient dans leurs jardins de plantes médicinales. (F. G.)

statuts de l'ordre, de toutes privations et de toutes fatigues ceux qui avaient été *potionnés*, mais à plus forte raison encore ceux qui avaient été *saignés* (1).

Il faudrait croire que cette funeste habitude de se faire saigner souvent, surtout à des époques déterminées, était passée dans les mœurs de cette époque ; quand le moment arrivait, il fallait s'exécuter à tort ou à raison ; si l'on en croit la chronique de Saint-Trudon, cette opération durait trois jours : *tribus diebus, minutio durabit* !

Autre temps, autres mœurs ! Si les tempéraments étaient trop sanguins aux douzième et treizième siècles, il faut avouer que la différence est sensible avec ceux du dix-neuvième. En effet, on s'efforce de donner, de nos jours, par les médicaments les plus propices, cet élément si nécessaire à la vie et à ses fonctions. Contraste éclatant avec la manière de faire de nos ancêtres, qui réclamaient à la déperdition ce que notre époque au contraire demande aujourd'hui avec tant d'acharnement à la conservation !

II

Notre instruction ne serait pas complète si nous quittions le monastère sans nous être rendu compte, pour le moins, des médicaments que le *pigmentorius* préparait le plus habituellement. Pénétrons donc dans la salle où le pharmacien remplit les fonctions de son ministère.

Nous le voyons confectionner une foule de médicaments. Il modifie l'âcreté d'une substance résineuse, la *scammonée*, en la faisant cuire avec du suc de coings et de la réglisse, et suivant l'expression du temps, en l'exposant quelques ins-

(1) Le chapitre de l'ordre des Prémontrés (d'après Ducange) dit que les abbés avaient l'autorisation d'exempter des corvées et d'accorder l'usage de la viande aux jours maigres à ceux qui avaient le sang diminué. Donc les larges phlébotomies, subies par ces bons moines, nécessitaient pour plus tard des soins assidus qui leur auraient été inutiles si leur règle eût été à ce sujet moins inflexible.

tants aux vapeurs du soufre. C'était là le *diagrède*. Une fois desséchée et mise en poudre, cette préparation constituait une médecine privée de principes irritants.

Le sirop de pavots était aussi l'objet des soins du pharmacien des monastères. Sa fabrication, modifiée néanmoins de nos jours, a beaucoup de ressemblance avec celle de ce temps. C'était la décoction de pavots mélangée en proportions avec le miel, ou autrement dit, sauf le sucre (1) qui le remplace maintenant, l'ancien sirop de pavots de nos pharmacies.

L'*ambroisie*, dont la formule, dit-on, est due à Zopyre, médecin de Ptolémée, était une boisson tonique et digestive, qui avait pour base le *chénopode* ambroisie, genre de thé d'une saveur très aromatique, qui était aussi une préparation dans les attributions de la pharmacie des monastères. La tisane donnée aux convalescents était un bouillon préparé avec la farine de froment ou d'*épautre*, boisson légère en même temps qu'alimentaire, dont on faisait grand cas.

(1) Le miel remplaçait le sucre dans les pharmacies des monastères. Ce ne fut que plus tard, après les dernières croisades, qu'il devint un objet de commerce entre les mains des Vénitiens. Le sucre des anciens n'était qu'une espèce de miel. Les auteurs en ont décrit deux sortes : la première, qui s'attachait aux roseaux, blanche comme les gommes, qui pouvait se broyer sous la dent, et dont il se formait de petites boules grosses comme des noisettes ; ce sucre avait la douceur du miel et ne servait qu'à la médecine (Pline, lib. 1. — C. 18 ; Dioscoride, lib. 2, C. 104 ; Galien, lib. 2, de fac. simpl. med. ; Oribase, lib. 2) (1). Sénèque exprime un doute, à savoir si le sucre était formé de la rosée qui s'attachait aux roseaux, ou d'un suc qui exsudait du roseau lui-même. La seconde était une espèce de sucre exprimée des tiges des roseaux. — Théophraste le désigne sous le nom de *mel arundinibus*, et Dioscoride, *saccharos mellitos* ; Eratosthène, dans le XVe livre de Strabon, donne à penser que les anciens cuisaient le suc des roseaux qu'ils ont nommé : *miel à sucre de canne*. Rien toutefois dans les formules anciennes n'existe pour donner l'idée d'une ressemblance avec la préparation et les usages du sucre actuel. En général, le sucre des anciens était rare et peu connu, ils en parlent de différentes manières. Rien n'est très positif à cet égard. Toutefois, dès le XIIe siècle, il y avait, d'après M. Legrand d'Assy, des cannes cultivées en Sicile, mais le sucre brut venait encore de l'Orient par Alexandrie.

(Legrand d'Assy : *Vie privée des Français*).

(1) Sénèque, *Epistola*, 83.

Pour ranimer les forces affaiblies des malades, il préparait le *mulsum*, espèce de potion cordiale, composée de vin et de miel, et la *pigmenta potio* ou *hiæra-picra*, composition sainte et amère.

N'oublions pas non plus une préparation vulgaire quoique dangereuse cependant, qui a pour base l'*aconit*, comme son nom d'*anthora* l'indique, et qui servait au traitement des aphthes. Elle prit naissance dans les monastères.

Le vin jouait aussi un grand rôle dans la médecine du couvent, soit comme fortifiant de l'estomac, soit comme topique appliqué sur les plaies.

L'enclos de chaque monastère renfermait des vignes et un pressoir, et tous les instruments nécessaires à la vendange. Le vin était dispensé par le *pigmentorius* qui en réglait l'emploi, soit pour le service pharmaceutique, soit pour les distributions faites aux pauvres.

Une question assez intéressante, et qui trouve sa place dans l'application de la matière médicale de cette époque, ce sont les rubéfiants et les révulsifs.

Les monastères du moyen-âge ne se servaient pas encore dans la pratique du vésicatoire proprement dit, et employaient les emplâtres de *poivre* qui, moins énergiques cependant que les cantharides, avaient le même but et leur action se rapproche de celle du *thapsia* dont la vogue est aujourd'hui si solidement établie.

Ces emplâtres poivrés étaient vantés contre les rhumes, les fluxions de poitrine, et les emplâtres d'*asa-fœtida* étaient préconisés comme spécifique des angines.

Parmi les légumineuses, les feuilles du *moringa* étaient employées en décoctions légères, desquelles on se servait comme de liniments dans les affections paralytiques. Ces feuilles, dans certains cas, par leur action rubéfiante, étaient utilisées à plus forte dose comme vésicatoires. Et l'eau provenant de leur infusion était employée à laver les plaies et les ulcères de mauvaise nature. Le vin *poivré* était recommandé comme fébrifuge, mais il est constaté que dans ce cas, son efficacité est à peu près nulle (1).

Au nombre des vins médicinaux composés, on compte : le vin *antiscrofuleux*, dans lequel entraient le *houblon*, le sel et le *raisin* de *corinthe*. C'est une préparation antiscrofuleuse dans l'enfance il est vrai, dont l'emploi se retrouve confirmé de nos jours par la vulgarisation d'une préparation connue sous le nom d'élixir de *Perylle*, dans la composition de laquelle se trouvent l'élément amer, la *gentiane*, et le principe salin, le *sel ammoniac*.

Ajoutons aussi que, dès cette époque, les monastères eurent une foule de recettes pour les élixirs, ce qu'on nommait alors les *globosi*, espèce de médicaments qui constituaient plutôt des liqueurs d'agrément que de vrais remèdes. Quelques-uns d'entre eux ont conservé une célèbre réputation ; il nous suffirait de citer : l'eau de mélisse des carmes déchaussés, vendue dès l'année 1511, et enfin l'élixir cordial et tonique de la Grande-Chartreuse, qui, d'une invention plus récente, n'en est pas moins l'œuvre et le fait des pharmacies des monastères.

On retrouve, dans l'application de la matière médicale de cette époque, des *plantes*, des *bois*, des *fruits*, qui n'auraient peut-être jamais été mis en pratique et connus, si le dispensaire des couvents du moyen âge ne s'en fût servi.

(1) Dioscoride, Celse, Galien, servaient de guide aux pharmaciens des monastères, le fait suivant l'affirme positivement. Galien soignait l'empereur Marc-Aurèle. Dans un cas pressant il eut l'idée de lui administrer la *méthode poivrée*, et lui dit : « Prince, si un particulier avait votre » maladie, je lui donnerais, selon la coutume, le vin avec le poivre ; mais » je ne veux point agir vulgairement avec l'empereur ; je me conten- » terai de vous appliquer un topique chaud poivré sur l'estomac ». A quoi Marc-Aurèle répondit : « Je veux être traité comme prince et comme par- » ticulier, je serai plus vite soulagé par ces deux systèmes, j'avalerai le » vin poivré, et me mettrai le topique sur la poitrine ». Il le fit et fut guéri. (Donc dès l'antiquité le poivre était usité en remède). Au moyen âge les vins épicés et poivrés étaient très en usage. On prenait dès le matin les *épices*, comme on prend aujourd'hui le café au lait. Il y entrait en outre, de la cannelle, du coriandre, zédoaire, gingembre, etc. Ce qui nous causerait des inflammations de l'estomac faisait la joie de nos pères.

Le *galega* ou faux indigo avait une grande réputation comme sudorifique et alexpharmaque. Le *faam*, plante de la famille des *orchidées*, était vanté comme vulnéraire et son suc considéré comme spécifique contre la morsure des serpents. Les *scorsonères* étaient préconisées comme diurétiques excitantes et sudorifiques. Le *chardon bénit* dont l'infusion était considérée comme fébrifuge. La *rhue*, herbe de grâce, était employée comme stomachique, son suc en frictions servait contre la lèpre. Avoir de la *rhue* dans son jardin, c'était presque l'égal de la *sauge*, vantée par l'école de Salerme. Les racines de *contraxerva*, de la famille des *urticées*, stimulants inusités aujourd'hui, étaient reconnues favorables dans le pansement de certaines plaies et la guérison de nombreuses blessures. Le bois de *couleuvre*, de la famille des *apocynées*, était employé comme fébrifuge ; le bois des *molluques* comme sudorifique et sa racine comme purgative.

Notons enfin les fruits médicinaux qui tenaient aussi leur rang dans les pharmacies des monastères. Les *dattes*, les *figues*, les *concombres* et les *citrouilles*, et plus tard, les *jujubes* et les *raisins de Corinthe*. C'est à ce moment qu'on vit entre les mains des moines les médicaments préconisés par les Arabes, médicaments inconnus aux Grecs et aux Romains : la *manne*, le *sené*, la *casse*, la *rhubarbe* (1), les confections et les conserves. Ces deux dernières préparations étaient considérées comme le *summum* de l'art. La thériaque, la noble thériaque, la noble dame de la matière médicale, trônait aussi, il faut le croire, en quelque lieu secret et respecté, près de la cellule du *pigmentorius* ; il la fabriquait sans aucune doute lui-même. Or, jamais dénomination ne lui fut mieux appliquée quand il triturait ces diverses sortes de remèdes. En effet, le *mithridate*, d'après *Lœneus Pompeius*, affran-

(1) Dès le XIIe siècle la rhubarbe se trouve déjà inscrite sur le registre des douanes du port de Saint-Jean d'Acre avec un grand nombre des produits de l'Asie. Les règlements commerciaux de la vieille cité flamande de Bruges, en font aussi mention plus tard, sous le nom de *rabarbara*. C'était sans doute une importation italienne, venant par la voie de Venise. M. Grave (*Etat de la pharmacie en France avant germinal*).

chi de Pompée, ne contenait que quelques feuilles de *rhue* et un petit nombre d'autres substances; on ne compte pas moins de quatre-vingt-sept plantes aromatiques dans la thériaque composée dans la pharmacie des monastères. Ce qu'il y a de certain, c'est que les roses et l'eau de roses n'y étaient pas épargnées, de même aussi des vins fortement épicés, nécessaires à l'action stimulante de ce médicament, solennel et complexe.

A côté de ces médicaments (dont nous ne ferons connaître qu'une partie, l'énumération pourrait en vérité en devenir fastidieuse), à côté de ces médicaments, disons-nous, il est bon de faire connaître toutefois cette série de drogues fantastiques dont les propriétés sont fausses et surtout ridicules. Tant intelligents et instruits qu'aient été dans n'importe quel siècle, les dispensateurs de la science, il faut cependant aussi leur tenir compte des besoins du temps, des préjugés populaires si souvent difficiles à combattre. Ne voyons nous pas aujourd'hui même, des esprits peut-être plus arriérés que ne le furent d'autres au moyen-âge, peu accessibles en fait de remèdes à des raisonnements sages et sensés. Beaucoup essayèrent même, dès cette époque, de lutter contre les préjugés, mais ils ne purent toutefois parvenir à restreindre tout le butin pharmaceutique dans les limites du bon sens et de la raison. Ils ne détruisirent pas plus les croyances à la magie, qu'ils ne purent combattre la superstition attachée à certaitaines substances dont nous disons ici quelques mots.

Citons parmi ces substances bizarres : les crapauds, le sang de *divers animaux*, les *lombrics*, les *débris du crâne humain*, le *bezoard*, la *poudre de l'ongle du pied d'élan*, l'*usnée*, végétation lichénoïde, qui croît sur les os du squelette, la *poudre de la carcasse de l'écrevisse d'eau douce*, etc. Ce serait faire affront sans contredit aux gens intelligents dont les travaux nous occupent, que de les supposer les auteurs de telles monstruosités. Mais si, en dehors du cloître, ces substances étaient usitées, il faut croire toutefois que ceux qui les employaient revenaient, sous l'influence de meilleurs conseils, à une médication moins diabolique et surtout plus efficace. C'était, en effet, le moment où l'école de Salerne, sous la direction des Bénédictins, vers le commencement du douzième siècle, envoyait des moines médecins et pharmaciens dans les hôpitaux qui se fondaient partout alors. Ce vaste mouvement, provoqué par la nouveauté, jeta dans toute l'Europe occidentale des germes qui produisirent des effets merveilleux ; et grâce à l'étincelle conservée malgré les temps de barbarie, les siècles suivants deviendront fertiles en résultats.

Avant de terminer ce chapitre, il nous faut citer les noms des savants qui illustrèrent la science pharmaceutique dès son début. L'histoire nous en a conservé quelques-uns des plus remarquables, et nous ne pouvons faire autrement que de les consigner dans notre brève étude (1).

Citons : le médecin particulier de Philippe-Auguste, le bénédictin Egidius, auteur d'un travail très complet pour l'époque sur les médicaments composés. Il fait connaître un assez grand nombre d'eaux distillées aromatiques et s'appuie tout particulièrement sur la préparation du sirop de sucre qu'il nomme *Zucera.*

(1) Abailard recommandait aux religieuses de Paraclet l'étude de la chirurgie ; il ne faut pas douter que dans cette étude, il n'ait compris la pharmacie, occupation plus convenable, moins difficile, et plus à la portée des femmes intelligentes.

Bertrand de Saint-Côme, abbé de Saint-Gille, envoyait à Louis VII des drogues venues du levant pour lui marquer son respectueux attachement. Etienne de Tournay, abbé de Sainte-Geneviève, fit parvenir à l'évêque de Lunden en Danemark, une fiole remplie de thériaque d'une grande vertu qu'un suffragant du patriarche d'Antioche lui avait envoyée. Au XIIIe siècle, un célèbre abbé du nom d'Abbo, entre autres, est un médecin très considéré, mais c'est aussi un chanoine et de plus, c'est un véritable apothicaire, car il possède tous les instruments nécessaires à cet art.

Et les instruments comme les livres sont alors choses assez précieuses, pour qu'il en fasse l'objet d'un legs testamentaire : *vases, pots* et même un *mortier d'airain.* Maître Abbo était d'Auxerre, très considéré de l'évêque Alain, ami de Saint-Bernard.

(Extrait des mémoires de l'abbé Lebœuf, et cité par M. E. Grave, dans son œuvre sur l'*état de la pharmacie en France*).

Nicolas Prœpositus, qui fut un des directeurs de l'école de Salerne, a décrit un grand nombre de médicaments : les électuaires, les vins aromatiques, les remèdes toniques et beaucoup de préparations pharmaceutiques usitées de son temps.

Enfin, Guillaume de Grey, prêtre de l'Anjou, fut un pharmacien et médecin très distingué.

Au nombre des personnalités illustres, notons plusieurs souverains-pontifes, qui se faisaient honneur des sciences pharmaceutiques : Saint Eusèbe, pape, fils de médecin, a été médecin lui-même. Jean XXII, grand sectateur de la pharmacie arabe, avait été médecin de la Faculté de Montpellier. Paul II, après avoir été élevé au pontificat, allait voir lui-même les malades et leur distribuait les médicaments qu'il leur avait préparés et ordonnés. L'évêque de Chartres, Fulbert, non seulement connaissait la médecine, mais préparait aussi des médicaments ; il envoyait dans ses lettres des poudres médicinales toutes préparées.

Nous arrêtons ici l'énumération des diverses circonstances que nous avons voulu consigner dans ce chapitre.

Plus profondément nous pénètrerons dans les siècles suivants, plus nous constaterons que la science prendra de l'extension, non d'une façon très sensible et très précipitée toutefois, car il y a trop à combattre ; mais nous verrons des infatigables chercheurs doter la science pharmaceutique de découvertes utiles à l'univers entier.

On ne peut contester cette vérité : c'est que les sciences naturelles, pleines de mystères, furent exploitées par quelques illuminés à l'avantage et au profit d'un petit nombre d'adeptes.

A chaque réforme, les sciences chimiques et naturelles ont accru leurs proportions ; elles ne sont donc pas arrivées à leur état actuel sans avoir subi les métamorphoses et l'épuration du temps. Le progrès intéresse tous les hommes.

Ce n'est que de loin en loin qu'on a vu apparaître des esprits qui, devançant l'expérience par la hauteur de leur génie, ont indiqué fermement, positivement et sans hésitation, les voies qui devaient mener au progrès.

Ils ont eu la persévérance de recueillir des faits amassés un à un sans ordre et sans choix, les ont classés et ont formé les fondements de cette érudition actuelle, fécondée par la *généralisation*, la plus belle ainsi que la plus riche faculté de l'intelligence.

En un mot, c'est grâce à eux que la science dans les temps modernes s'est créée sans violences, sans secousses, et que, après de nombreuses transformations, elle est devenue ce qu'elle est aujourd'hui : riche en faits, riche en expériences et non plus basée sur des rêveries (1)-(2).

(1) N. B. Les détails sur la pharmacie des monastères du onzième au douzième siècle inclusivement, et qu'on vient de lire dans ce chapitre, ont été recueillis par l'auteur, il y a quelque années, dans une abbaye riche en ces sortes de documents. Ils lui ont été procurés par un savant qui cache sous sa robe de bure, non seulement une science profonde, un nom jadis connu et respecté, mais encore la bienveillance et l'aménité la plus parfaite.

(2) Pour rendre à chacun ce qui lui revient, je dois signaler le nom de M. Ménière père, pharmacien distingué d'Angers, qui en 1865 ou 1860, avait consigné dans le *répertoire de pharmacie* un petit article, sur les *pharmacies des monastères du moyen-âge*. Tous les faits qui y sont rapportés sont semblables à ceux qui m'ont été fournis par les moines eux-mêmes, il y a peu de temps encore.

CHAPITRE VI

Etat de la pharmacie à la fin du douzième siècle. — La pharmacie à Naples sous Frédéric II. — Influence de la doctrine arabe sur les lois fondamentales dont ce souverain entoure l'art pharmaceutique. — Deux ordres d'apothicaires. — Examens probatoires. — Inspection des boutiques. — Surveillance sur la préparation des électuaires, sirops, etc. — Le codex (antidotaire de Salerne) — Peines infligées aux délinquants. — Les universités à Paris au treizième siècle. — Albert le Grand, ses cours. — Les médicaments chimiques. — Vincent de Beauvais, ses études naturelles, chimiques et médicales ; botanique, zoologie, etc. — Influence de saint Louis sur l'avancement du commerce des drogues pharmaceutiques. — Etienne Boileau. — Le livre des métiers. — Corporation des apothicaires parisiens. — Règlements divers pour leur commerce. — Différence de la police entre celle des apothicaires français et celle des Napolitains. Quelle en est la cause. — Les dernières croisades influent sur l'exportation des substances composant la matière médicale. — Les apothicaires prennent une certaine importance. — Différence entre eux et les *ciriers*, *droguistes* et *pevriers*. — La thériaque de Venise et autres. — Son influence sur l'avancement des préparations pharmaceutiques, etc. — Affiliation des chirurgiens, barbiers et apothicaires. — Lutte entre les uns et les autres. — Edit de Philippe le Bel (1301). — Barbiers apothicaires ambulants. — Domination médicale. — Le médecin souverain chef. — Le quatorzième siècle et l'alchimie. — Les pharmacopoles. — Affiliation du roi Charles V à la confrérie chirurgicale de Saint-Côme. — Réclamation des chirurgiens. — Ordonnance de 1364. — Mécontentement des barbiers. — Nouveaux statuts royaux rendus en leur faveur. — Nouvelle ordonnance de 1372 réglementant barbiers, chirurgiens et médecins en trois catégories distinctes. — Grands et petits barbiers ; leurs pharmacies portatives, leurs outils, leurs onguents, etc., etc. — Quelques mots sur ces deux derniers siècles et sur la toxicologie. — Considérations générales.

De la fin du douzième au treizième siècle inclusivement.

La fin du douzième siècle fut enfin l'aurore qui répandit sur la pharmacie naissante une lueur d'espérance. Elle se traînait en effet dans le monde des cloîtres, languissante et désespérée, encore emmaillottée dans les langes d'une enfance malingre et chétive. Toutefois de l'Orient lui vint la lumière. Le relèvement de sa dignité lui donna une auréole d'honnêteté consacrée par des lois, qui la sauvegardèrent en lui assignant la place qu'elle méritait d'occuper dans toute société civilisée.

Un empereur philosophe en même temps que naturaliste, Frédéric II, roi de Naples, favorisait le développement des sciences naturelles, et par ses ordres les auteurs anciens qui en avaient fait leur spécialité furent traduits dans son royaume. Il fit venir d'Afrique et d'Asie des plantes rares, des animaux non encore connus ni étudiés en Europe, et composa lui-même sur le règne animal des traités qui dénotent ses connaissances en zoologie. Grand partisan de la doctrine pharmaceutique arabe, et connaissant à fond la police qu'ils exerçaient sur l'exercice de la pharmacie pratique, il n'hésita pas à suivre la voie par eux tracée, en y ajoutant des lois fondamentales dont l'exécution était tenue avec vigueur.

Adoptant le système des *Stationnarii* et des *Confectionnarii*, dont nous avons déjà parlé dans le chapitre consacré à la pharmacie arabe, il suivit leurs préceptes en vue de la surveillance de la préparation des médicaments par le collège des médecins.

Sous son règne, tout apothicaire ou droguiste subissait un examen probatoire devant des médecins délégués, qui lui permettaient ou qui lui défendaient d'ouvrir une officine.

Les villes populeuses étaient désignées de préférence aux récipiendaires, afin que, y exerçant plus tard leur art, le contrôle fût plus facile et permît plus sûrement à l'autorité d'avoir sur les praticiens une surveillance plus active.

Quand il s'agissait de composer les électuaires, les *sirops*, les *élixirs*, les *antidotes* et les médicaments *complexes* dans leur constitution, à défaut des membres du collège des médecins ou des apothicaires-jurés et passés maîtres dans l'art, des personnes considérables, et sur le témoignage desquelles on pouvait compter, assistaient elles-mêmes aux opérations pharmaceutiques.

Le codex dont ces praticiens s'inspiraient était l'*Antidotaire de Salerne*; le prix des remèdes était ainsi coté : pour les médicaments dont la consommation devait se faire dans l'année, l'apothicaire était autorisé à prélever par *once* un bénéfice net de trois *tarenis* (cinq francs environ de notre monnaie). Mais sur les préparations officinales qu'on pouvait conserver bien plus longtemps encore, l'apothicaire avait le droit de doubler son bénéfice. Si la contravention était dûment reconnue, l'inspection étant faite, la pharmacie et les biens de l'apothicaire étaient saisis, et si par exception les inspecteurs-jurés étaient reconnus coupables comme complices des délinquants, ils subissaient les peines les plus graves, et la mort si homicide avait eu lieu.

Déjà Bologne possédait un savant, le sénateur *Crescentia*, sectateur des méthodes pharmaceutiques des Arabes, imbu de leurs principes ; il avait composé un ouvrage divisé en douze livres. L'observation lui vint après avoir scruté la nature. L'usage des plantes médicinales et pharmaceutiques y est consigné avec une certaine autorité de traitement, et des aperçus de manipulations dans diverses préparations au point de vue thérapeutique.

Le treizième siècle vit l'Université de Paris, qui s'était formée sous le règne précédent, recevoir ses premiers statuts du roi Philippe-Auguste. Dès l'an 1225, à la fin du règne de Louis VIII, qui ne régna que deux ans, un homme distingué, Albert le Grand, professait à Paris, sous saint Louis.

A cette époque, les Parisiens qui traversaient la place Maubert, par corruption de place Maître-Albert, étaient témoins d'un bien curieux spectacle. Un homme de petite taille, frêle et débile, portant la robe blanche de dominicain, expliquait à une foule avide de l'entendre, à un cercle épais et serré de jeunes clercs studieux, les grandes vérités de la chimie, de la métaphysique, leur dévoilait le mécanisme de l'homme et des animaux et exposait dans un langage élevé la plupart des connaissances humaines. Ce professeur en plein vent, qui avait été obligé de réunir dans les carrefours et sur les places la foule de ses auditeurs, que les salles de l'Université, les écoles, les cloîtres et les églises ne pouvaient contenir, se nommait Maître Albert. Toutes ses conférences et ses cours à Paris ne furent qu'une série de triomphes. Autour de lui, tout devint merveilles pour les uns, diableries pour les autres. Son nom eut du retentissement dans les pays les plus lointains ; on vint de presque toutes les parties du monde le consulter sur les arts auxquels les produits chimiques sont nécessaires. Or la médecine et la pharmacie y trouvèrent leur compte.

Des calligraphes innombrables copiaient ses manuscrits, et le monde se souvient encore de l'illustre professeur. La chimie pharmaceutique lui est redevable sans conteste de divers procédés dans la préparation des médicaments appartenant à cette classe.

C'est lui qui a donné la manière de préparer la *potasse caustique à la chaux*, telle qu'on la met en pratique dans nos laboratoires. Il décrit avec exactitude la *coupellation de l'argent*. Il établit la composition du *cinabre* (sulfure de mercure) en le formant de toutes pièces au moyen du *soufre* et du *mercure*. Il fit connaître les propriétés de la *céruse*, du *minium*, de l'*acétate de plomb*, de l'*acétate de cuivre*, de l'*eau-forte*, qui sont autant de substances employées dans l'exercice chimique et pharmaceutique actuel.

Ce fut lui qui, l'un des premiers, employa le mot *affinité* dans le sens qu'y rattachent les chimistes. Le soufre, dit-il, noircit l'argent et brûle en général les métaux à cause de l'*affinité* naturelle qu'il a pour eux (*propter affinitatem naturæ metalla adurit*). Il paraît avoir appliqué le premier, et pour la première fois, le mot de *vitroleum* à l'atrament vert, qui est le *sulfate de fer*.

La préparation de l'acide nitrique, qu'il nomma *Eau prime*, est très exactement décrite. Il indique en même temps ses principales propriétés, surtout celle d'oxyder les métaux et de séparer l'argent de l'or.

Il obtenait ce qu'il nomme *Eau régale*, ou *Eau seconde*, en mélangeant quatre parties d'*eau prime* avec une partie de sel *ammoniac*.

Judicieux et sensé, il ne croyait point à la folie alchimique. Il prend soin d'avertir que l'or des alchimistes n'en est pas, et se garde bien de prendre pour de l'argent le *cuivre blanc* (l'alliage de cuivre et d'arsenic).

Voici ses arguments : *Les Métaux sont tous identiques dans leur origine, ne différant les uns des autres que par leur forme.* En laissant de côté la surface et en considérant le fond, on y voit l'étude de la combinaison atomique à laquelle les savants se sont livrés de nos jours. Ils ont été amenés à les considérer comme les multiples les uns des autres. Ce fut un doute porté dans les esprits ; de là est né l'*Isomérisme.*

D'après des données aussi sérieuses et basées sur des faits certains, qui font à juste titre considérer Albert le Grand comme un des chefs de l'école expérimentale au moyen-âge, nous ne pouvons nier tout l'accroissement que lui doivent les sciences pharmaceutiques. La chimie pharmaceutique est redevable à ce savant, ainsi qu'à ses élèves d'un élan sérieux qui la conduisit sur la route du progrès. Et aujourd'hui la réduction d'une substance médicamenteuse, sous un petit volume, renferme en elle avantageusement une efficacité incontestée en même temps qu'incontestable.

Albert le Grand eut un élève remarquable, Vincent de Beauvais. Marchant sur ses traces, s'inspirant de ses idées, les mûrissant et les travaillant, il parvint à rehausser encore l'éclat de l'illustre professeur.

Vincent de Beauvais fut surnommé à très juste titre *le Pline du moyen-âge*, l'histoire naturelle fut pour lui le champ destiné à ses intelligentes et savantes explorations. L'histoire du feu, de l'air, de l'eau, leurs effets, leur impression sur les corps, fut l'objet de ses recherches. Aujourd'hui, ne voyons-nous pas la *thermométrie*, les chaleurs spécifiques, la chaleur latente, captiver au plus haut point les hommes intelligents de notre siècle, auteurs et fondateurs non seulement de travaux originaux, mais encore d'aperçus nouveaux qui plus tard deviendront vérités fondamentales dans l'histoire des sciences.

L'alchimie, dans sa folie spéculative, ne trouve pas grâce devant ce savant. Il condamne hautement les pratiques insensées de cet art, soi-disant créateur de l'or, mais il la reconnaît véritable comme agent pouvant séparer les métaux précieux des métaux impurs.

Pour ce qui concerne les sciences qui deviendront plus tard accessoires à la pharmacie proprement dite, il faut noter aussi ses travaux en botanique, en minéralogie et en zoologie. Les plantes en général, et les plantes médicinales en particulier, fixèrent son attention. Leur sexe, leur vie, leur respiration, et l'emploi qu'on peut en faire, n'échappent point à ses savantes investigations. Les botanistes modernes ne feraient pas mieux. Or, en suivant un ordre semblable, il érigea des travaux dont on doit reconnaître l'utilité en même temps que l'agrément. Pour ce qui concerne la zoologie : les animaux domestiques, les oiseaux, les bêtes sauvages, les reptiles, l'anatomie comparée des uns et des autres, sont pour lui l'objet d'études particulières. Leurs mœurs, leurs habitudes, leurs aliments sont consignés avec soin.

La médecine, la chirurgie, la préparation des médicaments, la physique, forment une partie de son colossal ouvrage : La *Bibliothèque du Monde* qui reste comme un monument attestant le travail et les aptitudes de cette vaste et surprenante intelligence.

Et de plus on lui doit la conservation encyclopédique des livres de chimie, de pharmacie, de médecine et d'astronomie. La plupart des ouvrages des auteurs anciens disparurent et c'est Vincent de Beauvais qui sauvant du naufrage et de l'oubli les épaves scientifiques estimées des anciens, nous a donné en même temps une idée de leur caractère et de leurs aptitudes.

Le treizième siècle eut le noble privilège de mettre les sciences en général à un niveau élevé et inconnu jusqu'alors. Les naturalistes, chimistes, et voire même les apothicaires, pénètrent plus avant dans les arcanes de la nature. Or, pour ce qui concerne le point de vue historique auquel nous nous sommes placés, il nous faut mettre en lumière les hommes qui donnèrent un élan si noblement suivi.

II

Au premier rang de ces personnalités qui jouirent d'une considération justement acquise par l'impulsion communiquée aux choses de l'intelligence, nous devons saluer le roi Louis IX, saint Louis, roi de France.

Quoique ce monarque n'eut pas exercé une influence aussi accentueé sur les progrès de la pharmacie proprement dite que Frédéric II, roi de Naples, il contribua néanmoins à en développer l'essor par ses relations diplomatiques et ses expéditions armées, et surtout par la noble et chevaleresque protection qu'il accordait aux savants qui vivaient près de son trône. Tenue si l'on veut, un moment, sous la dépendance de l'autorité royale, la science en général prenait un aspect tout démocratique parmi des compagnies de savants et d'artistes qui usaient pour son avancement général, de leur fortune, de leurs croyances et de leurs idées, toutes communes entre riches et pauvres, seigneurs et plébéiens. République des lettres et des sciences, qui seule peut donner la vraie protection, la vraie liberté, permettant à tous les citoyens d'acquérir l'égalité des mêmes vues, des mêmes aspirations du même savoir et du même désintéressement !

Louis IX, dont la mémoire n'a pas été épargnée par les philosophes du siècle dernier, qui n'obtint de leur part ni grâce ni trève, avait donné comme précepteur aux princes ses enfants, Vincent de Beauvais, dont nous avons esquissé, il y a quelques instants, le portrait remarquable.

Il est donc en faveur de saint Louis d'avoir choisi, comme remplissant des fonctions si importantes dans son propre palais, un savant qui interrogeait la nature, qui exaltait les travaux des anciens, quand de toutes parts on criait haro contre leurs œuvres et qui osait affirmer publiquement que nulle médecine ne serait profitable si les sept arts libéraux ne lui servaient pas de pierre angulaire. Il exerçait la chimie près du parvis de la Sainte-Chapelle, où la haute sagesse du roi protégeait ses travaux. Et voici pourquoi le soir, des Parisiens intrigués et plus effrayés que curieux, allaient se blottir près de la Seine, et là, pleins d'anxiété [cherchaient à pouvoir distinguer, sous les hautes arcades du palais, le *farfadet* ou le *gnôme* que Vincent de Beauvais devait naturellement, selon eux, consulter dans ses opérations fantastiques.

Une protection accordée d'une manière si intelligente aux savants de son temps s'étendit peu à peu sur les arts qui semblent découler de la science elle-même ; en effet au retour de la première croisade, en l'année 1258, le roi saint Louis réglementa les confréries dans lesquelles se trouvait celle des *apothicaires.*

Etienne Boileau, homme intelligent, était alors prévôt du Châtelet de Paris. Il donna aux corporations une constitution régulière, en même temps qu'il les disciplina. Le livre des *mestiers* prit naissance, c'est le tableau exact et le recueil intéressant de toute l'industrie du moyen-âge.

D'après les ordonnances, *tuit apothicaire* débitait ses marchandises non-seulement chez lui, mais encore aux *hales et marchés*, le samedi de chaque semaine. Les droits de vente dans les boutiques s'acquittaient en payant le pesage aux *balances royales.* L'étalage du samedi coûtait une *obole.*

Nous ne pouvons faire autrement ici que de constater une différence entre la police de la pharmacie française à sa naissance, et celle de la pharmacie napolitaine érigée par l'empereur Frédéric II.

En France, jusqu'au moment de la seconde croisade, la pharmacie était peu ou pas compliquée. La connaissance des substances orientales exotiques était inconnue sur les marchés. Si des remèdes composés de ces substances étaient livrés à la consommation, ils ne l'étaient que par les Israélites qui, dans leurs fréquentes excursions en Orient, apportaient du Levant des médicaments qu'ils préparaient eux-mêmes, et qu'ils vendaient plutôt falsifiés que naturels. Cependant en 1252, après les croisades suivantes, le commerce changea de mains. Il devint alors général, et les guerres une fois terminées, les échanges se maintinrent entre l'Asie et l'Europe.

Ce fut à ce moment que, pour la première fois dans l'histoire qui intéresse la pharmacie, l'on vit les apothicaires prendre une certaine importance en même temps qu'une certaine considération dans l'Europe occidentale. Et selon toute apparence, dès la fin du treizième siècle en 1267. Sous le règne de saint Louis, Paris comme toutes les villes importantes du royaume et même de l'Europe, possédait des apothicaires, non confondus dans la profession des *ciriers*, des *pévriers* et des *épiciers*. Il faut toutefois encore admettre une différence. Les *ciriers*, les *pévriers*, les *droguistes* vendaient les substances brutes, mais les apothicaires vendaient les médicaments composés, non par leurs propres talents, puisque la mode était, qu'on fit venir les mélanges médicamenteux tout préparés d'Italie.

Ce fut aussi à cette époque grâce aux rapports avec l'Orient, rapports commerciaux principalement, que la *fameuse*, grande et célèbre préparation de la pharmacie, *la Thériaque*, reprit un regain considérable de faveur !

Nulle drogue ne fut plus exaltée, nulle ne jouit d'autant de prérogatives. Au sommet du trône pharmaceutique, le sceptre en main, elle règne souverainement ! La qualité d'impériale, de royale lui est décernée, et son origine toute pompeuse (car elle prit le jour dans la maison des Césars) voulait ne point être au dessous de celle qu'Andromachus, le médecin de Néron lui avait octroyée.

Aussi tous les efforts de ses admirateurs tendaient au seul but de lui donner son auréole toute patricienne ! Les concours s'ouvrirent, Venise en fut le théâtre, la Thériaque vénitienne naquit !

« Mais elle était de ce monde où les plus belles choses
Ont le pire destin »

Le ver rongeur de la jalousie entra dans les bocaux qui la contenaient, la mystification accabla le Lion de Saint-Marc, la drogue fut jugée inférieure ! La concurrence s'établit, Gênes, Francfort, Lisbonne, etc., en enfantèrent d'aussi merveilleuses et d'aussi divines ! Toutefois l'émulation était donnée, et, rivalisant de zèle, les apothicaires qui la fabriquaient vinrent dans les cités populeuses, s'y établirent, et devinrent plus habiles encore dans leur art.

Avant de terminer l'étude du treizième siècle, et en particulier le règne de saint Louis, il nous faut dire quelques mots sur les *chirurgiens* et *barbiers* affiliés aux *apothicaires*, et ne pas les laisser dans l'ombre. Ils sont trop liés à leur histoire, pour ne pas en constater l'existence.

Quand les croisades eurent lieu, le mouvement entre l'Occident et l'Orient fut la cause de l'organisation des hôtelleries, qui recevaient sur les routes les blessés, les moines et les frères hospitaliers les administraient et se livraient aux opérations chirurgicales. Déjà, au douzième siècle, les services des frères et sœurs hospitaliers étaient si bien connus qu'Abélard ordonnait aux nonnes du Paraclet d'étudier la chirurgie.

En 1295, le fameux chirurgien Lanfranc vint prendre domicile à Paris, sous le règne de Philippe le Bel, et y ouvrit un cours de chirurgie. Pour que ses préceptes ne se perdissent pas, il écrivit le texte de ses leçons, qui étaient fréquentées par un nombreux auditoire. Ce fut à ce moment que parut l'ordonnance réglementaire du prévôt de Paris, qui, au treizième siècle, enjoignait de nommer des hommes capables d'examiner ceux qui voudraient pratiquer l'art de la chirurgie. Cette ordonnance ouvrit à l'art une ère nouvelle, et servit à *distinguer le chirurgien du simple barbier.*

En 1301, une lutte permanente s'établit entre les médecins et les chirurgiens, entre les chirurgiens et les barbiers qui avaient été émancipés. Le roi Philippe le Bel, prévoyant sans doute les circonstances qui devaient surgir : *Leur déffendit sus peine de corps et d'avoir que cilz qui se disent cyrur-*

BIBLIOTHÈQUE MÉDICALE

gien barbier qu'ilz ne ouvrissent de l'art de cyrurgie, devant ce qu'ilz soient examinés de mestres en cyrurgie, scavoir se ilz sont souffisants au dict mestier faire.

L'édit royal n'apporta guère de changement dans le caractère jaloux des barbiers. Ils y échappèrent, en prenant le soin de ne point usurper le titre de chirurgien. Or, il est probable que leur condition sociale n'était point des plus nobles, car le même souverain fit défense : *aux larrons, faux monnayeurs, arquebusiers et aux usuriers de pratiquer la chirurgie et de mettre des bannières à leurs fenêtres comme les vrais chirurgiens qui pansaient et visitaient les blessés, dans les églises et autres lieux privilégiés.* Les barbiers étaient à peu près pharmaciens ambulants, vendant herbes et simples, et voire même onguents. Or donc, ils pratiquaient aussi la médecine. Plusieurs même puisaient leurs connaissances pratiques dans un livre appelé *Passonarium* ou tout au moins dans les secrets qui pouvaient en transpercer, car il fut dit-on à peu près inédit, et c'est avec un ensemble parfait que : *Clysterisabant, cauterisabant, gargarisabant* et *cicatrisabant.*

Le quatorzième siècle vit l'association, dans les diverses nationalités européennes, des apothicaires aux chirurgiens barbiers. Toutefois, le siècle eut pour maîtres dès le principe les Grecs et les Arabes. Il fut guidé dans la voie de l'art de guérir par les livres de Dioscoride, de Rhazès et de Sérapion.

Les idées des savants de ces deux peuples ne concordant pas toujours d'une manière égale, il en arriva pour les sciences pharmaceutiques un tissu d'erreurs en même temps que de méprises.

Cependant des médecins judicieux n'adoptaient pas complètement les chimères. Les alchimistes donnaient une foule de médicaments nouveaux, et ils ne recouraient à ces nouvelles compositions qu'avec une extrême circonspection, car la posologie n'existait pas dans la combinaison ni dans le mélange des drogues dues aux creusets des chercheurs, ces produits, ne furent introduits qu'à la longue dans la matière médicale fondée par les Arabes, ainsi que dans la pharmacopée de ces derniers et celle des Grecs. La confusion existait si bien, et l'interprétation était faite avec un laisser-aller qui excluait de ce cercle étroit des hommes sérieux d'alors, ce qu'on nommait à cette époque les *Pharmacopoles*. Sous ce nom étaient compris les *chirurgiens*, *apothicaires*, *barbiers* et considérés comme *ministres des médecins*, chargés expressément et exclusivement de préparer les remèdes et même de les administrer à l'occasion. Le médecin conseille, ordonne et occupe une position plus élevée, pour composer les extraits des plantes, en un mot est le dispensateur et l'ordonnateur de la matière médicale.

Malgré tout, malgré l'omnipotence médicale, malgré aussi l'édit du roi Jean, qui, en 1352, en rendit un semblable à celui de Philippe le Bel, pour empêcher les empiètements des *Pharmacopoles* et ordonner les examens probatoires, en s'appuyant sur les privilèges royaux qui leur avaient été accordés par saint Louis, tous les efforts furent impuissants et les médecins tinrent toujours dans le même dédain les chirurgiens, qui, par contre, rendirent aux barbiers la même rigueur.

La roi Charles V, affilié à la confrérie chirurgicale de saint Côme, écouta les doléances des barbiers qui subissaient le ricochet de la haine des médecins contre les chirurgiens. Il protégea les *barbiers* et exempta du guet ceux qui se plaignaient être *empêchés* par *les médecins dans leurs mestiers*, aussi dit l'ordonnance de 1365 :

Pour ce que il eschiet bien souvant, que lez anciens d'iceulx exposans lesquelz presque tous s'entremectent du fait de sirurgie, sont envoïez querre par nuit à grand besoing, en déffaut des mires et surgiens de la dicte ville dont ceux exposans n'estoient trouvez en leurs maisons, plusieurs grands périls et inconueniens s'en pourraient ensuir.

Les chirurgiens furent obligés de se taire, mais ils nourrirent dans leur esprit l'occasion de prendre leur revanche. Cinq années après, Charles V les exempta aussi du guet, mais à la condition qu'ils panseraient les malades qui ne pouvaient être reçus dans les hôpitaux. L'ordonnance royale fut probablement rédigée par un des membres de la corporation, car ils s'intitulent, sans examen préalable, *bacheliers et licenciés* en chirurgie. Ces distinctions universitaires, accaparées sous l'égide de la royauté, devinrent plus tard l'objet de leurs revendications.

Les barbiers à leur tour, épouvantés des succès de leurs maîtres les chirurgiens, fouillèrent dans leurs anciens statuts pour pouvoir trouver le moyen de sauvegarder leur autonomie.

Leurs recherches furent vaines, ils se décidèrent à s'adresser au roi Charles V, pour les créer de nouveau. Ces nouveaux statuts portent : *que le premier valet de chambre du Roi est et doit être garde du dit mestier comme autrefois, et qu'il peut instituer lieutenant, auquel l'on doit obéir comme à lui, en tout ce qui audit mestier apartient et apartiendra : que aucun barbier de quelquonque condition ne doit faire office de barbier en ladicte ville et banlieue, s'il n'est essaiez par le dit mestre, et les jurez en la manière, et selon ce qu'il a été accoustumé au temps passé et est encore de présent. Défense ez faicte d'enlever apprenti ou valet à un autre, de faire œuvre de barberie, hors de saigner et pugnier en certaines festes de l'année.*

D'un autre côté les chirurgiens empiétaient encore sur la médecine et trouvèrent que la latitude accordée aux barbiers était trop considérable. Ils firent tant et si bien qu'ils fatiguèrent l'autorité, et que celle-ci fixa franchement les attributions qui devaient dorénavant régir les uns en même temps que les autres. L'ordonnance parut le 3 octobre 1372. Elle donne l'autorisation aux barbiers *d'administrer emplastres, onguements et autres médecines convenables pour boces, apostumes, et toutes plaies ouvertes à moins que le cas puisse entraîner la mort, cas les mires sont tous des gens de grand estat et de grand sallaire et les pauvres gens ne sauraient comment les payer.*

Ainsi donc à cette époque se trouvent et demeurent séparés en trois catégories bien distinctes : les praticiens à robe rouge, mires *ou physiciens*, les chirurgiens à robe courte, sous la confrérie de Saint-Côme, et de Saint-Damien, et les barbiers faisant office de *barberie* sans pouvoir être inquiétés et portant l'épée au côté.

La France eut par rapport à ces trois classes de praticiens le même règlement. Des villes toutefois avaient de grands et de *petits barbiers*. C'étaient ces derniers qui allaient de ville en ville, de bourg en bourg et avec des drogues renfermées dans *leurs boîtiers*. Le grand barbier avait plus de décorum, il cheminait à cheval, des clochettes nombreuses attachées à sa monture signalaient son arrivée. Tous les malades n'étaient pas réputés dignes de ses soins. Il les attribuait le plus souvent aux personnages de distinction. Il portait dans un étui des instruments, des pinces, des ciseaux, des lancettes et des rasoirs. De plus, dans une boîte particulière, cinq onguents, savoir : le *basilicum*, *l'onguentum apostolorum*, *l'onguentum flavum*, *l'onguentum dialthea*, et *l'onguentum album*. Préparations *maturatives, vitales, calmantes et toniques*.

Nous ne devons être que très médiocrement surpris en examinant les documents ci-dessus, puisés en partie dans l'histoire de la chirurgie au moyen-âge, de constater en effet d'une façon certaine l'association complète des apothicaires, des chirurgiens et des barbiers, tous cependant enchaînés à la domination du *médecin* proprement dit.

Jusqu'au seizième siècle, l'état de leur condition fut le même, et le véritable *apothicaire* dans toute l'acception du mot se trouvait, dans cette hiérarchie, sous la surveillance et la tutelle des praticiens à robe rouge. Les divers Etats de l'Europe possédaient les mêmes associations, jusqu'au règne de Charles VIII qui, en érigeant des statuts aux apothicaires de Paris, en donna par ce fait même, pour ce qui concerne la France, à tous les apothicaires du royaume.

Vers le même laps de temps, une heureuse inspiration allait descendre sur une certaine catégorie de personnalités qui tournaient l'idée de leurs investigations du côté de l'art de guérir. Les ténèbres semblent vouloir se dissiper, les expérimentateurs remplacer les Scoliastes. Aidée du bon sens, la méthode expérimentale s'élève encore plus, les conceptions offertes à l'observation deviennent plus vastes. La Renaissance, plus que toute autre période, jouit des bienfaits de l'alchimie raisonnable et raisonnée. L'arsenal des substances destinées au soulagement des maladies se complète.

On connaissait déjà, pour n'en nommer que quelques-unes : le bismuth, le foie de soufre, l'eau régale, des acides bien définis et des éthers. Les alchimistes sont mieux accueillis, leurs préparations mieux acceptées ; on s'habitue à considérer ces hommes, non plus comme des étrangers entourés de suspicion, ni comme des aventuriers de bas étage, mais on les traite comme des savants convaincus, et des travailleurs méconnus.

Malheureusement pour la France, un temps d'arrêt se manifeste à la fin du quatorzième siècle, les événements historiques et les dissensions civiles retarderont de quelques années l'avancement de ces sciences.

Avant que de quitter la période du moyen-âge constatons que les derniers siècles qui la terminent furent marqués par de grandes commotions politiques, de longues guerres, de terribles fléaux, au milieu de la guerre de cent ans, pour ne parler que de la France, en présence des événements tragiques qui attristèrent le palais de nos rois, en voyant la dépravation, les discordes des princes, la folie du roi, l'assassinat de son frère, l'inconduite de sa femme, la funeste Isabeau de Bavière, en assistant aux hécatombes humaines qui signalaient les passages de la peste noire, le peuple, d'ailleurs ignorant et superstitieux, eut l'esprit frappé d'indicibles terreurs.

Incapable de comprendre la cause de toutes ces calamités réunies pour accabler une nation malheureuse, il attribuait ses maux à l'action d'un pouvoir surnaturel et aux *sortilèges*. Aussi la haine aveugle qui proscrivait les lépreux et les juifs, les accusait d'empoisonner les puits, les fontaines, voire même les rivières, s'attaquait elle-même aux personnes les plus douces et les plus vertueuses. Or Dieu sait avec quelle injustice on calomnia la bonne Valentine Visconti, l'ange gardien de l'infortuné Charles VI, qui fut obligée de quitter Paris, où ses jours n'étaient point en sûreté. On l'accusait d'avoir troublé la raison du roi. Rien d'étonnant, disait-on, puisqu'elle *était Italienne*, et que son père était très versé dans l'art des poisons !

C'est qu'en effet déjà, en 1318, dans les dernières années du quatorzième siècle, une magicienne célèbre de Paris, Marguerite de Belleville, dont parle le continuateur de Nangis, procédait à l'art de pratiquer les *charmes*, et l'*arsenic sublimat* faisait la base de ses enchantements. Le même poison aurait servi, dit-on, à Charles le Mauvais pour attenter aux jours de Charles VI et des princes de sa famille. Mais il est probable que Charles, ambitieux et violent, allié des Anglais contre la France, n'a pas été jugé avec impartialité par ses ennemis. Quoi qu'il en soit, une chronique raconte que le ministre Woudreton avait été chargé par lui de l'exécution du crime.

Le prince lui avait promis, s'il réussissait, de le combler d'honneurs et de richesses et lui avait même indiqué le moyen de pouvoir se procurer sans danger la substance vénéneuse : « Tu iras, lui dit-il, *ès hostels des apothicaires*, acheter de « l'arsenic, c'est une poudre blanche, lourde et ténue, tu en « saupoudreras les viandes, et tu en introduiras dans les « bouteilles du dressoir. »

Arrêté avant d'avoir pu exécuter ce criminel dessein, Woudreton fut brûlé sur la place de Grève en l'an 1384. Si la citation qui précède est exacte, elle peut servir à expliquer le proverbe, d'après Dulaure, à la fin du quatorzième siècle : « Défiez-vous des *quiproquos des apothicaires* et des *et cætera* des notaires. »

En terminant ce chapitre, qu'il nous soit permis de faire remarquer que, fidèle au but que nous sommes tracé, nous avons voulu signaler encore la marche de la toxicologie en même temps que celle de la pharmacie.

A cette époque du moyen-âge, les pharmacies, boutiques ou officines, n'étaient qu'un assemblage confus de drogues, plutôt épicerie en général que remèdes ou combinaisons médecinales en particulier. Les préparations officinales venaient presque toutes de l'Italie. Cependant il est important de noter à cette époque, et pour la première fois peut-être en France, l'apparition de ce terrible poison. Bordeaux, Bayonne et les autres grandes villes avaient des *hostelleries d'Apothicaires*, où se débitait l'arsenic. Ses propriétés étaient donc connues, et c'est sans contredit aux alchimistes qu'on doit en partie sa vulgarisation.

Dans ces temps pleins de superstitions (elles ne sont pas encore bien déracinées à notre époque), nous avons voulu toucher, à dessein, les mots de *magie* et de *charmes*, auxquels le peuple avait encore malheureusement trop de croyance. Déjà, à la fin du quatorzième siècle, dire à quelqu'un, vous m'*enchantez*, eût été regardé comme une mortelle injure. Or les charmes, aussi bien que les enchantements, conduisaient trop infailliblement au bûcher.

En usant d'une telle substance, dont des personnes mal intentionnées connaissaient les trop dangereuses vertus, il n'était pas difficile de pouvoir à leur gré s'en servir dans les occasions criminelles. Sorciers et sorcières purent remplacer, plus tard, de leur côté, les *poisons végétaux* par les *poisons minéraux*, encore plus certains dans leurs effets, et par leur association aux premiers, les rendre sûrs et surtout plus actifs. Ainsi, nous l'avons vu plus haut, procédait la célèbre sorcière Marguerite de Belleville.

Il serait injuste toutefois, d'après les données que nous fournit l'histoire, de vouloir accuser les apothicaires de ce temps de délivrer à tout venant une substance si terrible. Nous aimons à penser que le contraire existait (1).

(1) En ce temps-là surtout personne ne se privait de tuer ou d'empoisonner son ennemi.

Le *quiproquo* veut dire *substitution*. Déjà, à cette époque, l'apothicaire ne pouvait rien changer aux formules du médecin, puisqu'il les confectionnait sous la surveillance de ce dernier. Il faut mieux supposer que l'honnêteté du préparateur et la surveillance des prescrivants étaient dans ce cas, la garantie la plus sûre.

Ce qui prouve enfin que le mot de *quiproquo* inquiétait certains esprits, c'est que, bien plus tard, à la Renaissance, cette question fut résolue dans l'intérêt des médecins et de celui des apothicaires.

Il serait donc plus admissible de penser que cette substance dangereuse, l'*arsenic*, était délivrée sans aucun doute par le commerce, et peut-être même fournie aux *épiciers*, *droguistes* et *pévriers* du temps par l'Italie qui commençait à faire déjà des progrès dans cette branche trop souvent criminelle de l'art pharmaceutique.

Est-ce un apothicaire, dit M. Grave, qui avait tué le duc d'Orléans à l'entrée de la rue du Temple, ou le duc Jean de Bourgogne sur le pont de Montereau, ou le duc et le cardinal de Guise à Blois ? Etaient-ce des apothicaires qui commettaient tous ces empoisonnements que Froissart ou le Religieux de Saint-Denis, mettent sur le compte de Charles le Mauvais ou des frères de Charles V ? Déjà on demandait à l'apothicaire de faire mieux et d'être plus honnête homme que tout le monde, dans un temps où tuer et empoisonner n'était qu'un jeu ? Un seul exemple, dit encore notre érudit confrère, pourrait démontrer la défaillance d'un apothicaire en 1575 ; mais ce n'est qu'un fait isolé, et au fond ce n'est qu'un mot qui n'engage en rien l'ancienne pharmacie. — En effet, l'apothicaire ne devait rien changer aux formules du médecin ; c'est vrai, et il n'y aurait pas de pratique possible s'il en était autrement. Mais encore fallait-il qu'elles n'eussent rien de contraire à l'art. Il gardait malgré sa servitude, le droit, imprescriptible heureusement, de ne pas exécuter une ordonnance fautive qui eût pu tuer le malade. — (Grave, *loco citato*).

CHAPITRE VII

QUINZIÈME AU SEIZIÈME SIÈCLE

Le quinzième siècle considéré comme l'ère naissante de l'emploi des médicaments chimiques. — Gentilis de Foligno et la pharmacopée arabe. — Ses travaux. — A. Guainerius de Turin, préparation des eaux minérales artificielles. — Ouvrages de pharmacologie de Quirinus de Augustinis, de Tortone, et du Milanais Paul Suard. — La transmutation des métaux, cause d'avancement pour les médicaments chimiques. — Basile Valentin. — Légende et histoire. — Ses travaux ouvrent une nouvelle ère à la médecine. — Ses études sur l'antimoine. — Le verre d'antimoine. — Voie sèche et voie humide. — Distillation. — Rectification de l'alcool. — Les éthers. — Bains minéraux artificiels. — Les sels de chaux. — Préparation de l'acide hydrochlorique. — Le sulfure de potassium. — L'acide sulfurique, etc.... — Du sel volatil des urines. — De l'ammoniaque. — Des sels de fer — de l'or fulminant — du bismuth. — Il emploie le premier le mot précipité. — Des mines de Hongrie et de Saxe. — Comment, connaissant une eau minérale, on peut être conduit à la découverte d'une mine. — Du danger des mines d'arsenic. — B. Valentin peut être considéré, au quinzième siècle, comme fondateur de la chimie pharmaceutique. — Etat de la pharmacie au quinzième siècle ; — son avancement subit l'influence des événements historiques. — L'imprimerie et la gravure facilitent sa vulgarisation. — Publications du temps qui s'y rapportent. — Sa situation sous le règne de Louis XI. — Les barbiers pseudo-apothicaires. — La France livrée aux suppôts de l'ignorance et de la superstition médicale. — Influence de l'abbé Trithème sur les préparations chimico-pharmaceutiques. — Enumération succincte de quelques-uns de ses travaux. — Il devient le maître de Paracelse enfant. — Considération générale sur la situation médicale et pharmaceutique en France.

Le quinzième siècle, dès le principe, fut pour la pharmacie l'ère naissante de l'emploi des médicaments chimiques. — Un savant Italien duquel l'histoire a conservé le nom, Gentilis de Foligno, fit une juste séparation des fils de l'erreur d'avec ceux de la vérité. Il introduisit la formule des médicaments nouvellement découverts par les alchimistes, dans la pharmacopée arabe. — Ses travaux peuvent être regardés comme un abrégé de chimie médicale donnant exactement la mesure des connaissances du temps dans les branches de cet art. Plus tard encore un autre savant, Antoine Guainerius, de Turin, délivra tout à coup l'alchimie du joug des scoliastes, et appliqua ses découvertes dans la confection de plusieurs médicaments, où les eaux minérales naturelles tiennent la première place ; les eaux artificiellement produites ont leurs formules et leurs recettes parfaitement indiquées. C'était là un grand pas de fait vers une voie nouvelle, car la pharmacie ne pouvait qu'à grand *ahan et malaise* se soustraire au joug dominateur de dame alchimie. C'est ce qu'indiquent deux ouvrages du temps, qui traitent plus spécialement de *pharmacologie*, au nombre desquels : *le Trésor des Aromates, la Lumière des apothicaires*, l'un dû à Quirinus de Augustinis, de Tortone, et l'autre au Milanais Paul Suarde. Ce fut aussi l'époque où parurent beaucoup d'écrits sur la chimie médicale et pharmaceutique. Bon nombre de ces publications sortirent des monastères où se trouvaient alors à côté du fourneau galénique, les creusets destinés à l'accomplissement de la théorie du grand œuvre.

Il est incontestable que la transmutation des métaux, que la recherche de la pierre philosophale, ont été pour la pharmacie chimique, autant que pour la médecine, des sources de progrès. — Les préparations extraordinaires, les curieux effets produits par les mélanges, la diversité des couleurs des métaux en fusion, donnaient au laboratoire un mystérieux attrait dont ne pouvait se détacher l'infatigable travailleur.

Au nombre et à la tête de ces chercheurs, il faut placer le moine bénédictin, B. Valentin.

On prétend cependant que les ouvrages attribués à B. Valentin ne démontrent pas d'une manière absolue l'existence de ce savant ; mais si les détails à ce sujet manquent complètement et si sa notice biographique fait défaut, on sait pourtant qu'un alchimiste de ce nom figurait en 1423 au couvent de Saint-Pierre à Erfurth. Il fut, comme Albert-le-Grand, un des inventeurs des médicaments chimiques. Ses travaux opérèrent une transformation qui devait plus tard révolutionner la routine de la médecine et de la pharmacie.

Ses recherches ont fait connaître les propriétés pharmaceutiques de l'antimoine, ainsi que de certaines préparations médicales encore en usage dont la dénomination vulgaire s'est conservée de nos jours encore. Sa théorie chimique est à peu près copiée sur celle des Arabes d'Espagne ; les manipulations qu'il y discute gardèrent les mêmes théories jusqu'au dix-huitième siècle. Sous peine de nous répéter nous devons faire remarquer encore combien les alchimistes du moyen-âge ont été les imitateurs des maîtres de l'art sacré.

Il y a ressemblance, non seulement dans les pratiques, dans les principes, dans le but, mais les mêmes faits, les mêmes incidents se trouvent identiques dans les lambeaux historiques ou légendaires que nous avons pu consulter sur ces deux dernières époques.

Un savant de l'antiquité, Démocrite, initié aux pratiques de l'art sacré d'Egypte, de Thèbes et de Memphis, raconte que le maître étant mort, avant que lui, le disciple, eût eu le temps de se perfectionner dans les sciences, il résolut d'évoquer son ombre pour l'interroger sur les secrets de l'art.

Le maître, sorti de sa tombe, s'était dressé devant lui tout à coup et lui avait fait entendre ces paroles : *Voici donc toute la récompense de ce que j'ai fait pour vous, ô incrédules !*

Démocrite lui fit des questions, lui demandant comment il fallait faire pour combiner les natures entre elles.

Le maître lui répondit : *Les livres sont dans le Temple !!!*

Néanmoins les recherches furent vaines. Se trouvant quelque temps après cette apparition dans ce même temple, et étant assis au milieu des savants qui composaient la réunion, il vit une des colonnes s'entr'ouvrir d'elle-même et, s'étant penché, il aperçut les livres indiqués.

Vivaces étaient encore les superstitions au quinzième siècle de notre ère ; il ne faut donc pas être surpris quand on lit qu'une des colonnes de la cathédrale d'Erfurth s'ouvrit comme par miracle, et qu'on y trouva les ouvrages du Bénédictin Basile Valentin.

Constatons ici que le quinzième siècle fut plutôt un âge où fleurit la poésie, et que l'expérimentation plus sérieuse n'occupait, il est aisé de le voir, que la deuxième place. Exagération dans les expressions, phrases ampoulées, sympathies, antipathies, démons, gnomes et farfadets présidaient aux découvertes nouvelles. En un mot, l'extravagance de la monomanie intellectuelle était compensée cependant par une allure aussi fantastique que finement mystérieuse. De ce côté, le quatorzième siècle fut plus raisonnable que le quinzième.

Il est bien évident (et la chose peut facilement s'expliquer) que ces absurdités voilèrent certains rayons illuminés par l'intelligence; que les publications sur les sciences alchimiques, naturelles, médicales et pharmaceutiques, se ressentirent fortement de ce travestissement de l'esprit. Mais qui ne conviendra pas avec bonne foi que de ce milieu troublé et agité par un sentiment plus exalté que vraiment positif, il ne sortit pas des inventions très utiles même sous leur apparence lyrique et inspirée ?

Des hommes sérieux, capables, instruits même, s'attachèrent aux traditions léguées par des fouilleurs, leurs prédécesseurs. Leurs tendances furent respectables et fécondes, et souffleurs intrépides, la lueur de leurs fourneaux embrasés, leur fit découvrir des sources abondantes, desquelles ils firent utilement et largement découler des principes dont on a pu retirer depuis des résultats avantageux dans les pratiques de l'art de guérir.

Que Basile Valentin soit légendaire, que son existence soit contestée, rien de mieux; mais en définitive que ce nom soit ou pseudonyme ou qu'il ne le soit pas, ces œuvres ne se sont pas écrites toutes seules; or, le savant digne d'en être l'auteur, doit être placé sans hésitation au nombre des hommes intelligents qui travaillèrent eux-mêmes pour le développement et la grandeur de la science.

Basile Valentin, dit M. Louis Figuier (1), avait si bien senti les propriétés de l'*Antimoine*, à peine indiqué avant lui, que l'on trouve consignés dans ses travaux plusieurs faits considérés de nos jours comme des découvertes nouvelles.

Avant que d'aller plus loin, nous avons voulu écrire cette phrase entière, que l'auteur érudit de l'*Alchimie et des Alchimistes* consacre à cet alchimiste allemand, considéré au quinzième siècle comme le porte lumière, en même temps, comme l'investigateur hardi qui occasionna une révolution que devait continuer Paracelse dans l'emploi des médicaments chimiques.

Il est facile de conclure, après ces données, que si l'antimoine servit de base à ses savantes recherches, il appliqua la même persévérance, en même temps que la même ténacité, à la découverte des autres substances qui peuplèrent le champ de ses recherches expérimentales et positives.

L'antimoine, en effet, dont l'usage est si répandu aujourd'hui en médecine, fut pour ainsi dire disséqué, tourné et retourné par ce savant de ces temps déjà lointains.

Il en loue fortement les propriétés, il l'élève à une telle hauteur qu'il ne craint pas de le qualifier (la chose est exagérée sans doute) du nom pompeux d'une des *sept merveilles du monde! Currus triomphalis antimonii.*

La modestie de l'antimoine, nous le supposons, fut-elle blessée de ce titre si peu en rapport avec son obscure origine? Nous n'en savons rien pour pouvoir l'affirmer, mais nous devons assurément constater que notre savant lui donne la vertu, sans contredit extraordinaire, de purifier en médecine le corps humain, comme en alchimie il a le pouvoir de purifier l'or. Ainsi l'homme roi de la création animale, et l'or roi des métaux, lui seraient redevables l'un et l'autre de propriétés anoblissant, sans conteste, les quel-

(1) *L'Alchimie et les alchimistes.*

ques imperfections qu'un contact rôturier aurait pu leur faire subir : c'est là une noble prérogative.

Basile Valentin énumère les oxydes de l'antimoine et indique pour leur préparation des procédés dont l'usage n'est pas détrôné de nos jours. C'est ainsi qu'il traite de *l'oxysulfure et du sulfure d'antimoine* préparé de toutes pièces, sans négliger d'indiquer le sulfure naturel. Ajoutons enfin le soufre doré de ce même métal, dépeint très exactement dans ses écrits.

Ce fut lui qui parla le premier de l'extraction des métaux *par la voie sèche et par la voie humide.* Les anciens alchimistes considéraient ce procédé aussi ingénieux que rationnel comme une véritable transmutation. Or, la *voie sèche* et la *voie humide,* nul chimiste ne l'ignore, sont les deux principaux procédés de l'analyse chimique. En effet, il fit connaître le premier cette opération, mise en pratique plus tard par les alchimistes, qui s'imaginaient être en présence de l'accomplissement d'une vraie transmutation.

Ce chimiste, en effet, a enseigné le premier à retirer le cuivre métallique de sa pyrite, en le transformant en vitriol (sulfate de cuivre) par l'action de l'air humide, en plongeant une lame de fer dans une dissolution aqueuse de ce produit. Le rébus alchimique s'explique alors ; les adeptes croyaient avoir une transmutation du fer, en voyant la lame décapée se recouvrir de cuivre métallique.

En disant qu'aujourd'hui le procédé de la lame de fer sert à constater la présence du cuivre dans certaines dissolutions salines, nous n'apprendrions rien de nouveau.

Nul ne l'ignore les allégories sont particulières au quinzième siècle ; aussi dans des théories créées grossièrement, sous la faible lumière qui présidait alors à des développements dont la science devait donner plus tard le dernier mot, on n'en découvre pas moins, et très positivement, le germe de la chimie pharmaceutique.

Les éthers furent pour ainsi dire désignés par Basile Valentin, quand il recommande pour enlever à l'esprit de sel, ou à l'huile de vitriol (acides chlorydrique et sulfurique) leur corrosivité, de les distiller sur l'alcool rectifié.

Or il est inutile de faire remarquer que les éthers sulfurique, chlorydrique ou nitrique sont le résultat de la distillation combinée de ces acides *avec l'alcool*.

Une réflexion qui trouve ici sa raison d'être est celle qui tout naturellement est amenée à l'esprit par le fait suivant.

Les alchimistes attachèrent avant tout une grande importance à une opération qui, comme résultat, donnait l'eau ardente ou *eau-de-vie*. C'est donc nommer implicitement *la distillation*.

L'idée en fut connue dès la plus haute antiquité, et ce furent les Grecs qui, les premiers, possédèrent des notions dans lesquelles il est aisé de voir la conception de l'appareil distillatoire qui fut plus tard construit tel que nous nous en servons à notre époque. Il est certain cependant que l'alambic n'était pas encore connu et qu'il a été inventé par les Arabes (1).

Pline, contemporain de Dioscoride, et Galien, qui vivait quatre-vingts ans avant ces deux auteurs, n'en font pas mention dans leurs écrits.

Enfin, tous les documents qui se rapportent à ce fait constatent que, en principe, la distillation était connue des Grecs et que l'instrument nommé Alambic est d'invention arabe. Toutefois Basile Valentin a, sinon découvert, du moins perfectionné son application, en conseillant, par l'application de linges mouillés sur le col des cornues, une source de principes réfrigérants, qui condensent les vapeurs

(1) Le premier appareil connu des Grecs permet de voir une conception, grossière il est vrai, mais qui autorise à penser ce qu'il devint plus tard. Ils retiraient l'huile de Poix, suspendaient des étoupes au-dessus d'une coupe (*Ambrix*) où la poix devait être amenée à l'ébullition. Quand elles étaient suffisamment chargées et imbibées de vapeurs, ils les exprimaient fortement. Du mot *Ambrix*, dont se sert Dioscoride, les Arabes ont fait *Ambik* et, par l'addition de leur article Al, Alambik.

avec plus d'énergie. Or il recommande cette pratique dans la rectification de l'alcool, en le faisant distiller sur du tartre calciné (carbonate de potasse).

On ne peut négliger, comme entrant dans notre cadre, les bains médicinaux artificiels dont on doit l'origine à Basile Valentin. Depuis l'antiquité jusqu'au quinzième siècle, il n'en avait jamais été question. Or, sous la dénomination de bains minéraux artificiels, il préconise de l'eau contenant en dissolution du sel marin et du carbonate de potasse, et dont on doit se servir pour des bains entiers, qui sont destinés à combattre certaines affections et maladies et principalement celles de la peau.

Le nombre des eaux minérales naturelles citées par Pline ne devaient pas leurs propriétés thérapeutiques à l'artifice. On ne retrouve cette particularité que signalée par Basile Valentin à son époque ; le titre d'inventeur ne saurait lui en être contesté.

La médecine de nos jours compte dans son arsenal des agents puissants, parmi lesquels figurent les *sels de chaux*. Ce savant chercheur les a retirés le premier d'une façon directe en incinérant les os, le cerveau, les membres des animaux. En traitant ces résidus par l'alcool, il obtenait divers composés salins calciques, jouissant tous de propriétés diverses, qu'ils fussent retirés ou extraits des os, de la matière cérébrale humaine, soit de la cervelle d'un bœuf, ou de celle d'une grenouille.

Nul ne contestera que dans cette enfance de l'art on ne peut faire autrement que de voir poindre la découverte d'un monde si bien à ce sujet nouveau aujourd'hui. Certes, il est loin de notre intention et de notre manière de voir d'exalter outre mesure les inventions explorées aujourd'hui de cet alchimiste hardi et sagace investigateur. Cependant, personne de bonne foi ne niera que les jalons placés pour aider à tracer la route, l'ont été avec une certaine justesse et que le but désigné a été atteint par les chimistes de nos jours avec autant de succès que de concision. Ils ont affirmé ainsi par leur puissante autorité des conceptions, toutes spéculatives d'abord, qui devinrent pratiques ensuite dans leur application, pour le grand bien de l'humanité et l'honneur de la science.

Il peut sembler étonnant que notre savant, se livrant à de pareilles recherches sur les substances animales (os, urine, cerveau), soumises à son examen, n'ait rien dit qui ait pu lui faire supposer une idée sur l'existence du phosphore. Ce fait, néanmoins, mérite une mention toute particulière par les antécédents qui lui sont propres et qui sont puisés dans l'histoire de la chimie médicale et pharmaceutique.

Basile Valentin, à propos de l'ammoniaque, parle du sel volatil des urines. Or, personne n'ignore que la découverte du *phosphore* est due à Brandt, alchimiste de Hambourg en 1667 (dix-septième siècle). Ce savant le retira d'abord des urines, et ce ne fut que depuis 1770, époque à laquelle Ganh, chimiste suédois, démontra qu'on pouvait l'obtenir plus avantageusement des os : on ne le retire plus dans les fabriques que de cette substance.

Il ressort donc de ces documents que le Bénédictin B. Valentin, au quinzième siècle, avait déjà envisagé des innovations qui plus tard profitèrent aux savants qui s'en servirent et qui, deux siècles après lui, jouirent de la renommée de leurs travaux.

Cette coïncidence est d'autant plus digne d'être signalée, que Brandt retira le premier le phosphore des urines, et que à peu près cent ans plus tard Gahh l'obtenait bien plus avantageusement des os, éléments que Basile Valentin avait eus entre les mains et qui contenaient avec abondance ce produit destiné à devenir plus tard lui-même le type en médecine d'un agent stimulant et, par ses transformations chimiques, à constituer la principale base de certains médicaments reconstituants minéraux, les plus importants de la série pharmaceutique.

En poursuivant la nomenclature des travaux de cet alchimiste, on y rencontre des aphorismes qui frappent par leur exactitude. En touchant les différentes sortes de métaux, il parle en particulier des mines de Bohême et de Hongrie.

Il *note* que le fer de ce pays est d'une qualité bien supérieure aux autres; il est privé complètement de cuivre, qualité qui, selon lui, le rend précieux pour la fabrication des armures et celle des cottes de mailles.

Dans une observation judicieuse, il conclut que l'analyse d'une eau minérale peut conduire à la découverte de certaines mines.

Enfin, il recommande que l'usage des préparations antimoniales doit être fait avec beaucoup de circonspection, car l'ignorance rend leur emploi dangereux et funeste.

Notons, comme rentrant aussi dans notre cadre, la préparation de l'esprit de sel, ou acide *hydrochlorique*, obtenu par Basile Valentin par le simple mélange du vitriol vert et du sel marin. Aujourd'hui, on emploie l'acide sulfurique au lieu de sulfate. Le sel de soufre, qu'il préparait en faisant fondre le soufre brut avec le sel de tartre et qu'il nommait improprement ainsi, n'est autre chose que le *sulfure de potassium*. Il décrit, en la développant, la préparation de l'or fulminant, où pour la première fois le mot *précipité* est prononcé. Ajoutons les conseils qu'il donne pour recueillir la *quintessence du soufre minéral* (acide sulfurique), au moyen du soufre et de l'eau forte. Ce fut encore Basile Valentin qui se servit le premier du mot (wismuth) bismuth, en parlant d'une matière ayant quelque peu d'analogie avec l'antimoine ; il expose aussi les dangers que courent les ouvriers qui travaillent dans les mines d'arsenic.

Voici donc pour le point qui nous occupe le *conspectus* des recherches et des découvertes de l'illustre bénédictin d'Erfuth. La chimie pharmaceutique, dont Albert le Grand et lui ont été les premiers fondateurs, y a gagné les sels de fer, le sulfure de potassium, les bains minéraux artificiels, l'eau régale, l'idée des éthers, la distillation de l'esprit de vin et sa rectification, la description du soufre et de ses diverses préparations, en même temps qu'un aperçu sur les acides chlorhydrique et sulfurique. — Répéter que les diverses phases par lesquelles ont passé ces aperçus scientifiques sur les corps qui font l'objet de cette étude étaient à l'état naissant, ce serait inutile. Nul ne peut se dissimuler toutefois que, dans leur exposé, elles ne contiennent rien d'absurde. Approfondies et corrigées par la science de nos jours, ces théories, dans l'enfance autrefois, ont été progressivement appliquées, et ces idées, ces germes, fournis par ces savants du premier âge, approfondis, dépouillés du *voile mystique* qui les enveloppait, ont fini par obtenir la légitime notoriété dont elles jouissent aujourd'hui.

En nous servant de l'expression *voile mystique*, nous ne pouvons mieux l'appliquer ici, surtout au sujet de Basile Valentin, qui caractérise le quinzième siècle considéré sous le rapport alchimique.

La coopération active des puissances de l'air, de l'eau, du feu, de la terre, une phraséologie bizarre, quelquefois de la déraison, se heurtent, se combattent, et contiennent, sous le masque cependant sans attrait, l'embryon de découvertes nouvelles, dont l'accomplissement, résolu par des agents connus, ne laisse pas que d'étonner profondément l'investigateur. C'est ainsi que, sous des allégories dans le style de l'époque, il faut entrevoir l'oxygène, dont la réalité fut démontrée par Priestley trois cents ans plus tard et qui avait été deviné cependant par un alchimiste allemand Eck de Sulzbac. Toutefois Basile Valentin, suivant les théories de son devancier Albert le Grand, croyait que tous les métaux prenaient leur origine dans le soufre et dans le mercure. Selon lui, l'esprit de mercure existerait partout dans la nature. Tout en adoptant les idées et les expressions en métaphores curieuses. *L'esprit de mercure est un oiseau volant sans ailes. Chassé de l'immensité et de la place qu'il y occupe il rentre dans le chaos, il se mêle de nouveau à l'air d'où il était auparavant sorti, il agit invisible sur les animaux, les végétaux, il leur est utile et indispensable.*

Dans un autre passage, il fait tenir le langage suivant au Salpêtre : *Je suis un esprit subtil, c'est moi qui suis nécessaire à l'érosion des métaux.* Nul n'ignore que le nitrate de potasse est un oxydant énergique. Plus loin, le soliloque continue, et il lui fait dire dans sa combinaison avec d'autres corps auxquels il cède son esprit : « *Quand la fin de ma vie arrive,* « *je ne puis exister seul ; je brûle avec une flamme gaie et pé-* « *tillante, quand je suis joint par l'amitié aux métaux, et quand* « *nous avons sué vigoureusement ensemble dans cet enfer, le* « *spirituel se sépare de la matière et nous laissons des combi-* « *naisons riches et splendides.* »

Telles sont les idées qui renferment en elles-mêmes le germe de la découverte de l'oxygène ! Dans ce fatras tout original déborde l'excès d'imagination crédule aux forces naturelles et invisibles qui peuplent l'air.

Cette phase de la pensée humaine est vraiment un problème. — L'architecture elle-même se mêle à la partie comme le témoin, en même temps que l'interprète de beaucoup de choses que la parole des érudits n'osait alors exprimer. — Ne semble-t-il pas que l'architecture du quinzième siècle soit en communion avec les conceptions des écrivains ou artistes de ce temps, et surtout avec celles des alchimistes. Pour ces derniers surtout l'évidence se manifeste davantage. Dans leurs cornues, les mélanges les plus fantastiques qui y prenaient naissance semblaient, pour y être créés, soumis aux forces calculées des choses invisibles, souvent sous l'allégorie divine, souvent aussi sous l'allégorie démoniaque. Là se trouve, pour quiconque sait bien observer, une ressemblance toute particulière avec les monuments du temps, et, qu'on veuille bien excuser la comparaison avec les splendides basiliques du moyen-âge, chefs-d'œuvre d'architecture sculpturale qui renferment de si flagrantes oppositions.

Considérons, en effet, leurs voûtes, leurs frises, leurs chapiteaux, leurs pendentifs et leurs guirlandes ; nous n'y constatons que mysticisme sur mysticisme, les puissances du ciel mariées aux puissances de l'enfer ! Dans les scènes que la pensée anime aussi bien que dans le langage incohérent des livres traitant le *grand œuvre*, celui qui sait déchiffrer les énigmes émises sous la forme allégorique y reconnaît des idées attachées à des vérités profondes, pénibles à déduire au premier abord sans doute, mais qui font foi de la confiance que possédaient en ce temps les érudits aux forces collectives du mystère. Telles sont, on a pu en juger, les allégories que présente B. Valentin, à propos de ce qu'on peut considérer à juste titre comme l'important sommaire de la découverte de l'oxygène, pour ne citer qu'un exemple particulier, sans aussi toutefois tenir compte des autres faits extraordinaires qui ne trouvent pas ici leur place.

Nous touchons cependant à une période très sérieuse : c'est la période rénovatrice.

Le doute arrive, l'observation commence à dresser des barrières, que la saine raison franchira encore longtemps sans aucun doute, mais avec bien moins d'impétuosité et de licence.

Toutefois, hâtons-nous de le dire, les sciences pharmaceutiques, verront dans le quinzième siècle certaines phases soit guerrières, soit pacifiques, leur procurer tantôt la stagnation, tantôt aussi un certain éclat. Là encore les barbiers pseudo-apothicaires se traînent lamentablement à la suite du chirurgien à longue robe. La pharmacie subit un temps d'arrêt pour le côté intellectuel, et sous le règne de Charles VI les troubles politiques, les divisions intestines contribuèrent à son oubli, à son abaissement et à sa complète dégradation.

Le règne suivant fut témoin d'un événement qui fut profitable à toutes les sciences. L'invention de l'imprimerie, qui prit naissance en l'an 1440, sous le roi Charles VII, devait changer la face des choses.

Les érudits songèrent à reproduire les textes anciens, et c'est alors que parurent les livres de pharmacologie proprement dite, devant être considérés comme tels plutôt que traitant tout spécialement de la matière médicale. Nous avons déjà parlé plus haut de l'ouvrage intitulé : *la Lumière des apothicaires*, *le Trésor des aromates* et un peu plus tard, le *Traité des antidotes*, imprimé à Venise, par Nicolaï de Florence, sans compter quelques autres publications, qui jouirent d'une vogue assez accentuée, ce que nous fait d'ailleurs constater l'histoire et les quelques documents que l'on peut consulter sur ces lointaines et curieuses époques.

Les œuvres pharmaceutiques d'Avicenne, d'Averrhoès, de Mésué, furent imprimées et mises à jour. Les publications arabes qui traitaient les sciences à ce point de vue ne furent point négligées. Un ouvrage dû à Robert de Valle, le *Grand Herbier*, publié avec un vocabulaire de mots techniques et rendus à leur sens véritable, jouit d'un succès sérieux. Non seulement, il aidait à comprendre la valeur des termes, mais encore il rendait plus faciles aux savants de l'époque les recherches qu'ils ne pouvaient faire qu'à grand'peine dans les livres des naturalistes anciens et principalement dans les œuvres de Pline.

La France cependant semblait se tenir à l'écart dans le mouvement intellectuel. Jouissant des bienfaits scientifiques que lui donnait alors l'imprimerie, pour le côté qui fait l'objet de cette étude, c'est à peine si l'on voyait sortir des presses des ouvrages sur les sciences naturelles. Les imprimeurs étaient occupés à composer des discussions théologiques qui à cette époque passionnaient sérieusement les esprits. Mais de l'Italie on recevait, à la grande joie des érudits du temps, le livre de Mésué sur *les simples*, les œuvres du dominicain Vincent de Beauvais, et des traités sur la pharmacologie chimique tirés des œuvres d'Albert le Grand. Les savants français enfin élèvent la voix, ils indiquent l'art de la gravure sur bois et sur cuivre, moyen aidant la science d'une façon remarquable et intéressante. Notons enfin dans ce siècle l'établissement des manufactures *de papier de linge*, qui remplaça le parchemin ou le *papyrus* d'Egypte, qu'on ne pouvait se procurer que difficilement et à un prix élevé.

§ II

En 1461, Louis XI monta sur le trône de France. Sous le règne de ce monarque, plutôt remarquable dans l'histoire par la sorte de révolution qui s'opéra dans l'Etat que par l'accroissement et la diffusion de la science, la pharmacie subit un temps d'arrêt, ou plutôt resta stationnaire comme dans certaines périodes du quinzième siècle. — Toutes faveurs furent accordées par ce prince à la confrérie des barbiers, surtout quand Ollivier le Daim, son favori, eut captivé l'oreille de son maître et imploré avec succès pour eux le titre *d'Ecoliers de l'Université.* — La confrérie plébéienne triomphe de l'aristocratie médicale. Le roi semble en cette circonstance infliger aux corporations chargées de l'art de guérir, et à ses chefs les plus éminents, les mêmes vexations qu'il octroyait à l'aristocratie féodale. La France était exploitée par les rebouteurs, les empiriques et des chevaliers thérapeutes, qui pansaient toutes les plaies avec *conjuration, breuvages, huiles, baumes et feuilles de choux* (1).

Quel sort déplorable à cette époque ! La France tout entière était livrée aux suppôts de l'ignorance et de la superstition médicale. Des pharmacopoles ambulants, les astrologues, exploitent la crédulité publique et plus encore : vivent des calamités dues aux maladies et aux épidémies ! Aussi débitaient-ils sans contrôle et sans vergogne les *cinq onguents* réputés indispensables pour guérir toutes les affec-

(1) Mais n'oublions pas la part du *lion* : si les manants et même le peuple avaient une matière médicale si piètre, sa majesté très chrétienne, Louis-le-onzième, toussant, maigrissant et s'étiolant dans son fauteuil à dais fleurdelysé, en usait d'une plus riche, et aussi plus coûteuse. — En 1483 l'année même de sa mort, on connaît une quittance à son alchimiste Penault de Bonnell ainsi conçue : « En remboursement de *quatre-vingt-seize escus d'or vielz*, qu'il a mis pour le dit Seigneur Roy, à faire un certain breuvage appelé *Aurum potabile*, à lui ordonné par les médecins. » Le bouillon était-il bon ? Mystère ! Toutefois il était un peu cher ! réalité !

tions ! Les barbiers constituaient en ce temps la portion vraiment active du corps médical, et suppléaient au corps pharmaceutique. Profitant alors sous leurs bannières, que Louis XI leur fit remettre en même temps qu'aux cinquante-neuf corps de métiers de la capitale, de l'immunité la plus complète, ils abandonnèrent leur spécialité proprement dite. — Ils formulèrent les ordonnances, vendirent des drogues, se faufilèrent partout, dans le Palais-Royal et les maisons ducales, et astucieux flatteurs, obscurs et ignorants praticiens, ils devinrent les conseillers et les amis du roi et des princes !

En 1482, une année avant la mort de Louis XI, pendant que les barbiers en France se livraient à leurs exploits médicaux et pharmaceutiques, pendant aussi que, ceux de la suite de ce terrible monarque essayaient de conjurer sa maladie par les remèdes de leurs compositions, pendant qu'ils lui faisaient avaler l'*hypocras* et qu'ils garnissaient sa poitrine d'emplâtres de *céroéne*, qu'ils le frottaient avec l'onguent *des apôtres* pour exciter encore en lui la vitalité, qu'ils lui administraient la poudre *de bol* d'arménie pour arrêter ses crachements de sang, pendant aussi que, profitant de la terreur que lui inspirait la mort, ils s'efforçaient d'arracher à son avarice argent et faveurs, un Allemand, déjà instruit aux universités de Trèves et de Heidelberg, entrait comme simple religieux au couvent de Spanheim. Il lui était réservé comme savant de faire resplendir avec éclat les sciences chimico-pharmaceutiques. Tel était le célèbre Trithème, devenu plus tard abbé de ce monastère.

Il avait puisé dans les livres de Geber les premiers principes de l'alchimie. — Comme ce savant arabe, il étudiait avec plus de précision toutefois l'intervention des gaz, sous le nom d'*esprits*. Il examinait la préparation de certains acides minéraux : l'*acide nitrique*, l'*acide chloro-azotique* ou eau *régale*. Il établit une division des sels, en *sels fixes* que l'action du feu ne peut changer, et *en sels volatils* ceux qu'il peut décomposer. — Il nomme sel *essentiel*, celui qui tiré d'une plante en conserve les diverses propriétés. Pourrait-on le considérer comme précurseur de l'idée des alcaloïdes? Qu'est-ce qu'un alcaloïde, en effet, sinon le principe actif de certains végétaux médicamenteux converti en sel par les acides, et offrant en même temps sous un mince volume tous les avantages thérapeutiques que pourraient donner soit la macération, soit la décoction d'une partie ou de la totalité de la plante?

Il s'occupa de la distillation *per ascensum* et *per descensum*, et de la cristallisation des sels métalliques et en particulier des sels de plomb. Citons enfin la transformation du mercure qu'il remarqua se couvrir à sa surface d'une pellicule rouge, lorsqu'on soumet celui-ci à une température élevée, qui fixa ses études et son attention, mais qu'il nommait improprement *sel* de toutes ses coagulations. Plus loin dans le cours de cet ouvrage, à propos de Paracelse, on lira des détails plus précis sur ce savant religieux, dont l'érudition fut considérée comme phénoménale.

Ce savant eut pour les sciences qui nous occupent une influence plus que considérable; c'est lui qui dans son monastère dirigera les premiers mouvements de ce météore, dont la lumière éclatante étonnera ses contemporains. Il sera une des causes qui procureront au galénisme son plus acharné détracteur! La médecine spagyrique doit l'obscurcir! Si nous remontons à Albert le Grand, nous pouvons constater que l'alchimie engendrait une nouvelle conception de l'art de guérir. Basile Valentin le confirme, et le treizième et le quinzième siècle, tout en ouvrant la lice, y donneront accès à un autre génie, Paracelse, élève du célèbre abbé Trithème qui le dirigea, ainsi que plusieurs évêques, dans la voie nouvelle que lui offrait l'alchimie, science que le précoce enfant avait entrevue sous le toit paternel, à l'école de son père, astrologue et médecin.

Nous le retrouverons en pleine Renaissance dans toute sa fougue, affermissant les lois de la médecine chimique, développant ses théories nouvelles, et flétrissant à outrance les médecins galénistes.

Cependant avant la Renaissance bien des produits chimico-pharmaceutiques étaient sortis du creuset et des laboratoires des alchimistes. Indépendamment des médicaments indiqués dans le cours de cette étude, *le bismuth, le foie de soufre, le régule d'antimoine, l'alcali volatil fluor* étaient à leur actif. Faut-il y ajouter aussi une série de préparations au nombre desquelles la volatilisation du mercure occupe une première place, ainsi que le moyen de teindre les étoffes en écarlate, bien mieux que ne le font les modernes ? Jusqu'à aujourd'hui encore nos peintres verriers n'ont pu retrouver ni certaines couleurs employées par les alchimistes du moyen-âge, ni le secret de pouvoir appliquer l'émail imperceptible qui recouvre les vitraux peints de nos anciennes basiliques.

Allons encore plus loin, sans sortir de notre domaine, et disons que les précurseurs de nos inventions modernes, avaient, selon toutes probabilités, entrevu les effets de l'hydrogène et qu'ils auraient pu (le doute est bien permis dans l'hypothèse) révéler son application comme gaz de l'éclairage.

Mais le bûcher était là sous leurs yeux les éblouissant de ses sinistres lueurs; la puissance démoniaque se serait manifestée dans toute son ampleur, en présence des profanes qui voyaient Satan partout, tellement ils avaient frayeur de l'apercevoir ! Qu'aurait pensé le peuple, affolé de Belzébuth et encore plus de ses œuvres, en considérant une flamme visible dévorer avec éclat une chose invisible ? Le malheureux savant et chercheur ne le comprenait que trop bien, et renfonçait au fond de son cerveau, dans son laboratoire ou dans sa cellule l'idée, primesautière d'une invention féconde ou l'élan de son génie (1).

(1) La chimie, cette science nouvelle et investigatrice qui s'avancera tous les jours avec une allure plus martiale sera le spectre de Banco, épouvantant longtemps encore, par son mystérieux aspect, les incrédules. — Erudite mais complètement étrangère à ce que peuvent donner les sciences expérimentales, la Faculté de médecine considère longtemps les Albert le Grand, Basile Valentin, Paracelse, comme les suppôts du démon et de l'enfer.

Dans la suite heureusement, l'Europe se montre plus facilement disposée à accueillir favorablement les idées nouvelles sous quelque aspect qu'elles se présentent ; médecins et pharmaciens se feront mieux connaître, leur utilité semblera se faire comprendre.

CHAPITRE VIII

DE LA FIN DU QUINZIÈME AU SEIZIÈME SIÈCLE

Influence de la conquête du royaume de Naples par le roi Charles VIII de France sur le progrès de la pharmacie. — Cette conquête et la découverte du Nouveau-Monde peuvent être considérées comme deux sources fécondes pour les sciences pharmaceutiques. — Coup d'œil rétrospectif sur l'état déjà prospère de la pharmacie espagnole dès les siècles précédents. — Les treize, quatorze et seizième siècles n'en font qu'augmenter la perfection. — Règles sévères établies à l'égard de la vente des médicaments. — Distinction touchant les pharmaciens, qui n'étaient pas admis par les mêmes collèges. — Célébrité de ces établissements. — Valence — Pampelune — Madrid — Séville, etc. — Les poètes pharmaceutiques. — Julius Gonterius. — Pierre Benedicto. — Matheo. — Traité des sirops et des juleps. — Pharmacopée raisonnée. — Sophistication des médicaments réprimée par des lois sévères. — Organisation en France de la pharmacie par Charles VIII. — Statuts donnés aux apothicaires parisiens. — Leur distinction entre les confiseurs et les parfumeurs. — Examens. — Médecins examineurs. — Apothicaires jurés examineurs. — Permission d'ouvrir boutique. — Cérémonies pour en prendre possession. — Procession pharmaceutique. — Mais. — Banquets. — Réjouissances. — Intronisation du nouvel élu dans ses fonctions. — Coutumes et usages. — Description sommaire d'une boutique de pharmacien à cette époque. — Le Nouveau-Monde et sa découverte n'avaient pas encore influé sur les approvisionnements des drogues. — Les Croisades ne l'avaient augmenté que des produits de l'Orient. — Pièces à l'appui. — Opinion de M. le Dr J.-Léon Soubeiran. — Les médicaments composés venaient d'Italie. — Influence de la découverte du Nouveau-Monde sur le développement de la matière médicale. — L'alambic. — Louis XII et la confrérie des apothicaires. — Les vinaigriers. — Le manque de contrôle dans la fabrication des remèdes attire sur eux les foudres médicales. — Disputes. — Diatribes. — La Prévôté ne peut garantir le public des embûches. — Le seizième siècle va donner aux idées une nouvelle impulsion. — Etc.

En 1495, la France réunie toute entière sous un roi, jeune en même temps que chevaleresque, s'était réveillée pleine d'ardeur du long sommeil auquel Louis XI l'avait condamnée. — Pendant près d'un quart de siècle, la politique du vieux roi avait éloigné des batailles. On était las de la paix, et on se jeta à la suite du nouveau monarque dans cette carrière d'aventures que lui-même aimait. Entraîné par la manie des conquêtes, Charles passa en Italie, où il était appelé par les ennemis de la maison d'Aragon. En quatre mois il fit la conquête du royaume de Naples.

Si, comme nous l'avons dit à propos des événements du quinzième siècle, la guerre ou la paix ont été favorables aux progrès de la pharmacie (1), nous étions bien dans la vérité pour cette époque. La conquête du royaume de Naples se montra aussi utile pour l'avancement de notre art qu'en leur temps l'ont été les actions pacifiques qu'engendrèrent les Christophe Colomb, les Améric Vespuce et les Vasco de Gama.

Quitte à faire quelques pas en arrière, et revenir sur le chemin parcouru, il serait impossible de combler une lacune plus tard, si nous ne nous arrêtions pas ici pour enregistrer des faits qui ont trop de rapport avec les découvertes accomplies par ces célèbres navigateurs.

L'état de la pharmacie en Espagne, avant et après cette époque, présente des détails importants et curieux, dont la plupart sont complètement inconnus en France. La littérature scientifique espagnole mérite cependant une grande attention, non seulement sous le rapport pharmaceutique, mais encore pour une foule de documents, plus utiles et plus intéressants les uns que les autres.

(1) Sous le règne de Louis XI, nous apprend une vieille chronique du temps, les charlatans désignaient sous le nom spécial de *pharmacie* une divination au moyen de fumigations de certaines plantes faites sur un réchaud. Ce prince en était fort engoué. Un de ses nombreux astrologues ayant prédit par ce genre de divination le trépas d'une personne qu'il aimait (trépas qui se réalisa), il le fit venir et lui demanda, par l'intermédiaire de *la pharmacie*, quel serait son sort... le Roi avait l'intention de le faire pendre... Se doutant du sinistre projet, il lui répondit habilement : Sire, je mourrai trois jours avant Votre Majesté! Louis le crut et se garda bien de le faire mourir.

Déjà, dès le neuvième siècle, nous avons constaté, l'existence des universités arabes de Cordoue, Séville, Murcie, Saragosse, Tolède, etc., etc., elles avaient donné naissance à des travaux dont les auteurs étaient distingués ; le douzième et le quatorzième siècles, avec les recherches d'Abenzoar et avec celles de Bubackar, s'étaient déjà illustrés.

En 1252, sous le règne d'Alonzo le Sage, diverses lois protectrices furent rendues relativement à la pharmacie. En 1327, le collège de pharmacie de Valence existait sous le roi D. Alphonse. Le roi accorda aux apothicaires de cette ville le droit de recevoir tous ceux qui voulaient exercer la pharmacie dans le royaume.

En 1403, sous le règne de D. Martin, des règles sévères furent établies relativement à la vente des préparations actives en même temps que des punitions pour les cas d'accidents arrivés par leur usage. En 1441, les apothicaires s'adressaient à la reine Dona Maria d'Aragon pour obtenir de se réunir au collège sous forme de confrérie et pour exercer la charité entre eux. Le privilège qui leur est accordé ordonne que tous les apothicaires se serviront de poids uniformes; il prohibe la vente par ceux qui ne seraient pas reçus par le collège de toutes les eaux distillées, excepté celle des fleurs d'*oranger*, de *rose*, d'*euphraise*, etc., et détermine la règle d'une infinité de détails sur les réceptions et autres conditions que le peu d'étendue de cette étude ne nous permet pas de reproduire.

En outre, les collèges de pharmacie de l'Espagne étaient très célèbres et sont antérieurs à toutes les académies scientifiques de l'Europe. Citons Valence, Barcelone, Saragosse, Pampelune, Madrid, Séville, Tolède, Tarragone et encore d'autres villes.

En 1488, l'Espagne avait ses poètes pharmaceutiques, Lopez de Villabolas écrivit (quinzième siècle) un traité ayant pour titre *Sommaire de la Médecine*, dans lequel il consacre de nombreuses strophes aux *minoratifs*, aux *purgatifs*, à la *thériaque*, aux *onguents* et aux *emplâtres*.

Julius Gunterius de Tolède fit des observations intéressantes sur les *sirops* et les *juleps*. En 1497, Pierre Benedicto Mattheo, pharmacien lui-même, publiait 156 ans avant Michel du Sceau, français, une pharmacopée. Or, Michel du Sceau est considéré par plusieurs auteurs *comme le premier pharmacien ayant écrit sur son art.* A cette époque on est à même de juger que les sophistications étaient déjà pratiquées. Il est rapporté, dans le *compendium aromatorum*, de Saladin d'Ascalo, dont nous parlerons plus loin, qu'un apothicaire fut condamné à une amende de 9,000 ducats, avec privation des droits civils pendant une année pour avoir fabriqué de la manne avec du *sucre* et de l'*amidon*.

Dans le seizième siècle, la pharmacie espagnole présenta un mouvement particulier, que la découverte du Nouveau-Monde a dû beaucoup accélérer. L'Espagne était connue d'une façon fort incomplète, sous le point de vue pharmaceutique, quoique pour cela, elle fût bien en avant sur la France. L'éclat de ses conquêtes dans le Nouveau-Monde, son extrême richesse, excitaient l'attention de l'univers; il est d'autant plus étonnant que ceux mêmes dont elle attirait les regards sur ces différents points de vue aient cru la péninsule dans un état complet d'ignorance. On ne devrait pas, cependant, y trouver d'excuse. Longtemps, on le sait, la médecine et la pharmacie sont restées confondues. Quiconque a voulu se livrer à leur histoire sait combien il est ardu de pouvoir démêler ce qui est du domaine de chacune d'elles. La Pharmacie elle-même avait été considérée longtemps comme le domaine de la médecine, et un certain sentiment de vanité que l'on ne pourrait que déplorer l'avait fait placer dans une position si infime, qu'on ne savait au juste lui assigner, dans la vie des peuples, la place qu'elle devait y occuper. C'est pourtant de l'Espagne, des écoles arabes de Cordoue, de Tolède, etc., que sont sorties les premières conclusions qui firent distinguer *légalement la profession de médecin de celle de pharmacien.*

Tous les jours, en France, et surtout depuis quelques années, la législation pharmaceutique excite de nombreuses et légitimes réclamations, on désire la voir affranchie des lois surannées, qui ne sont plus du siècle. Eh bien ! voici un pays que l'on croyait si en arrière, qui nous a devancés dès le neuvième siècle, sous un rapport qui intéresse notre art d'une façon si directe.

Nous aurons encore, dans le cours de cette étude, l'occasion de consigner des faits qui sont loin de manquer d'intérêt pour les phases que nous avons à parcourir. — Le dix-septième siècle offre aussi pour la pharmacie espagnole des détails importants. — Le mouvement, qui lui avait été imprimé depuis de longs siècles ne fera que se perfectionner de plus en plus. Les esprits du reste étaient fort bien disposés à cette époque. La publication des travaux à ce point de vue, et les ouvrages que l'imprimerie livrait aux érudits nous démontrent très amplement que l'Espagne profitait des bienfaits intellectuels, et suivait le mouvement du siècle et ne resta jamais en arrière des autres pays.

Les auteurs arabes, disons-le en terminant cet aperçu sur la pharmacie espagnole, fondateurs d'Universités dans la péninsule elle-même, avaient laissé tant de travaux intéressant notre profession, que l'on était effrayé de l'immensité des documents à parcourir ; — mais *les livres attirent les savants, et les savants attirent les livres* ; — grâce à la loyauté et aux talents de beaucoup d'écrivains distingués, on a aujourd'hui entre les mains de précieuses ressources et des livres dignes véritablement d'intérêt, dont on ignorait même jusqu'à l'existence.

En France, chose certaine à constater, c'est que jusqu'à la Renaissance, aucun apothicaire ne sort de la ligne et ne se fait remarquer par sa célébrité. — Toutes les découvertes sont faites d'une manière détournée par les alchimistes, ou proviennent des études expérimentales des médecins. Le *Promtuarium*, de Doudis, ouvrage remarquable qui contient l'indication de presque tous les médicaments simples connus chez les Grecs et chez les Arabes, l'*Herbolario* de Jean Doudis, fils du précédent, qui fournit sur la physionomie et sur la vertu des plantes des notions utiles, résument très bien l'ensemble des connaissances pharmaceutiques de l'époque.

On ne possédait, comme nous avons eu l'occasion de le dire, aucune pharmacologie proprement dite. Il n'y avait que celle de Saladin d'Ascalo, médecin napolitain, qui en écrivit une vers le milieu du quinzième siècle. — Son *Compendium Aromatorum*, semble indiquer que les apothicaires de son temps étaient confondus avec les parfumeurs. — Il possède le catalogue des médicaments simples et composés dont une officine doit être pourvue ; il marque le temps, le mode et la durée de conservation des préparations officinales ; c'est une vraie statistique des traditions pharmaceutiques en Italie.

Déjà en 1212, sous l'empereur Frédéric II, la pharmacie avait été réglementée, des examens probatoires, des inspections et toutes les formalités nécessaires rendaient cette profession honnête. Les siècles n'avaient donc pu finir par faire disparaître cet ordre de choses, puisque, en 1495, après la conquête du royaume de Naples, Charles VIII, frappé des différences que présentait la pratique d'un art aussi salutaire dans deux pays limitrophes comme la France et l'Italie, à peine revenu de son expédition, fit donner des statuts aux apothicaires parisiens.

C'était en fournir par ce fait aux apothicaires de tout le royaume à la fois merciers, épiciers, parfumeurs, sans bannière ni confrérie distinctes. — Presque partout, les apothicaires étaient confiseurs. Au delà du Rhin, l'organisation était aussi la même, car sur les lettres de franchise accordées par les magistrats de la ville de Halle en 1493, on voit qu'il est recommandé à un nommé Simon Puster, qui veut établir une boutique d'apothicaire : *il doit et veut bien donner à nous, et à nos descendants, deux collations pendant le Carême à nostre maison de Ville, huit livres de fruits bien confits, comme il convient décemment qu'il soit pour ces collations.* Toutefois, l'ancien monde renaissait de ses cendres presque éteintes, un monde nouveau appelait les explorations des Européens. Le 6 septembre 1492 Christophe Colomb mettait à la voile, le mois suivant il prenait possession de plusieurs îles importantes. En 1497, Vasco de Gama doubla le cap de Bonne-Espérance, et Americ Vespuce, parti la même année, découvrait la *terre ferme* à laquelle il donna son nom. — Dans les nombreux navires qui revinrent en Espagne, en Portugal, chargés d'or et de produits exotiques, il se trouva, en moins grande quantité cependant, quelques objets recueillis dans un but d'utilité pratique. On en rapporta le *Gaïac*, qui allait devenir un agent si précieux contre les maladies syphilitiques, le *sassafras*, la *salsepareille* et différentes productions analogues employées par les Indiens pour certaines circonstances morbides. La matière médicale s'enrichit de substances variées dont l'observation constata les propriétés bien avant que de judicieux esprits les classassent d'après l'ordre naturel qui doit leur appartenir. Toutefois Vasco de Gama nous rapprochait de cette terre des miracles, où naît le quinquina, et rapportait en France lui-même aussi de précieux végétaux : les *Gommes résines*.

La corporation des pharmaciens, ou plutôt des apothicaires, était soumis à Paris, aux mêmes règlements qui devaient exister jusqu'en 1777. Les épiciers, les herboristes, les droguistes, assimilés avec eux par la nature des substances qu'ils débitaient, ne formaient, avec les apothicaires, qu'une seule et même confrérie.

Le roi des *merciers* avait le monopole de donner les brevets d'apprentissage, les lettres de maîtrise, de faire la visite des boutiques et la vérification des poids. Ces confréries existaient dans toutes les villes du royaume.

Charles VIII, à son retour d'Italie, s'inspirant des institutions de Frédéric II à l'égard de la pharmacie, établit, pour reconnaître le mérite et la science des apothicaires : 1° un *médecin examineur*, 2° des *apothicaires jurés-examineurs*. De même qu'en Italie, quiconque voulait être apothicaire, ou même droguiste, devait subir un examen probatoire devant les *examineurs* délégués qui lui permettaient ou lui défendaient d'avoir à ouvrir une *boutique*. La coutume de préparer certains remèdes, ou sirops, sous la surveillance des médecins ou des apothicaires jurés, fut introduite chez nous à cette époque et y subsista longtemps.

On ne peut, sans éprouver un moment de gaieté, lire les circonstances qui, en France et même en Allemagne, précédaient et terminaient la réception d'un maître apothicaire. Cette dernière ne pouvait s'accomplir sans *festins ni buvettes*.

Il ne suffisait point de donner, tant au *médecin examineur*, tant aux *apothicaires jurés-examineurs*, tant *pour le tronc de la Confrérie*, tant au *lieutenant* ou prévôt de la police, tant *pour le diplôme*; il fallait encore que le récipiendaire régalât gracieusement ses juges et *compagnons*.

Dans la plupart des villes, le jour qu'une boutique d'apothicaire devait passer dans les mains d'un nouveau maître, on ornait de fleurs sa devanture, on y plantait un *may* enrubanné, et tous les apothicaires, les merciers, les épiciers, précédés de joueurs de violons et de flûtes, conduisaient l'élu à son officine. Sous les accords d'une marche triomphale, le cortège s'avançait processionnellement, les rues s'encombraient de curieux; les quolibets aussi, peut-être, devaient se mêler malicieusement à la pompe toute majestueuse de cette promenade pharmaceutique. En avant marchaient les compagnons et les garçons porteurs des bouquets; après eux venaient les parents, puis les amis, les connaissances et enfin les voisins; le cortège se terminait par la foule des indifférents. De toutes les maisons sortaient des curieux, les commères leurs tricots à la main, les marmots accrochés aux jupes de leurs mères. Les riches commerçants drapiers du quartier et les autres négociants de toute sorte, devant les devantures de leurs boutiques, regardaient attentivement le spectacle. Les grandes dames, se rendant à l'office, maugréaient probablement, obligées qu'elles étaient, pour permettre à cette pompe de se dérouler, de s'arrêter, précédées de leurs valets et suivies d'un page chargé de leur livre d'heures. Des groupes d'*escholiers* se formaient çà et là et attendaient l'occasion de jouer quelques farces, escortés de troupes de polissons (il y en a toujours eu) et qui plaçaient intempestivement la note gaie près de la note solennelle.

On entendait un bruit confus de voix, un va-et-vient général, le choc de portes qui s'ouvraient et qui se fermaient. Un lazzi perçait de temps en temps le recueillement du cortège, les charretiers juraient de ne pouvoir faire avancer les attelages, c'était des appels de l'un à l'autre, des rires aigus, quelquefois même s'élevait aussi un refrain comique analogue à la circonstance, que la mine solennelle des processionnaires et la majesté pharmaceutique étaient dans l'impuissance de pouvoir conjurer.

En arrivant à l'officine, une accolade avait lieu entre l'ancien et le nouveau maître. Les garçons et compagnons présentaient leur bouquets et quelques menues monnaies étaient la récompense de cette politesse de commande. Le cabaret voisin les attirait, et là les pots d'étain, remplis du vin de la bienvenue, s'entrechoquaient à la santé du nouveau maître, en attendant que le soir ils aillent à la taverne en renom, *bancquetter*, suivant qu'avait été abondante la largesse du jeune apothicaire. Le récipiendaire alors s'asseyait très gravement du *côté dextre* de la boutique, derrière un immense comptoir formant comme un préau, il répondait aux salutations des membres du cortège. Quelquefois il essayait les balances et, suivant la coutume et les localités, il donnait gratis à chaque visiteur un petit paquet, soit d'épices, soit de sel ou de verveine. A la fin du quinzième siècle et au commencement et même bien avant dans le seizième et le dix-septième, les boutiques pharmaceutiques étaient ouvertes dans toute la largeur de l'ogive qui encadrait leur devanture.

On voyait gisant sur le sol des réchauds destinés à opérer la coction des médicaments ou des préparations officinales. Aux angles extérieurs de l'officine étaient placés deux énormes mortiers de fonte qui servaient à mettre en poudre les substances dures et à opérer le mélange des médicaments pulvérulents.

Nous avons eu l'occasion de faire paraître, en 1883, dans le *Bulletin annexe de l'Union pharmaceutique*, un travail qui a pour titre : *Le devoir, le rôle du pharmacien dans la société française*; nous empruntons à ce petit aperçu la continuation des descriptions qui trouvent ici leur place.

Les drogues, dans ces pharmacies, étaient placées sur des planches étayées, mais au lieu de rencontrer des bocaux de cristal, des vases de fine porcelaine et des étiquettes dorées, nous ne voyons que des espèces d'amphores de terre cuite, et de petits casiers en bois blanc étiquetés d'après les formulaires de Galien ou de Mésué, dont l'image décore les panneaux extérieurs de la devanture. Une niche d'honneur, pratiquée au fond de la boutique, était occupée, soit par la statue du Rédempteur, soit par celle de saint Christophe, de saint Côme ou de la Vierge (1).

Le comptoir du maître apothicaire occupait le côté droit et au fond de l'officine se trouvait une table pour la vente, le débit, la préparation des remèdes magistraux. On ne pourrait voir ici que la formation toute embryonnaire de l'officine proprement dite. Vers le milieu du seizième siècle (comme nous aurons l'occasion de l'établir), les pharmacies prennent une toute autre allure, et sauf les inventions confortables qui y existent de nos jours, la différence n'est pas énorme, ni dans leur rangement, ni dans leur disposition.

A cette période, c'est-à-dire vers la fin du moyen-âge, il serait difficile de faire la nomenclature exacte des médicaments renfermés et contenus dans les officines. Les apothicaires de ces époques étaient, à vrai dire, plutôt des confiseurs, des marchands de conserves de fruits confits, plutôt que des commerçants de substances simples ou de médicaments officinaux. Avant que les théories de Paracelse, d'A-

(1) Le moyen-âge et la renaissance — M. E. Méjin (1848).

gricola ne se fussent fait jour, avant aussi que les différents systèmes sur l'emploi des médicaments fussent préconisés, l'indécision, la confusion, voire même l'obscurité la plus complète, régnaient dans leur classement. Toutefois, on peut assurer que, malgré les progrès de la navigation, malgré aussi les différents débouchés donnés au trafic du temps, le Nouveau-Monde n'avait pas encore fourni les substances exotiques, on ne possédait guère que les aromates et les substances venues de l'Orient, dont l'arrivée ne datait que des croisades, qui en avaient favorisé le commerce. Un document à l'appui nous servira de terme de comparaison. En 1857, M. le professeur Léon Soubeiran, dans un travail inséré au journal de Pharmacie et de Chimie (*Sur les aromates employés pour l'embaumement des souverains au quinzième siècle*) y rapporte une particularité extraite des archives générales du Nord dans les registres contenant les comptes de la maison de Bourgogne. L'apothicaire, on dirait mieux l'*Aromataire*, qui délivra plusieurs parties d'apothicairerie, tant pour *l'espanne de drap commun à mettre au corps et en la tombe de feu le duc Philippe-le-Bon, les-faict connaître ainsi que s'ensuit :* quatre livres (*pix nigra*) *poix noire*; *trois livres de colosomme* (colophone); trois livres de *thuris* (encens) ; trois livres de *mastich* (mastic); livre et demie de *scorat-calomite* (storax-calamite); livre et demie de gomme arabique; livre de *gummy-dragaganty* (gomme adraganthe) trois livres d'aloès ; trois livres de *mirre* (myrrhe), une livre *galie-muscote* (les galles ou noix muscades) ; une livre *scandely-muscatelon* (scandix-odorata); une livre *nucis-cypressi* (noix de cyprès); trois livres *Tourmente* (tormentille); huit livres de *Comin* (Cumin); six livres *bouli armenicy* (boules d'Arménie); six livres *terra sigelleta* (terre sigillée); trois livres *Alepte muscaty* (huile de muscade); une livre *Galbanom*; demi-livre *lignum aloes* (bois d'aloès); deux livres *Alumen* (alun); une once *Zeboce* (civette) et pour quatre *mandes et demi herbes et fleurs de plusieurs sortes aromatiques; le tout pour la somme de soixante-neuf livres sept sols.*

Cette énumération curieuse semble très intéressante, car, dit M. le professeur Soubeiran, elle nous apprend d'abord les substances connues à cette époque lointaine et, de plus, les matières qui servaient à l'embaumement des corps des grands personnages. Il y est encore question d'un *balsme artificiel* (baume artificiel), qui venait ajouter son action à ces médicaments. Les mêmes éléments le composaient, avec d'autres corps d'une analogie semblable : *musc, civette, ambre gris, sel, poivre, térébenthine, baume du Pérou, cassia, labdanum, bitume de Judée, tacamahaca* et *huiles de bon nombre de plantes aromatiques*, dont voici les noms : *lavande, anet, rhue, thym, absinthe, sabine, marrube, armoise, laurier, myrte, scordium, safran, roses, centaurée,* melilot, *poivre long* (noir, blond), *iris de Florence*, etc. On peut donc préjuger aussi que tous ces produits et toutes ces plantes ne jouissaient pas seulement de la réputation de conserver les corps, mais servaient souvent aussi de remèdes.

Il ne se trouvait alors guère dans le commerce de la droguerie que les médicaments les plus simples indiqués tous en général par la pharmacopée arabe et on se servait des livres que nous avons cités plus haut, l'ouvrage des médicaments simples, de Jean Dondis, autrement dit de son Herbier vulgaire, et les apothicaires ne suivaient que les ouvrages de pharmacologie dus à Mésué et à Sérapion. Toutefois, les médicaments composés venaient tous en général de l'Italie et le nombre des officines augmenta à mesure qu'on cessait de les en tirer. A cette époque, cependant, furent introduits dans la matière médicale divers médicaments dont les médecins grecs et romains n'avaient jamais parlé. La *manne*, le *séné*, la *rhubarbe*, la *casse*, les *conserves* et les *confections*.

Une invention importante, celle de la boussole, qui devait assurer la navigation, ne devait pas influer sur la science pharmaceutique moins que n'allait le faire une autre cependant plus modeste, celle de l'alambic. Si la boussole valut de précieux végétaux, l'alambic nous valut les eaux distillées et les alcoolats.

Le règne de Charles VIII fut donc, au quinzième siècle, une époque favorable à l'organisation de l'exercice de la pharmacie naissante. Malgré tout le zèle mis à en faire une corporation honnête, malgré les efforts réunis pour l'y maintenir, le règne de Louis XII ne fut pas aussi exemplaire, si nous en croyons les preuves données par l'histoire. Vers les derniers temps de ce règne, alors que l'alambic, comme toutes les bonnes choses, eut pris droit de cité dans tous les pays, naquit une nouvelle classe d'industriels, c'est-à-dire les distillateurs. Louis XII les réunit à la confrérie des vinaigriers. Les apothicaires distillaient aussi, mais seulement *ès choses de leur boutique*. Ils préparaient par eux-mêmes, sans le contrôle du médecin, ils allaient encore plus loin, enfreignant la légalité, ils débitaient les médicaments sans ordonnances et donnaient des consultations médicales. Aussi les médecins lancèrent contre eux de violentes diatribes et quantités d'admonestations plus sévères les unes que les autres tombaient dru sur le corps des apothicaires. On composa presque dans toutes les langues vulgaires des manuels destinés aux *distillateurs, aromataires, apothicaires, chirurgiens, afin qu'ils n'ayent cause de ignorance envers Dieu et le monde, on signala les substances introuvables, les drogues adultères*. Temps perdu ! l'apothicaire échappait à l'œil du prévôt et chaque jour la clientèle se trouvait trompée !

« *Non sutor ultra crépidam, nec pharmacopœus ultra pyxidem*, « disaient les médecins. *Empiriques sans grammaire* ni « *latin*, criaient les pharmaciens à ces derniers, *vous avez* « *trop de prétentions au savoir* ! » Toutefois cependant la lu- allait venir, les conjurations, les potions, les paroles, les herbes et les poudres minérales, se verront avantageusement remplacées par d'autres éléments, qui feront les bases d'une matière médicale plus sérieuse et plus profitable.

CHAPITRE IX

Nécessité d'un coup d'œil rétrospectif sur l'enseignement, le commerce pharmaceutiques antérieurs au seizième siècle. — Causes d'un temps d'arrêt dans le développement de la pharmacie proprement dite. — Exposé des réglements de police en vigueur à cette même époque. — Influence du commerce des drogues sur les formules. — Prescriptions médicales plus variées, d'où l'accroissement dans leur exécution en même temps que dans leur préparation. — Le pharmacien commence à se dévoiler sous l'apothicaire. — Métamorphose naissante de l'art pharmaceutique.

Le seizième siècle, où nous allons arriver dès maintenant, donne aux idées une direction nouvelle. Un grand mouvement intellectuel va s'opérer : les savants les plus distingués, les esprits les plus audacieux vont se réunir. Français, Allemands, Anglais, Italiens se convient aux agapes scientifiques. Autour d'eux se groupe un nombre imposant de disciples qui deviendront maîtres. Sans vanité ni jalousie, ils n'admettent pas entre eux la rivalité : détruire les théories fausses, les réformer, et en faire jaillir de nouvelles ; tel sera désormais le but, vers lequel tendront leurs efforts.

Citer dès ce début, et dans l'histoire d'une science, les noms de Paracelse et d'Agricola, c'est explicitement en déduire les progrès et en confirmer l'illustration.

Ne nous hâtons pas cependant d'entonner l'Hosannah !

Il arrivera fatalement dans la suite, ce qui généralement se passe, soit dans l'éclosion de lois nouvelles, soit dans l'application de surprenantes inventions, soit même, hélas ! dans la politique ! De prime abord des systèmes sensés semblent prévaloir, mais le zèle intempestif vient s'opposer à leur développement, et leur refuse pour jamais la lumière. De zélés chimistes, plus ardents que les vrais chimistes, des novateurs voulant encore plus le paraître, des politiques enfin, plus politiques que ne l'est la politique elle-même, font, sous leurs efforts prématurés, tomber malgré tout en décadence ce qui semblait être parvenu à l'apogée.

Il nous sera facile d'en constater les preuves. Le système galénique outré et retombant dans l'enfance, le système paracelsiste dévoyé, ne devront leur discrédit qu'à la superstition ; mais elle ne sera pas la seule ouvrière à accomplir cette funeste besogne ! Dame sorcellerie, coiffée du bonnet pointu, revêtue de la robe féerique, et brandissant dans ses mains la baguette magique, se faufilera dans le cortège des docteurs à longue robe, à la chausse écarlate et bordée d'hermine sur l'épaule, et portant fièrement sur leur tête le bonnet carré. Tant il est vrai (et la chose n'est point nouvelle), que souvent tout marche *per fas* et *nefas*. Or le plus superbe des monuments, s'il n'est pas sagement entretenu, montre très apparemment des fissures et des lézardes, que des architectes moins habiles que les premiers auront grand'peine à soustraire aux yeux du vulgaire.

Toutefois, un coup d'œil rétrospectif trouve *hic* et *nunc* son application ; et avant que de nous avancer plus loin, il nous semble nécessaire d'établir d'après les documents authentiques les progrès de l'élément scientifique, en même temps aussi les ressources fournies à ce dernier par l'accroissement des transactions commerciales. Cette halte dans une étude de ce genre nous semble de toute opportunité : remettre au jour certains documents et les phases qui s'y rattachent semble de la redite ; mais elle a cela d'avantageux, c'est de faire servir comme d'autant de jalons indicateurs, des faits qui donnent une juste idée de la distance parcourue et de celle qui reste à parcourir encore.

Longtemps (dès le principe, et dans la suite aussi), la médecine fut la maîtresse absolue de la pharmacie. A la fin du quinzième siècle, date à laquelle nous nous trouvons maintenant, les leçons de la Faculté n'avaient trait qu'à l'exposition de la médecine, soit galénique, soit hippocratique. Ces théories, mélangées de superstitions et de croyances singulières, voire même aussi de sorcellerie, due à l'astrologie médicale, tombaient évidemment dans l'absurde.

Les talismans, retirés soit des pierres précieuses, soit des métaux, soit aussi choisis parmi les produits du règne animal ou de quelques-unes de ses parties, furent considérés comme remèdes et comme panacée universelle. Les théories de Cardan, sur la médecine *extérieure des signes*, furent elles-mêmes très en faveur ! Les uns se guérissaient en portant sur eux des talismans rappelant la formes des organes malades, d'autres se contentaient de la vue de certains objets, qu'ils prétendaient avoir grande influence sur les guérisons qu'ils espéraient obtenir. Le seizième siècle n'en fut point exempt. Le célèbre (1) Fernel, médecin de Catherine de Médicis, y ajoutait foi, et la reine se couvrait de ces talismans et amulettes, dans le seul et unique but d'enrayer, d'éviter et de se préserver de toutes les maladies qui incombent à l'humanité.

Comment était-il possible alors à la pharmacie proprement dite de pouvoir sortir de la routine, et de soulever ce monceau fantastique d'absurdités qui l'ensevelissait si fatalement ? (2)

La médecine, sa sœur, lui fournissait trop d'obstacles, et l'instruction qu'elle lui suggérait était en réalité trop mince et ne pouvait lui imprimer l'essor dont elle avait grand besoin. En effet, dit M. Grave (3), « les formules des médi-« caments qui étaient imposées à la pharmacie, avec défense « de n'y rien changer, n'étaient développées que dans un « seul cours professé à la Faculté, et deux leçons par semai-« ne, à la maison commune, au bureau de la corporation ».

Etait-il donc alors facile de pouvoir, en présence d'une telle pénurie dans l'enseignement, exiger une nouvelle hauteur dans l'accroissement de cette science, ou d'en demander une émancipation progressive ?

(1) *Essai, hist. sur les talismans*, E. Gilbert.

(2) Plus loin dans le cours de l'ouvrage, cette question est longuement traitée.

(3) Grave. *La pharmacie avant Germinal.*

Evidemment non ! Mais les livres, pourra-t-on se demander, les livres se trouvaient-ils donc dans un obscurantisme analogue ?

La réponse à cet argument est facile : les livres sont ordinairement les types de la science ; or, ceux du temps en étaient exactement le reflet.

Jusqu'en 1637, un seul sert de règle ou, si on le veut mieux encore, de *codex* pour l'exercice de l'art. Mais à peine saurait-on trouver dans le fatras innombrable de publications, des idées raisonnables, les unes et les autres offrent le spectacle d'un imbroglio insensé : la cabale, les formules excentriques, des factums, moitié latins, moitié français, où le langage sacré et le langage profane jouent fraternellement leur rôle.

Les ouvrages qui pourraient à peu près mériter la dénomination de sérieux étaient rares ; ils restaient en possession de la Faculté, et les faire copier était une opération coûteuse et difficile.

Veut-on savoir d'ailleurs la source de ces idées abracadabrantes où les chercheurs allaient puiser la majeure partie de leurs formules ? C'était dans les arcanes alchimistes, riches *en élixirs d'or potable*, *en gouttes d'or* érigées en véritables panacées. L'*élixir des sages*, l'*élixir de la sagesse*, l'*elixir de la clef des douze portes* n'avaient point d'autre origine.

Les recettes alchimiques ne le cédaient point aux recettes talismaniques. Jusqu'à une époque assez reculée et voisine de la nôtre, les boutiques des apothicaires possédèrent des boîtes spéciales, qui renfermaient le *topaze*, le *rubis*, l'*améthyste* et l'*agathe*. Ces pierres précieuses servaient à la confection de quelques électuaires renommés.

Le prélude de l'intervention des médicaments chimiques encore à leur enfance, et que Paracelse introduisit d'une façon sérieuse dans l'art de guérir, conduisit à l'art de la *distillation*. L'eau-de-vie ou *alcool* entra dans la catégorie de cette nouvelle matière médicale. Jusqu'en 1514, l'alcool fut vendu par les apothicaires, mais à cette même période Louis XII, après avoir établi la corporation des vinaigriers, donna à ces derniers la liberté de se livrer à ce commerce.

Néanmoins, cela n'empêchait pas que la pharmacie était tenue en esclave sous la férule de la Faculté de médecine, et que — *tanquam vili servientes*, — les apothicaires faisaient partie du cortège d'un docteur en tournée, portant les *boëtes* des drogues, tandis que le chirurgien barbier était orné de son côté des *bourgets* et des *instruments* dans *les boëtes*.

Dire que la suprématie et la prépondérance de la médecine de cette époque sur la pharmacie furent une cause d'asservissement de cette science, n'est pas chose nouvelle. Comment veut-on qu'il en ait été autrement? Les formules appartenaient aux médecins, elles ne variaient point, ni en progrès, ni en décadence. Etait-il donc possible alors d'en connaître les points défectueux? Qui aurait osé en faire remarquer hautement la stupidité, le peu de valeur, et quelquefois même le danger? Personne! Toutefois aujourd'hui relevons la tête, et disons, sans crainte d'être démenti, que les grandes idées, les grands travaux, les recherches, les analyses, les expériences des médecins et des pharmaciens actuels, ont mis au grand jour la nullité de ce fatras de matière médicale plutôt digne des conceptions des barbares que de l'intelligence des temps civilisés. De ces mélanges compliqués et empiriques, ils ont séparé avec justesse et concision, par des études rationnelles, le bon grain mélangé à l'ivraie; dignes continuateurs des ainés qui les avaient précédés dans la carrière et qui, à partir de la fin du seizième siècle, commençaient à établir les jalons indicateurs d'un chemin qui a mené très directement au progrès.

Les publications pharmaceutiques, dès la fin du quinzième siècle, ne satisfaisaient en aucune manière les besoins de cette période. L'antidotaire, de *Nicolas Myrepsus*, depuis le quatorzième siècle servait de guide à la plupart, et pour mieux dire à tous les apothicaires qui le consultaient comme un *codex*. Toutefois, au commencement du quatorzième siècle, la Faculté de médecine, augmenta ce recueil de nombreuses formules. Le quinzième siècle, vers la moitié de sa première période, ne s'en contenta plus. En 1544, dit alors M. Grave : « la Faculté présenta aux états de Blois des cahiers dans lesquels elle s'engageait à publier une pharmacopée nouvelle ». Les résultats, suivant le même auteur, furent l'origine du premier codex français de 1637, dont la publication fut tour à tour retardée par les troubles de la Ligue, et par les difficultés qu'eut à vaincre le roi Henri IV, et par toutes les agitations qui suivirent sa mort (1).

Cependant l'invention de l'imprimerie permit de vulgariser un nombre considérable de publications pharmaceutiques. Les ouvrages d'Hippocrate, Galien, Mésué, Sérapion, tiennent le premier rang. Vinrent ensuite, pour ne citer que le petit nombre, les ouvrages de Jean Dondis et l'*Aromatorium* de Saladin d'Ascalo, napolitain d'origine.

Puis enfin des avalanches de productions bibliographiques : Valérius Cordius, Sylvius, Mathioli, etc., en dernier lieu les critiques : Symphorien, Champier, Benancio, etc... et enfin, des manuels populaires pour la conservation de la santé, de Bunel, de Toulouse.

S'il nous fallait noter toutes ces productions, bien des pages ne nous suffiraient pas. Les catalogues seuls sont susceptibles d'exciter la curiosité des antiquaires et des collectionneurs. Toutefois remarquons bien ceci : c'est que du moment où il fut permis aux apothicaires de discuter et d'écrire sur leur profession et sur leur art, ce fut la mort de toutes ces formules enfantines, ridicules, surannées, et même comiques. Les vieilles rengaînes, les solennelles et stupides réunions de l'Alpha et de l'Oméga, assemblées dans un électuaire, vont tomber d'elles-mêmes ! La médecine spagyrique va détrôner la médecine galénique. L'enfantement sera rude, d'autant plus que la suprématie médicale en retardera

(1) Grave, *Etat de la pharmacie avant la loi de germinal* (Paris, 1879).

l'accomplissement, et essaiera encore d'une main violente d'étouffer même dans l'œuf le nouveau produit qui s'y rencontre.

Toutefois pourtant des formules, même chimiques, se sont sauvées de ce massacre des innocents, car dans le codex de 1637, pour ne citer qu'une préparation à base de mercure, l'emplâtre de Vigo commence à y figurer.

Enfin, dès cette période, où la pharmacie semble acquérir une désinvolture plus libre, les apothicaires eux-mêmes prennent une autre physionomie. Les choses et les mots de l'esprit savent trouver chez eux un accueil sympathique et favorable. Ce n'est plus déjà cette espèce de solennel et burlesque apparat qui semble les diriger, on peut dire en toute vérité qu'ils se *dégoisèrent* et que quelques-uns de la corporation *s'illustrèrent*. Comment ne pas le penser, quand on voit non-seulement le Dante être inscrit sur le livre de la corporation des apothicaires de Florence, mais encore dans cette ville une institution qui, sous la dénomination d'*Academia della Crusca*, présidée par Antonio Grassini, devenir l'assemblée remarquable des amis des sciences, des arts, de tous ceux enfin qui, aptes à leur propagation, se donnaient rendez-vous auprès de l'esprit subtil, intelligent en même temps qu'instruit, qui les dirigeait et leur enseignait le chemin à parcourir, pour les mener au progrès et à une hauteur de vue correspondante à sa vaste érudition.

II

Nous l'avons déjà dit dans la précédente partie : le commerce devait influer, dans une forte mesure, sur l'avancement de la pharmacie pratique. Déjà les premières Croisades avaient elles-mêmes occasionné de nouveaux changements dans les importations d'outre-mer. Les peuples (et cela est toujours la même histoire), ne reviennent jamais que marchands des pays lointains où ils sont allés en conquérants, la soif de la victoire en occasionne généralement une autre : celle du gain, des échanges et des transactions commerciales. La preuve en est irrécusable, et plus tard enfin la découverte d'un nouveau monde conduira à l'apogée le trafic de ces nombreux produits exotiques, sources nouvelles qui ont procuré à l'art de guérir tant de moyens efficaces et sûrs. Nous allons donc brièvement esquisser, pour les siècles que nous venons de parcourir, autant que notre faible rôle de médiocre historien peut nous le permettre, les différentes phases se rapportant à ce sujet. Nous oserons, une fois cet exposé terminé, poursuivre notre marche vers des temps où la science, d'accord avec la richesse des substances qui en font la base, s'élèvera plus rapidement et où elle deviendra plus pratique, plus accessible pour les nombreux adeptes qu'elle conviera à l'aider dans l'accomplissement des bienfaits, qu'elle sera susceptible d'offrir à l'humanité toute entière.

Déjà, dès Charlemagne, les drogues venant d'Orient furent, d'après l'*Encyclopédie méthodique*, apportées en France par les ambassadeurs de Bagdad. La rhubarbe apparut au douzième siècle, et probablement par Venise, qui à cette époque était le fournisseur de l'Europe. La cause en est certaine quand on voit que de son arsenal partait chaque année une flotte avec mission d'aller en Afrique, en Espagne, dans les Pays-Bas, dans l'Angleterre acheter les produits exotiques. Ces produits consistaient en *sucre*, *camphre*, *cannelle*, *girofles*, *raisins de Corinthe*, *borax*, *cinabre*, *minium*, *crême de tartre*, *mastic*, *encens*, *poivre*, etc... Notre France s'approvisionnait à l'étranger, quoique à cette époque elle commençât à cultiver quelques plantes médicinales, dont elle fournissait une certaine quantité aux nations voisines. Mais qu'était alors ce commerce sans tarif précis, sans contrôle sérieux? ce n'était que la confusion. La concurrence et le monopole en étaient l'âme, aidés aussi par la spéculation et l'exorbitant dans les prix. Les charlatans, il va sans dire, profitèrent de ce chaos. D'ailleurs, l'Angleterre, la

Hollande, l'Espagne, firent la guerre au Lion de Saint-Marc improvisé marchand. Il avait trop compté sur lui-même. Venise perdait peu à peu son ancienne renommée. Au dix-septième siècle elle n'était déjà plus ce qu'elle était avant. La préparation de la thériaque ne fut plus sa chose personnelle; elle fût détrônée, son prestige peu à peu s'anéantit; cette panacée, tout en perdant plus tard les honneurs d'une préparation solennelle, se vit condamnée à être composée avec moins d'illustration, et toutes les simples boutiques des apothicaires seront témoins de sa naissance. Là, ce ne sera pas ni dans les somptueuses demeures, ni dans des palais de marbre qu'elle verra le jour, mais dans une sombre et quelquefois très modeste officine, à la devanture ogivale et à l'aspect claustral et sévère. Il n'y aura donc pas de comparaison à établir entre cette patriarcale simplicité et la boutique somptueuse du *Fœnix* de la place Saint-Luc de Venise.

« Fioravanti, dit M. Grave (qui par son autorité doit être « cité souvent dans une étude de ce genre), avouait comme « très recommandables deux boutiques de cette capitale, « celle de *L'Ours* et celle du *Fœnix*, l'une sur la place *Sainte-* « *Marie-la-Belle*, et l'autre sur la place Saint-Luc, lesquel- « les sont bien fournies de telles compositions (les siennes), « desquelles elles vendent très abondamment pour pouvoir « transporter en diverses régions. » Hélas, qu'il y a aujourd'hui de Fioravanti qui comme le premier possèdent un baume, moins célèbre que le sien sans aucun doute, et qui citent encore sans vergogne les établissements où on en trouve le débit ! Certes, au point de vue honnête que nous considérons et qui les anime pour la plupart, il n'existe aucun blâme à leur infliger; mais aussi combien se rencontre-t-il d'industriels qui louent outre mesure et au détriment du droit des capacités et de la science acquises par les pharmaciens, des agences où l'agio le plus éhonté exploite la santé publique ! Il serait à désirer que ces établissements portassent le nom de la première boutique de la place

[library stamp]

Sainte-Marie-la-Belle, de Venise, pour que ceux qui les exploitent puissent dire, tout en indiquant le lieu où se débite leur panacée : *Prenez mon ours!!!*

En présence de toutes ces fluctuations commerciales, tout était au hasard, et de là souvent la difficulté d'avoir en temps voulu les drogues nécessaires à l'approvisionnement des boutiques des apothicaires.

On doit comprendre alors qu'une anarchie très profonde régnait dans le commerce. Toutefois la situation changea, comme on le sait, sous le roi Saint-Louis. Le prévôt du Châtelet, Etienne Boileau, essaya de reconstituer, d'après les désirs du monarque, frappé des désordres qui régnaient dans les divers corps des métiers, les trop criants abus. Plus tard, sous le roi Charles V, les barbiers, les chirurgiens, les épiciers furent apothicaires, en même temps que confiseurs, regrattiers, ciriers, poivriers, tout ce que l'on voudra, excepté de véritables apothicaires.

Les femmes elles-mêmes vendaient l'herboristerie et d'autres substances médicamenteuses.

Voici un tableau, peu édifiant, de la profession à son début; mais, si l'on en croit la chronique, déjà au quatorzième siècle le véritable apothicaire semblait sortir de ce milieu avec une certaine distance entre lui et les pharmacopoles.

« Il existe, dit encore M. Grave, *membre de la commission* « *de l'inventaire des richesses d'art pour le département de* « *Seine-et-Oise*, à la Bibliothèque nationale un manuscrit à « miniatures datant du quatorzième siècle. L'apothicaire y est « figuré au milieu des autres gens de métier, mais dans une « attitude qui semblerait indiquer une certaine distinction « entre lui et l'épicier. En effet, l'épicier y est représenté par « un de ces pileurs comme on en voyait à la porte des dro- « guistes de la rue des Lombards, il y a trente ans. L'apo- « thicaire, au contraire, qui se trouve à la suite, a une atti- « tude plus noble ou moins *vilaine* si l'on aime mieux. Il est « assis dans un grand fauteuil ou une chaire et semble

« donner une consultation à un malade dont il tient la main. »

Aujourd'hui, sans avoir une chaire pour fauteuil, ni sans donner de consultations et tenir les malades par la main, le pharmacien actuel a malheureusement, aux yeux de beaucoup de monde, le même prestige que l'herboriste son voisin, qui, à son nez et à sa barbe, donne des consultations et lui fait, ainsi que l'épicier, une concurrence aussi cynique que déloyale. Chose triste à confesser, l'anarchie que nous reprochons au moyen-âge se reproduirait volontiers, si des lois sagement protectrices, moins barbares et moins surannées, ne venaient prochainement mettre un terme à un envahissement que l'on ne peut considérer qu'avec la plus amère tristesse.

Certes, il y a eu des périodes, même dans le temps où nous nous arrêtons par la pensée, où un jour nouveau semblait luire et promettre un avenir plus en rapport avec la dignité de la profession.

Au treizième siècle, la suprématie fut donnée à l'apothicaire, et sa condition nettement séparée de celle de l'épicier, mais on sait depuis combien l'infériorité était venue les confondre à nouveau.

Cependant, en Italie méridionale, grâce au commerce mieux assuré des drogues, le développement pharmaceutique entrait dans une ère nouvelle. La pharmacie y prit une organisation civilisée. Nous en avons vu la conséquence par les Ordonnances du roi Charles VIII, qui, partisan de la constitution de la pharmacie en Italie, s'en était inspiré, pour la réglementer ainsi en France. Il ne fit pas positivement la séparation des professions d'apothicaire et d'épicier, mais c'était indiquer le désir qu'il avait à parvenir à cette innovation. Louis XII, on le sait, réalisa ces idées. La pharmacie devint une profession autonome. Toutefois, l'apothicaire pouvait encore être épicier, mais il n'avait plus le droit de vendre des médicaments, s'il contrevenait à l'Ordonnance.

III

Il serait utile de pouvoir jeter un regard rétrospectif sur les Ordonnances qui, par leur application, leur distinction, en même temps que par leur universalité, précédèrent celles qui devaient plus tard les compléter et les suivre.

Quoique le travail que nous poursuivons soit plutôt purement historique que tout spécialement consacré aux questions de législation concernant la pharmacie, leur abrégé très succinct ne saurait sembler déplacé dans la circonstance.

Nous avons même pensé, puisque nous nous occupons de suivre pas à pas cette science aux diverses époques de son histoire, d'en noter, avec l'avancement, les difficultés, les empêchements, fournis par certains événements, qui, prenant naissance dans les idées scientifiques, ne se terminaient que par la formation d'obstacles barricadant pour la pharmacie proprement dite la voie qu'elle devait parcourir. Nous voulons signaler l'alchimie, qui dégénérant dans les mains des charlatans en *alchimie magique*, donna naissance à des panacées, à des remèdes fantastiques, fabriqués, prônés, vendus et par la tourbe des empiriques à des malades trop crédules, et plus souvent apeurés.

Le quinzième, le seizième, et même le dix-septième siècle n'en furent pas exempts ; les siècles qui les suivent en ont même, malgré le progrès réel, subi quelques atteintes, tant la nature humaine est toujours la même. Et, de nos jours encore, l'inconnu et le merveilleux possèdent cet ascendant puissant, dont il sera très difficile de pouvoir se débarrasser.

La renaissance hérite aussi de bien des préjugés, mais avec cette réserve que les hommes qui s'y rencontrent luttèrent avec énergie, succès et abnégation contre des erreurs que leurs successeurs dans la science réussirent à complétement éteindre.

Cette digression terminée nous permet de considérer la période historique des règlements concernant les apothicaires, prenant son origine sous le règne de Saint-Louis, Etienne Boyleau étant prévôt des marchands. A proprement parler, ils ne réglementaient que les apothicaires parisiens (1270). Toutefois, l'apothicaire commença en ce temps à n'être plus le vassal du médecin en particulier, mais quoique celui-ci n'eût plus la haute main sur les préparations pharmaceutiques compliquées, la Faculté de médecine elle-même ne lâcha pas aussi aisément toutes ses prérogatives. Hautaine, fière de ses droits, considérant les fonctions de l'apothicaire comme bien au-dessous de ses attributions médicales et le mettant lui-même au nombre des *servants*, elle lui fit imposer les lois et règlements dictés par son bon plaisir, par les exigences et l'autorité du pouvoir.

Rapprochement des temps et constance des choses pour l'époque actuelle ; ne voyons-nous pas les lois, réglementations, police, et tout le système du rouage pharmaceutique débattus, approuvés, en un mot promulgués, sinon par la Faculté elle-même, mais par des commissions, sous-commissions, etc., imbues, on ne sait trop pourquoi, de cette apparente fierté contre cette sœur de la médecine ! Espérons donc sérieusement qu'un jour cette tendance finira par disparaître elle-même, et que le champ, devenu libre de ces regrettables entraves, sera alors aplani. Là où se rencontrent des hommes intelligents et savants, l'entente est facile. L'appréciation mutuelle n'est apte qu'à donner naissance à la considération, d'où découle ordinairement la sympathie due au talent et au savoir que possèdent largement aujourd'hui médecins et pharmaciens, confondant dans un même but des connaissances si indispensables les unes aux autres, et qui ne sauraient avoir de raison d'être que par leur liaison intime et leur complète connexité.

La première réglementation, sous Saint-Louis, fut celle qui visait le plus spécialement la police, les privilèges de la corporation. En 1312, 1321, une Ordonnance concernant les poids fut publiée.

Philippe le Bel, voulant autant qu'il était en son pouvoir

éviter les fraudes et *tricheries* de *l'apothiquairerie* et de l'épicerie, ordonna l'inspection et le contrôle du pesage. Or, il faut remarquer qu'à cette époque il y avait deux unités de poids, la livre ordinaire, de seize onces, et la livre *soutive* (légère), de quatorze. Cette dernière était usitée par les apothicaires quand ils vendaient des substances aux mires et physiciens, car la rédaction de l'Antidotaire ne mentionnait seulement que des formules ne contenant uniquement que ce poids. Le roi voulut que les remèdes fussent vendus au peuple non à cette livre dite *soutive*, ni à une autre livre qui puisse être entachée de tromperie. Mais il ne la prohibait pas quand les *physiciens* ou *cirurgiens* faisaient la composition de leurs remèdes, déjà depuis longtemps conçue dans le poids de cette quantité ainsi dénommé. En un mot, il unifia la livre.

Soit pourtant dit en passant, que ces efforts, basés cependant sur un sentiment très honnête, ont été complètement stériles. Les abus dans les poids, non seulement dans les médicaments, mais dans tant d'autres substances commerciales, ont tenu longtemps le haut du pavé. Ils cessèrent à peu près à l'établissement du système uniforme des poids et des mesures actuellement établi.

En 1321, Charles le Bel confirma les précédentes Ordonnances, et, chose encore plus importante, il en décrivit et en régla la forme.

Mais voici Philippe de Valois qui, en 1336, mit en tutelle réglée toute la malheureuse apothicairerie ! Les médecins sont les suzerains des apothicaires.

Ordre est donné à ces derniers de leur montrer, à toutes réquisitions, les électuaires, opiats, médecines et autres substances qu'il jugeront convenable. *L'espicerie* n'en est point exemptée. *L'inspection* était créée.

Ce système qui, depuis sa fondation, a dû être vexatoire, devait l'être davantage encore à ces époques où le pharmacien était à la simple merci de la Faculté de médecine. Diminué en même temps que pour ainsi dire très éclipsé, il n'était que peu souvent chevalier à la gaie figure.

Le praticien à longue robe l'accablait de la hauteur de son dédain. Etait-il convoqué pour une opération grave, ou, ce qui n'arrivait que trop souvent, pour le supplice d'un larron ? l'apothicaire formait tout seul la marche du cortège. Les chirurgiens-barbiers marchaient en tête, portant *boëtes et instruments*... L'apothicaire venait ensuite, devant s'estimer plus heureux qu'un des pages de Malborough, car il portait quelque chose. Ce quelque chose étaient les drogues nécessaires dans les circonstances !

Le médecin, les barbiers ordonnaient, l'apothicaire, *tanquam verus serviens*, etc., remplissait la prescription sans commentaires.

La Faculté, fière de ses prérogatives, basant sur elles son autorité, les faisait exécuter par le pouvoir royal qui y tenait alors la main.

Toutefois, sous le roi Jean, en 1352, l'hygiène et la sécurité publique sont pour la première fois mises en cause. Non seulement ses prescriptions veillent à la bonne qualité des substances, mais encore elles s'étendent jusqu'à pouvoir essayer de réprimer même l'exercice de la médecine et de la pharmacie par des personnalités n'ayant pas qualité pour en faire trafic, en même temps source de gain. Ce monarque confirme enfin la régularité des visites des boutiques des apothicaires et de celles des épiciers. A cette période, en effet, une tourbe de gens, des charlatans, des empiriques vendaient, à Paris surtout, des remèdes de leurs compositions et de toute nature; ils donnaient conseils, consultations médicales.

L'ordonnance royale leur défendait très expressément de préparer ni *électuaires*, ni *clystères*, ni *médecine altératoire*, ni *sirops*, ni *élixirs*, etc. Les médecins achetaient les simples produits chez les apothicaires et préparaient seuls les médicaments dans les cas sérieux. Cette concurrence commerciale mit la plus grande rivalité entre ces deux catégories de praticiens ; celle qui en retirait tous les bénéfices s'entêtait à en garder le monopole.

Les souverains qui vinrent plus tard rendirent des ordonnances particulières. Loin de les voir éloigner du système d'inspection, ils le modifièrent selon l'inspiration qui leur en était donnée par la Faculté.

C'est ainsi qu'en 1359, le roi Jean le Bon fit un édit qui visait tout particulièrement l'inspection des médicaments galéniques. Ses vues, et la plupart des considérants, ont servi de base aux ordonnances promulguées plus tard. Il confirma comme ses prédécesseurs le pouvoir de surveillance donné aux médecins dans l'accomplissement des préparations reconnues sérieuses.

Les *opiats*, *électuaires*, *confections* et *sirops*, qui semblent le *summum* de l'art à cette époque, ne doivent être préparés que sous l'œil vigilant et perspicace de ce praticien.

Non seulement il préside au pilage, ainsi qu'au mélange des poudres, au choix des substances, mais encore la préparation accomplie doit être mise par lui-même dans le contenant ; le vase scellé et la date de la fabrication écrite sur une planchette *ad hoc*.

Les rois Charles VI et Charles VII ne firent aucune promulgation d'ordonnances particulières, ils confirmèrent purement et simplement les édits en ne les retranchant ni en ne les augmentant.

Un an après la mort de Louis XI, Charles VIII, en 1484, à son retour de l'expédition d'Italie, imbu des règlements concernant la pharmacie et qui dans ce pays lui donnaient une place prépondérante, en fit l'application en France. Nous avons déjà vu, du reste, ses sages prescriptions qui, avec quelques variantes surtout sur les études et les réceptions, se maintinrent presque jusqu'à nos jours. L'ordonnance de 1484 en a été la pierre d'achoppement.

Lous XII, enfin, en 1514, opéra la séparation si normale des épiciers et des pharmaciens. Ceux-ci ne purent plus préparer des médicaments et les vendre sans être soumis, d'une façon très sévère, aux obligations des lois, ordonnances et réglements.

La voie était donc dorénavant aplanie, et ceux qui voulaient y persister pouvaient alors compter sur la possession d'eux-mêmes, sous la garantie d'un titre obtenu par des études plus sérieuses. Toutefois, cependant, les erreurs, les préjugés, l'enseignement très défectueux encore, firent que la pharmacie en ressentit longtemps le contre-coup. Beaucoup d'entraves surgirent nombreuses et implacables. Les fatras de la cabale de l'alchimie, de l'alchimie magique, n'en furent pas les moins grandes. C'est principalement de là que sortirent ces théories insensées et folles qui, greffées sur la branche même d'une science, furent d'autant plus pénibles à pouvoir complètement déraciner. Voici pourquoi nous avons cru, dans le cours de cette histoire entreprise déjà par certains esprits judicieux, y intercaler divers documents qui, tout en respectant le domaine acquis, en augmentent l'étendue et les contours.

L'histoire de la science, soit en médecine, soit en pharmacie, est intimement liée à l'histoire des peuples. Or le sujet qui nous occupe leur étant particulièrement cher, permet davantage de supposer que l'art de guérir, plus que tout autre, a été en maintes circonstances, plus à tort qu'à raison, sujet à des fluctuations bien loin par elles-mêmes d'en activer la marche progressive et d'en affermir les bases sur la saine raison. En effet, parmi toutes les époques les plus fertiles en erreurs et en préjugés sur la pharmacie, nous croyons que, au quinzième siècle, le règne de Louis XI fut une des plus remarquable pour l'engouement de l'*alchimie magique*, de laquelle découlèrent ces panacées indignes du bon sens en général, de l'art de guérir et de la pharmacie en particulier.

IV

Dans la période du moyen-âge, celle où fleurit plus particulièrement l'alchimie, se trouve la cause principale qui sembla mettre et mit en réalité beaucoup d'obstacles à l'avancement de la pharmacie proprement dite.

Si seulement l'alchimie elle-même, tombée entre les mains d'obscurs charlatans, n'eût été que seule à combattre, le mal eût été moins grand, mais la lutte fut d'autant plus vive que, se greffant sur cette science, l'empirisme, la superstition, la magie et la sorcellerie en firent un inextricable chaos.

L'exemple malheureusement donné par de hautes intelligences, soutenu en maintes occasions par des noms illustres de l'époque, dont Arnauld de Villeneuve fut le représentant, contribua dans une large mesure à enchaîner d'une manière étroite l'essor que la Pharmacie raisonnable aurait pu obtenir.

Que penser, en effet, de ces formules suggérées par ces intelligences aussi erronées qu'ambitieuses, qui engendrèrent cette *Alchimie magique*, procurant une médication si extraordinaire qui, loin d'être utile à la guérison des corps, n'engendra fatalement que la maladie des esprits?

Ces panacées universelles qui, dès le principe, n'étaient que les arcanes nécessaires aux souffleurs animés de l'esprit de la transmutation des métaux, prirent une autre direction dans les projets de ces insensés monomanes qui en changèrent et la voie et le but.

Là, tout observateur sérieux, s'occupant de la marche des sciences dans ces lointaines et curieuses époques, ne sera que médiocrement surpris en voyant naître avec le progrès des connaissances nouvelles, l'extension très considérable des sciences occultes, dont les branches si grandement ramifiées sont adhérentes à un tronc formé d'erreurs complètes et des préjugés les plus insensés!

Les fruits de cet arbre furent tous malsains, et malheureusement employés comme remèdes dans cette *pharmacologie* sauvage, retardant encore l'éclosion d'une science en voie de formation, de progrès et même de civilisation.

Que penser en effet de tous les remèdes retirés de la quintessence des métaux, fabriqués sous telle ou telle constellation, et si riches en propriétés mirifiques?

Quel nouvel agent pourra-t-il en sortir? agent destiné lui-même à devenir un puissant levier à l'usage de ces cerveaux exaltés? Ce sera la *sorcellerie*... qui présidera à ces compositions bizarres, à ces élucubrations si funestes à la société toute entière ?

Les opinions étranges, les rites magiques se rattachant aux diverses branches de l'art hermétique, formeront la science cabalistique des métaux !

De ces métaux ensuite seront fabriqués des *sceaux* ou *cachets* préservant des maladies, de la mort subite et de tout danger.

Leur quintessence, obtenue par les opérations de l'œuvre, sera utilisée dans des breuvages donnant longue vie et capables, par leur habile administration, non seulement de pouvoir concourir au maintien de l'existence, mais encore, phénomène plus incroyable, miracle plus surprenant, de remplacer les organes les plus essentiels du corps, en un mot les ressorts les mieux accentués de la vitalité. Poumons, cœur, cerveau ; et pour la mobilité, bras, mains, jambes et pieds ? L'opinion égarée saisit à brûle-pourpoint ces énormes mensonges, ceux qui les répandaient devinrent aux yeux du peuple des génies aussi terribles que puissants !

Le médicastre magicien et sorcier était né — jour néfaste ce jour-là — pour la pharmacie et la médecine ! !

L'apogée de l'alchimie magique fut au quinzième siècle. Les progrès qu'elle fit (pour ne parler que de la France), furent très favorisés par les idées qui occupaient les esprits en cette période historique.

L'époque où le roi Louis XI occupait le trône de France est certainement très remarquable dans son histoire. Ce fut, on le sait du reste, aussi de ce moment que date la naissance des *vrais apothicaires.* Toutefois, ce monarque, grand amateur de l'*eau de roses et de l'eau de fumeterre,* préparées par ces derniers, semblait compter beaucoup sur leur patriotisme (puisque, en 1464, les apothicaires assistaient à la revue des milices parisiennes, armées contre Charles de Bourgogne, dont ils formaient le plus grand nombre) était plutôt attiré par le pseudo-savoir des charlatans, que par l'honnête et modeste savoir des apothicaires. — Superstitieux, redoutant l'esprit malin et ses influences, le Roi faisait tous ses efforts pour en conjurer les atteintes.

Quand l'exemple vient d'en haut, il facilite très largement les coutumes; aristocratie et peuple s'engouent, la première par flatterie, la seconde par curiosité, des idées et des pratiques que le souverain semble adopter.

Donc, alchimistes, médecins, magiciens, pharmacopes, sorciers et empiriques, y compris aussi les astrologues, lui étaient d'un secours important; ce prince réclamait leurs lumières dans ses secrètes terreurs, ne dédaignant point les effets merveilleux du grand œuvre associés à la magie. La contagion se répand vite, et du Palais-Royal la tourbe des charlatans n'eut que peu à parcourir pour pénétrer dans les châteaux de la noblesse pour entrer de là avec plus de hardiesse dans les demeures bourgeoises et dans les logis des manants.

Le roi Louis XI avait toujours à ses côtés et à ses gages un alchimiste duquel l'histoire a conservé le nom, il se nommait Perrault de Bonel, c'était lui qui préparait son *aurum potabile*. Depuis alors, en ce temps, *les Elixirs* d'or, les *Ceintures* d'or, etc., furent en grande faveur et le traitement dont le roi des métaux formait la base, emplissait plus les bourses des intrigants qu'il ne favorisait la santé des malades. Ils affaiblissaient leurs ressources pécuniaires et laissaient impunément les souffrances s'agrandir.

De l'Italie étaient venus en France, avec les artistes et ouvriers célèbres que le roi y avait attirés, les alchimistes magiciens et astrologues. Au commencement des temps modernes, dont ce souverain ouvre la marche, c'était l'Italie, en effet, qui, au point de vue des arts, des lettres et des sciences, commençait à occuper le premier rang parmi les nations de l'Europe. Malheureusement, cette brillante civilisation à son aurore renfermait déjà les germes de la corruption la plus raffinée.

Le poison, l'astrologie, la magie et surtout l'*alchimie magique* semblaient prédestinés à faire ressortir davantage encore le surnom de *venenosa* qui plus tard lui fut octroyé. La contagion se répand vite, et si notre pays, dès le principe, n'en fut pas complètement atteint, c'est que les rapports établis entre les deux nations dès les précédentes époques, ne le furent pas par des causes diverses, comme il arriva au quinzième siècle, sous Louis XI, et au commencement du seizième siècle qu'inaugura Louis XII. En quoi consistait donc la science de tous ces charlatans, et sur quels mensonges était-elle basée? Sur la promesse de la longévité et sur l'exemption de tous les maux qui incombent à la nature humaine. Cette dernière, hélas, toujours si facile à être trompée, s'y jeta corps et âme ! Ces affreux empiriques et coquins fieffés promettaient, par l'emploi de leurs remèdes, l'éloignement de toutes les maladies par l'intervention de leur art aussi séduisant que trompeur. Ils semblaient nier le lent travail de la guérison, l'admettant immédiate; en un mot, jetant par dessus bord l'ordre des fonctions *naturelles*, les remplaçant par l'ordre des fonctions *surnaturelles*.

Malheureusement aussi, pour le pouvoir royal, si prépondérant à cette période de notre histoire, il y eut une influence très fâcheuse de laquelle le monarque de ce temps ne put se débarrasser et dont les effets se firent en même temps très pesamment sentir.

Le ministre favori du prince, le triste et sinistre Olivier-le-Daim, captivait son oreille. Barbier préféré de Sa Majesté, autant bizarre que très chrétienne, il sut si bien s'insinuer dans les conseils de Louis XI (qui prétendait néanmoins les porter tous dans sa tête), qu'il put en attirer les faveurs en même temps que les bonnes grâces sur la confrérie à laquelle il appartenait. Les barbiers obtinrent le titre d'écoliers de l'Université, ainsi que les privilèges, franchises, libertés, immunités qu'entraînent un tel titre. L'Université le voulut bien, à la condition qu'ils suivraient les leçons des docteurs régents de la Faculté. Les chirurgiens, les apothicaires furent asservis, tandis que les barbiers furent très en faveur. Avec son amour raisonné de flatter les plébéiens, le roi constitua ces derniers comme la portion vraiment active du corps médical, au détriment des malheureux apothicaires, car les barbiers vendaient les remèdes. Ils étaient associés presque toujours aux colporteurs ambulants qui allaient de foire en foire amasser quelque peu d'argent par *céruse*, *vermillon*, *savons*, *antimoine* et autres drogues servant à farder les femmes, peindre et emplâtrer les vieilles drogues, dit Corneille Agrippa, que l'Ecriture appelle : *Onguents de paillardise.* C'était là la triste condition de ces alchimistes de bas étage, alchimistes magiques associés à ces médecins ou savonniers, enrichissant par des paroles les oreilles de chacun et vidant en même temps leurs bourses, car leurs assurances, leurs promesses marchaient toujours accompagnées de la demande d'un sac d'écus.

Le quinzième siècle donna naissance à tous ces parasites de la science, vivant à ses dépens, luttant de savoir faire avec les bateleurs, les bohémiens, conducteurs d'animaux savants, n'hésitant point à voler l'argent qu'ils ne pouvaient gagner. Ce gibier de potence pénétra chez les hommes les plus intelligents. Charles le Téméraire, esprit éminent, avait lui-même quatre barbiers au service de sa maison, sans y compter les astrologues et les alchimistes magiciens. Ces derniers ne promettaient-ils pas, en effet, par leur pouvoir exclusif, par le mystère qui couvrait leurs œuvres, par les combinaisons puissantes et nouvelles formées dans leurs creusets, les qualités merveilleuses de leurs mixtes magiques ? Ils ne désespéraient nullement de découvrir une panacée universelle, une substance souveraine qui, capable de fixer dans les organes la vie fugitive, n'aurait jamais permis à la maladie d'en dissoudre les trames ! Chimère complète et qui ne pouvait être concevable qu'à ces époques superstitieuses où la vie était encore considérée d'une façon très vague, comme indépendante des organes et apte d'en restituer, en cas de lésion, la texture et les fonctions. Cette indépendance est une erreur, cette restitution une chimère, et dès lors toute recherche d'une panacée est illusoire.

En résumé, la supercherie, l'inanité avérée de ces frauduleux systèmes n'ont pu, il est bien facile de s'en rendre compte, que faire naître entraves sur entraves aux progrès en voie de formation de la science de la pharmacie. Si, comme nous avons eu l'occasion de le dire en commençant, l'accueil fait à ces empiriques par les plus haut placés du royaume en décupla le nombre, il n'y a donc pas lieu de s'en étonner. Le peuple en suivit fatalement l'influence. La pratique de cet art mensonger fut un fléau, car en assujettissant même des esprits sensés, elle ne faisait qu'entraîner dans un esclavage plus rigide encore les esprits ignorants et timorés.

Ce coup d'œil rétrospectif, que nous avons cru utile de consigner ici, a, suivant nous, son utilité. Il pourra servir de point de comparaison, en même temps qu'il sera un témoignage de plus rendu aux efforts que des hommes sensés ont été obligés d'entreprendre pour vaincre autant de difficultés.

Le seizième siècle, heureusement, servit déjà de rempart à ces idées néfastes. L'ordonnance de 1484 avait déjà commencé sous Charles VIII à saper la base de cette forteresse pleine d'erreurs, en règlementant la profession d'apothicaire et en en rendant l'accès plus difficile par de très sérieuses considérations. Louis XII acheva, par le soin qu'il prit, de faire de la pharmacie une profession à part en maintenant ces sages et utiles prescriptions. La préparation des médicaments ne fut permise à l'apothicaire seul, que s'il satisfaisait à l'ordonnance. Un stimulant alors inconnu se produisit. La cause en fut l'extension commerciale. Il ne fut plus permis à l'apothicaire d'être ignorant, la diversité des produits en même temps que leur lointaine origine le força, presque malgré lui, à étendre et ses observations et ses études. Comme nous l'avons vu, la puérilité, les absurdités et le ridicule enchevêtrèrent l'art de la pharmacie elle-même. Elle se ressentira longtemps de ces erreurs, hélas! mais il viendra un moment où l'imprimerie donnera son aide et ses lumières; le jour où le médecin seul n'aura plus le droit d'être le seul possesseur de ses formules, alors qu'elles deviendront publiques et qu'il aura abandonné la plus grande partie des manipulations, la pharmacie se sentira plus maîtresse d'elle-même. Mais le point le plus capital à noter encore, c'est l'emploi des médicaments chimiques. A cette rénovation, le pharmacien deviendra libre, car ayant démontré patiemment, prudemment, sans offenser le médecin, l'inanité du fatras galénique, il aidera à détruire l'absurde, mais avec quelle lenteur arrivera-t-il au but? Dieu seul le sait... Le chemin a été rude à parcourir, et l'époque de la renaissance en France, qui semble noter celle de la pharmacie en même temps, subira des assauts violents avant que de parvenir encore de plain-pied au progrès actuel dont l'honneur ne sera dû qu'aux pharmaciens eux-mêmes, combattant toujours l'ignorance, émondant, purifiant le champ si vaste de la science de cette absurde matière médicale, fond de l'ancienne pharmacopée, qui comme l'ivraie enlaçait et étouffait la bonne semence et l'aurait détruite à jamais.

CHAPITRE X

Influence de l'avénement de François Ier sur l'avancement des progrès de la pharmacie. — Causes très probables. — La polypharmacie. — Talismans. — Astrologie. — Pierres précieuses. — Au milieu de ce règne vont surgir les idées de Paracelse, qui révolutionneront les systèmes de l'art de guérir. — Hostilité de la Faculté de médecine contre les innovations de ces différents remèdes. — Opinion de M. Raynaud à ce sujet dans sa thèse : *Molière et les médecins de son temps.* — François Ier réunit en un seul règlement, pour la pharmacie, tous ceux des rois ses prédécesseurs. — Gardes apothicaires. — Inspection des pharmacies. — Querelles intermittentes entre les apothicaires et les épiciers. — Ordonnance de 1536 sur les médicaments adultérés. — Rivalité entre les établissements religieux pharmaceutiques. — Disputes entre les gardes apothicaires et les moines génovéfains. — Diverses translations de la communauté pharmaceutique en différents locaux. — Examens. — Examinateurs. — Jurys spéciaux pour les apothicaires et les épiciers. — Nombre des examens, leur durée. — Actes des herbes. — Le chef-d'œuvre. — Stage. — Serment prêté au Châtelet. — Le *quid pro quo* et l'ordonnance de 1536. — Peines, amendes, potence même, infligés aux contrevenants. — Utilité et sage précaution du *quid pro quo.* — Réflexions. — Omnipotence de la Faculté de médecine sur les apothicaires. — Fut-ce un bien ou un mal ? — Considérations capitales. — A qui reviendra l'honneur de la lente introduction des médicaments chimiques dans les formules? — Patience et savoir des apothicaires. — La chirurgie plus que la médecine ouvre un vaste champ aux innovations chimiques. — Combats homériques. — Entêtement des docteurs en médecine. — La France ne semble pas vouloir suivre dans cette voie progressive les autres puissances qui la précèdent, etc. — Réflexions sur l'état des sciences pharmaceutiques. — Quel fut leur asile? — Savants qui, par leurs différents systèmes, préparèrent son éclosion. — Notice biographique, légendaire et positive sur Bombast-Paracelse. — Le couvent de Spanheim. — Son arrivée à ce monastère. — Son départ. — Son retour. — Son séjour. — Ses études sous la direction du savant Trithème. — Paracelse quitte définitivement Spanheim. — Sa vie aventureuse. — Ses cours. — La médecine. — Les guérisons. — Bonheur et malheur. — Les diatribes contre les galénistes. — Son panthéisme. — Les deux physionomies de ce savant. — La prescience des *alcaloïdes.* — L'*éther* d'Aristote. — Son langage énigmatique. — *L'Alcaest,* etc., etc. — Sa mort. — Joie de ses rivaux. — Opinion de M. Louis Figuier sur ce savant bizarre. — La Faculté de plus en plus hostile aux apothicaires. — Pourquoi ? — Parallèle

François Ier, qui s'honora du titre de *Père des lettres*, contribua pour beaucoup à faire sortir la France des ténèbres de l'ignorance. — Or elle se trouvait déjà à l'avant-garde du progrès. — On ne saurait révoquer en doute que, sous l'impulsion de ce monarque, le mouvement artistique, intellectuel et littéraire, à la tête duquel il se plaça résolûment, fut une ère d'avancement tant pour les arts que pour la chirurgie et aussi pour la médecine. Dès cette première renaissance, déjà l'Italie fournissait à la France une phalange importante d'érudits et d'artistes. Or, en faisant venir à Paris des chirurgiens et des médecins distingués, ce prince concourait implicitement aussi à une quasi-réorganisation (encore minime, il est vrai) de l'art pharmaceutique. Par un hasard presque extraordinaire, ce fut sous son règne d'ailleurs que l'idée de l'introduction dans la pharmacopée des médicaments chimiques, éclose ailleurs pourtant, allait peu à peu et lentement prendre consistance en France. Due à Paracelse, cette innovation y occasionnera une révolution. Il en était temps du reste : qu'était-ce donc, en effet, que cette pharmacopée au service des praticiens? On peut la définir par le ridicule greffé sur le chaos, l'erreur engendrant l'erreur, en même temps sous la domination de la plus aveugle de la superstition? Quelle autre idée, en effet, peut-on se faire en envisageant l'énumération de la *polypharmacie* insensée dont se glorifiaient nos aïeux ? Un simple coup d'œil suffira pour l'édification du chercheur. Les talismans, les pierres précieuses étaient une mine riche, dont on exploitait les vertus surnaturelles. L'astrologie y introduisit par ses calculs, le nombre, la durée des différentes phases que devaient parcourir les maladies. La position, la conjonction, la rotation des diverses constellations influaient sur l'aggravation ou sur la guérison de telles ou telles affections. Or, ces insanités ne rendirent les croyances que trop durables, et la pharmacie ne pouvait pas réagir contre ces errements. Les idées superstitieuses avaient pris d'assaut la cour, les châteaux, les bourgeois, les manants et l'armée elle-même.

Hâtons-nous cependant de le dire : la Renaissance sera témoin d'une ère nouvelle, la matière médicale *galénique* se transformera en *chimique*, par l'introduction des *médicaments minéraux* dans la pathologie et la pharmacopée. Mais que de violents et terribles combats ! La vieille et solennelle Faculté de médecine sera l'hydre qui combattra contre ces idées ! Elle placera les chimistes en compagnie des suppôts de Satanas et de ces ombres malfaisantes, exécutant un sabbat perpétuel en compagnie des magiciens, des gnômes, des farfadets et des sorciers sur les sombres rives du fleuve Phlégéton. Et suivant M. Maurice Reynaud (1) : « La Faculté « sacrifiait à son aveugle jalousie tout ce qui se faisait en « dehors d'elle, elle proscrivait avec une dureté inflexible « tout ce qui n'était point le fait de ses membres. Elle sa« crifie la chirurgie à de mesquines colères, elle proscrit la « circulation du sang, parce que cette dernière venait d'An« gleterre, l'antimoine parce qu'il venait de Montpellier, et « le quinquina parce qu'il venait d'Amérique. »

Cependant, on doit rendre justice à François Ier, qui s'efforça d'établir la sécurité publique, en visant particulièrement le commerce des drogues pharmaceutiques. Or, si la vie et l'hygiène de chacun dépendent d'un commerce, c'est sans nul doute de celui qui a pour but la dispensation des substances qui constituent les médicaments. Ce prince réunit en une seule réglementation les prescriptions des rois ses prédécesseurs, y compris celles de Louis XII.

Déjà la séparation de la pharmacie d'avec les autres corporations opérée par ce prince avait porté ses fruits. Chaque corps de métier obtint son autonomie, et les apothicaires en jouirent en toute justice. Tous les ans, *six gardes* étaient nommés parmi les apothicaires et les épiciers, jouissaient de prérogatives assez étendues ; ils visitaient trois fois par année, les établissements et les boutiques de leurs confrères ; ils veillaient scrupuleusement à ce que les uns n'em-

(1) *Les Médecins au temps de Molière.*

piétassent point sur le commerce et sur les droits des autres. De là, soit dans la préséance, soit à propos de certains privilèges ou de quelques fonctions la cause de ces querelles homériques, comiques, et nous pouvons ajouter *spasmodiques*, qui de temps en temps venaient allumer, brandir et secouer le flambeau de dame Discorde, chez tous ces malins, et aussi souvent frondeurs praticiens et commerçants.

Cet état dura jusque en 1622, sous Louis XIII ; mais cela était illégal, car Henri IV y avait autrement pourvu. Toutefois, en 1636, il était enjoint, d'après les procès-verbaux rédigés par les gardes, de détruire, de brûler les drogues et médicaments, soit adultérés par la fraude, soit de mauvaises qualités naturelles. Aujourd'hui, cette législation sévère mettrait certainement dans une grande perplexité plus d'un droguiste peu consciencieux, et cette épée de Damoclès suspendue sur leur tête servirait-elle au moins de préservatif à cet amour démesuré du lucre, ce maître si puissant entouré de tant d'adulateurs? Si, comme nous l'avons dit précédemment, il existait entre les gardes-inspecteurs des apothicaires et épiciers une morgue assez considérable, suscitant la lutte d'intérêts très mesquins, il en fut de même pour les religieux pharmaciens, jaloux eux aussi de leurs prérogatives. On le voit, des embarras suscités à cette époque déjà bien loin de nous n'ont pas été sans laisser encore de nos jours des germes que l'on n'étouffera pas facilement. Sans qu'il soit dans notre récit, ni dans la forme de notre ouvrage, de nous poser en adversaire irréconciliable de certains ordres charitables il nous paraît juste et équitable cependant de dire : que la *prétention de vouloir exercer un art sans avoir légalement acquis les différents grades qui y conduisent et sans s'être soumis à la scolarité qui les consacre et à l'obtention d'un diplôme qui, tout en constatant les capacités du titulaire, en confirme l'habileté, est une funeste erreur.* Personne, en effet, ne saurait mieux qu'un praticien comprendre combien on trouve de satisfaction à pouvoir soulager les souffrances d'un de ses semblables. Là, nous sommes sûrs de ne pas errer en reconnaissant tout le zèle mis par les religieux à accomplir cet office autant respectable qu'honorable ! Mais en faire commerce et s'ériger en concurrence sous le manteau de l'abnégation, près d'une personnalité légalement reçue après de sérieux examens, et ayant acquis un titre, en un mot, très souvent indispensable à son existence ; ce serait un abus flagrant complètement opposé aux maximes de la plus simple des consciences, et surtout à l'accomplissement de la plus vulgaire charité !

Le commissaire de police de Lamarre raconte dans son *Traité de la police*, qu'un arrêt rendu en 1536 fut rendu sous le roi François Ier, à l'occasion d'une dispute qui s'éleva entre les gardes-inspecteurs nommés par les électeurs apothicaires et épiciers et les religieux de l'abbaye de Ste-Geneviève de Paris, qui manifestaient la prétention, d'après leurs bulles et privilèges, d'exercer seuls la visite des boutiques des apothicaires et celles des épiciers établis dans la mouvance du monastère. La protestation qu'ils érigeaient atteignait donc en plein visage, non seulement les gardes, mais encore les médecins de la Faculté.

L'arrêt leur fut favorable, ce fut un commissaire délégué et pris parmi les génovéfains qui fut désigné pour accompagner les visiteurs.

Une modification dans les examens probatoires pour arriver à faire partie de la corporation eut lieu aussi à cette époque. Nous ne pouvons pas dire que l'école avait son siège dans l'église de l'hôpital Ste-Catherine. C'était la communauté qui, une année avant la mort du roi François Ier, fut transférée en 1546 à Notre-Dame, puis elle opéra un nouveau déménagement, fatal aux souverains sans nul doute, car en 1573, une année aussi avant la mort du roi Charles IX, elle prit siège au chœur de l'église Ste-Opportune, puis enfin, jusqu'à encore une nouvelle translation, au maître-autel de St-Augustin.

C'est dans ces différents lieux et à différentes époques que le postulant déjà soumis depuis 1484 à l'accomplissement de dix années de stage, devait se présenter aux épreuves pour obtenir la *maîtrise*, les épiciers ne faisaient que six ans. Mais pendant que ceux-ci confectionnaient leur chef-d'œuvre devant les gardes réunis de la corporation les candidats en pharmacie, avaient le privilège de n'être examinés que par les gardes, les maîtres apothicaires et les professeurs de pharmacie, docteurs régents de la Faculté de médecine. Tels sont les documents fournis par Félibien et de Lamarre.

Les épreuves étaient au nombre de trois ; le premier examen durait trois heures. Là, comme examinateurs, siégeaient les gardes assistés de neuf maîtres désignés, les deux professeurs régents de la Faculté et en présence de tous les maîtres qui pouvaient y assister. Le deuxième examen se nommait *acte des herbes* ; c'était une revue en même temps que la détermination de tous les simples employés en médecine. Le troisième examen, c'était le *chef-d'œuvre*, qui se composait de la préparation de cinq médicaments importants.

Quand le candidat avait satisfait à toutes ces épreuves, il prêtait serment devant le procureur du Châtelet et pouvait dès lors exercer sa profession.

N'oublions pas encore qu'une fois établis, une surveillance active était exercée sur leurs magasins et officines.

Le serment que prêtaient les apothicaires, serment exigé a la troisième épreuve, a été rapporté par tant d'auteurs et tellement commenté par des plumes plus autorisées que la nôtre, qu'il serait superflu de venir exhumer de nouveau cet antique et solennel fatras assez, disons-le, dépourvu de charmes. Nous le trouverons cependant, sous une autre forme moins solennelle, mais surtout plaisante, sous le règne de Henri IV et déguisé sous le nom de *Devoir de l'apothicaire*. Qu'il nous suffise seulement de constater que ce serment était à cette époque une espèce de rempart destiné à empêcher les hérétiques d'arriver dans la communauté et que pour la forme il est tout simplement, suivant l'opinion de

M. Grave, le serment d'Hippocrate *défiguré* mais non *méconnaissable*. Et, poursuit cet auteur : « La vieille Faculté, comme la nouvelle, était érudite, elle savait sur le bout du doigt toute cette œuvre hippocratique qui, avec celle de Galien, était son évangile et tout son bagage scientifique. C'est là qu'elle a pris le serment dont elle a fait le *serment des apothicaires.* » (1)

A cette époque, comme au temps d'aujourd'hui, l'apothicaire ne devait rien changer aux formules que le médecin composait, ce qui tout naturellement (si le contraire avait eu lieu) aurait entraîné apothicaire, médecin et clients à des désagréments dont les graves conséquences n'échappent à personne. Le *qui pro quo*, que nous nommons aujourd'hui le *succédané*, était donc logiquement nécessaire. La chose, même en allant plus loin encore, était consacrée par le médecin et l'apothicaire, puisque, en prévision, un tableau était exigé et contenait l'énumération des substances médicinales dont les propriétés étaient absolument identiques à celles qui, primitivement énoncées dans les formules, étaient absentes dans les provisions de l'officine.

Pour qui sait, en effet, se rendre compte de l'histoire des drogues et de la matière médicale en particulier, cette *substitution* en elle-même ne présente rien d'insolite. Et l'on comprendra très aisément que pour remplacer des solutions quelquefois introuvables, la Faculté de médecine autorisait l'emploi de succédanés connus d'avance.

La chose était d'importance et le roi François Ier approuva en 1536 l'arrêté qui lui fut présenté par les docteurs régents de la Faculté.

On voit donc que les substitutions étaient non-seulement permises, mais aussi qu'elles furent l'objet d'un règlement qui en assignait et les limites et l'emploi.

Les termes de l'arrêté que nous transcrivons ici ne sont pas d'une courtoisie digne de celle que l'histoire assigne au roi

(1) *Etat de la Pharmacie en France avant Germinal*. M. Grave.

gentilhomme. Il était moins tendre pour les apothicaires, qu'il menaçait tout simplement de la potence, que pour la plus belle moitié du genre humain, à laquelle, suivant lui, il était *fol de s'y fier !*

N'était donc point *quiproquoqueur*, qui le voulait; car il est bien facile de comprendre que la perspective de se voir pendu au gibet de la place de Grève, ou aux fourches patibulaires de Montfaucon, et de s'y représenter son cadavre agité par l'âpre bise de la nuit, rendait l'apothicaire excessivement prudent et circonspect.

Or donc, voici la teneur de l'arrêté de 1536, dans toute sa simplicité presque inquisitoriale :

« Et pour qu'en l'art de la médecine *les médecins usent* « *d'un qui-pro-quo,* ordonne la dite cour que pour le bien de « la chose publique et conservation de la santé, la dite Fa- « culté s'assemblera pour élire six des plus notables d'entre « les docteurs d'icelle qui rédigeront les dispensaires desdits « *quiproquo*... enjoint la cour aux apothicaires de s'y con- « former sous peine de cent marcs d'amende, de *prison et de* « *la potence* et leur fait défense d'user d'aucun *quiproquo*, « sinon de ceux qui leur seront ordonnés par les six doc- « teurs aux dispensaires des susdits. »

Cet arrêt a été commenté par des auteurs qui se sont occupés de l'histoire de la pharmacie. Les commentaires qu'ils ont émis prouvent que peu en ont compris l'esprit.

Le *quiproquo* a été envisagé par eux comme *des erreurs* dans la composition des médicaments et dont les conséquences dans leur administration auraient été funestes pour ceux qui les employaient. Tout au contraire, passé à l'état, nous ne dirons pas de loi, mais d'ordonnance préservatrice, le *quiproquo* était chose exigée quand le besoin s'en faisait sentir, et la potence, dans le pire des cas, ou l'amende dans les circonstances ordinaires, venaient réprimer l'apothicaire peu soucieux de ces prescriptions.

On s'étonnerait, jusqu'à un certain point, de voir la pharmacie soumise à l'omnipotence médicale; jusqu'ici, il n'y a rien qui puisse paraître extraordinaire ; tout jusque-là était logique et ne saurait en outre mériter une critique, en se rendant compte et du temps, et des événements, et des choses.

La pharmacie en effet (à cette époque quasi-féodale pour elle), la pharmacie, fille de la médecine, en avait et la ressemblance, et la physionomie, et les aptitudes incarnées, dans une certaine limite toutefois, et dans un ordre de choses tout particulier. Cette omnipotence médicale, le joug qu'elle dut supporter, fut pour elle plus qu'une nécessité, mais une utilité incontestable.

Aujourd'hui elle relève la tête. Sœur et non servante dédaignée de la médecine, elle a pu par l'étude, le travail, son honorabilité, jeter loin d'elle le collier de servitude, et *ceci ayant tué cela*, elle possède l'estime, le respect et la considération de la société, et nous dirons aussi sans malice, que les médecins eux-mêmes parviennent tous les jours encore à considérer en elle, sinon une alliée (ne soyons pas ambitieux), mais tout au moins une quantité qui n'est point négligeable. Qu'est-ce en effet que la pharmacie? Elle est, suivant l'expression du roi Louis XVI, qui lui rendit ainsi hommage dans l'ordonnance de 1777, en la déclarant : *une branche de la médecine qui exige des études et des connaissances très approfondies.*

Comme nous l'avons dit en commençant la période que nous poursuivons, l'apparition des médicaments chimiques dans la thérapeutique changera la face des choses.

A qui reviendra l'honneur d'une semblable innovation ? qui tout timidement, lentement, on croirait même avec frayeur, voudra abandonner le fatras et la quantité des formules, des préparations polypharmaques? Ce sera l'apothicaire lui-même. Tandis que le médecin apothicaire, ayant encore en lui le reste des aptitudes des *barbiers* ou *barbaudiers*, *pilera*, *mêlera*, *compilera* toutes les herbes de la Saint-Jean pour composer sa thériaque, ses onguents et ses breuvages ; l'apothicaire véritable, le pharmacien autrement dit, lui opposera ses médicaments chimiques.

Quelle témérité, et quelle insolence ! quel coup d'état, quelle audace ! Comment oser détruire ces formules olympiennes, les informes mélanges apparaissant à l'horizon de la matière médicale, et le dominant avec autant de majesté, que les pyramides de Gizèh, dominent elles-mêmes depuis cinquante siècles les sables de l'Egypte ?

Aussi, que de lenteur et de prudence durent et surent déployer les apothicaires !...

Guerre sourde au Mithridate, révolte ouverte contre la thériaque, ne pouvaient l'une et l'autre avoir lieu qu'avec beaucoup de circonspection. N'avaient-ils pas le Sphynx les guettant sans cesse : la Faculté de médecine !...

Toutefois (et nous tenons surtout à le faire remarquer), nous ne voulons pas, dans le cours de ce travail, nous livrer à l'apologie de la pharmacie sur la médecine, mais constatons cependant que les médecins de cette époque étaient maîtres absolus des formules, et que là fut la cause du peu d'avancement, non-seulement de la médecine, mais encore de la pharmacie elle-même !

Comment aurait-il pu en être autrement ? Les médecins occupés spécialement à l'exercice de leur art, ne pouvaient s'apercevoir, ayant abandonné et manipulations et expériences, de la triste composition des vieilles préparations qu'ils prescrivaient. — Ni les vices qu'elles renfermaient, ni leurs complètes inanités, ne pouvaient appeler de leur part, une attention soutenue, capable, par la suite, d'en atténuer les effets nuls et malfaisants souvent ?

Mais les grandes découvertes qui mirent les chirurgiens en mesure de faire des expériences mémorables, l'esprit pratique et judicieux des pharmaciens, leurs patientes investigations, la sélection faite parmi les substances, l'application du bon, l'élimination du mauvais, furent les premiers boulets qui vinrent saper avec force les bastions de la forteresse : Cette vieille pharmacopée, fière, absurde, fanatique et fataliste, plus riche souvent en superstitions, en orviétan qu'en substances vraiment salutaires !

La guerre va donc se déclarer ! Dame *Superstition*, routinière surtout, a ses nombreux soldats. Tous sont équipés de leur mieux, avec *l'entêtement* comme munitions ; mais aussi *dame Expérience*, raisonnable, est déterminée à lui tenir bravement tête. *L'Etude*, avec son artillerie solidement et courageusement dirigée à son service, détruira tous les retranchements de l'ignorance, la victoire lui appartiendra par les armes, mais diplomatiquement, elle n'assurera que difficilement la conquête ; le traité aura de la peine à être conclu, la Faculté y mettra de nombreuses entraves. Elle croit les chimistes et les alchimistes possédés du démon ; cette science nouvelle est pour elle mystérieuse, dramatique même.

Tout en n'étant point cependant dépourvue de l'érudition qui lui est propre, elle ignorait encore le résultat, que cette science des souffleurs qu'elle prenait volontiers pour des diables, était appelée à donner plus tard.

Ce n'est pas toutefois, à proprement parler, sous le règne de François Ier, qu'eut précisément lieu l'éclosion véritable des médicaments chimiques.

Cependant, entre l'époque de Nicolas Flamel et l'ouverture du premier enseignement des partisans de Paracelse à l'Université de Paris, l'alchimie, gardant le silence en France, se livrait, à travers le monde, à une course vagabonde.

Les échos français semblaient endormis, ou inattentifs, pendant que la Suisse, l'Allemagne, préparaient, à l'aide des disciples du maître novateur, l'alliance de son système avec celui de Galien. Le Danemark, l'Angleterre, suivaient cet exemple ; mais malheureusement aussi, on interprétait faussement ses idées, et un galimatias de ridicules théories noyait les pensées sérieusement propres à faire parvenir aux progrès.

La Faculté, nous l'avons dit, prenait Bazile Valentin, Albert le Grand, Paracelse même, plus tard aussi, Van Helmont, pour des sorciers malfaisants et démoniaques.

II

Nul n'aurait osé en vérité, faire l'apologie de ces savants; le bûcher dont ils étaient menacés, et dont plusieurs même ont subi les tortures, aurait cependant servi à la consécration la plus favorable de leurs découvertes et de leurs théories. Comment, en effet, la Faculté aurait-elle interprété les ouvrages de ces érudits, qui ont fait faire à la chimie des pas vraiment utiles? Ni le traité de l'*Azòth*, ni les *douze clefs de la philosophie*, touchant la médecine métallique, ni la *révélation des mystères des teintures essentielles des sept métaux et de leurs vertus médicinales*, ni les traités *chimico-philosophiques des minéraux et des métaux*, ni l'*haliographie*, conspectus des vertus des *minéraux* et des *végétaux*, n'étaient capables d'inspirer le véritable respect de ce savant aréopage qui les considérait comme autant de mystères suscités par les puissances infernales, et conçus pour la perte et la damnation complète des malades et des médecins.

Les ouvrages de Paracelse auraient cependant subi le même sort, sort indigne de son talent et de son érudition. Ici se place historiquement le nom de Paracelse. C'est en effet à l'époque où François Ier régnait en France, qu'il commençait à faire école par la diffusion de ses principes, dans les royaumes avoisinant cet état. Ce ne fut que plus tard toutefois encore, qu'à Paris, Bailly de la Rivière, Joseph Duchesne, médecins d'Henri IV, donnèrent aux médicaments chimiques un retentissement dû au nom et aux talents de Paracelse lui-même.

Nous devons, sans sortir des limites de notre plan, consacrer quelques lignes spéciales à cette personnalité bizarre, qui depuis la Renaissance a laissé dans l'histoire de la pharmacie chimique des jalons qui ont servi de points de repère aux savants qui lui succédèrent dans les siècles suivants.

Dans tous les temps l'histoire du développement des sciences est dû à l'extension de la conception humaine. La recherche des vérités premières, a adopté des moyens très variés, moyens qui tendent tous à un même but : *la curiosité de connaître*. Dans la période dont nous décrivons l'histoire, au point de vue auquel nous nous sommes attaché principalement, la science pouvait être cultivée par tous ceux qui désiraient s'y livrer avec zèle, ardeur et succès.

Comment aurait-il pu en être autrement ? Au moyen-âge, à cette époque vraiment curieuse et intéressante, à cette période de transition, de renouvellement de l'esprit humain (si toutefois on peut s'exprimer ainsi), les invasions des barbares, les guerres continuelles, ajoutées aux fléaux, ne faisaient souvent partout qu'un amoncellement de ruines.

Tous ceux cependant qui vécurent dans ce temps, ne furent point anéantis par le flot vivant des invasions ; plusieurs échappèrent tout providentiellement à ce bouleversement gigantesque : un asile se présenta pour la science, elle entraîna à sa suite dans ce refuge où elle voulait vivre, ceux qui par amour pour elle lui avaient fait connaître leur véritable passion !

Quel était ce refuge ? c'étaient les monastères ; ils furent au moyen-âge le port de salut, où venaient se confiner les désabusés du monde, ceux qui tout en se livrant à la méditation et à la prière avaient le souci et l'envie de se perfectionner par la lecture et les commentaires des œuvres des savants qui les avaient précédés. Déjà certaines abbayes célèbres dont l'existence est loin d'être problématique, mais dont on ignore positivement la date de fondation, avaient dû subir elles-mêmes au moment de la décadence de l'empire d'Orient, le contre-coup des révolutions. Dépositaires, sans aucun doute, de trésors scientifiques et littéraires, qu'ils avaient sauvés de la tourmente, la paix revenue, les moines, se réfugiant quelquefois loin des pays d'où ils étaient chassés, les apportaient précieusement, dans d'autres couvents, et ces documents venaient augmenter le nombre de ceux qui garnissaient les bibliothèques. A cette époque les livres se copiaient, et le *scriptorium* de chaque monastère, ruche studieuse où s'élaborait la confection des monuments, nous préparait pour l'avenir la possession de trésors scientifiques et littéraires.

De ces monastères, noyaux des universités, non-seulement pour notre France, mais pour tous les états voisins, sortirent des personnalités qui firent école, et dont les noms sont encore entourés aujourd'hui de l'auréole qu'ils surent acquérir à ces lointaines mais déjà brillantes périodes.

La philosophie, les arts, la médecine, la pharmacie, l'histoire naturelle, ont leurs représentants, et si des sourires quelquefois moqueurs, viennent à errer malicieusement sur les lèvres des sceptiques incrédules, qu'ils sachent que ce ne serait pas trop téméraire de leur affirmer que les travaux gigantesques entrepris par les savants de cette célèbre époque nous ont préparé en leur temps une moisson ample et abondante dont nous recueillons aujourd'hui les bénéfices et les précieux résultats.

Citons en effet les Guillaume de Champeaux, les Gauthier de Mortagne, les Adelard, les Pierre Lombard, etc., qui pour la philosophie spécialement, en préparèrent la période scolastique, applicable à toute science et à ses branches. Ajoutons à leur suite, Albert le Grand, saint Thomas d'Aquin, Vincent de Beauvais, Roger Bacon, Raymond Lulle, Bazile Valentin, l'Abbé Trithème, pour la chimie et l'histoire naturelle, phalange célèbre du moyen-âge. Nommons ensuite pour la renaissance, après Pic de la Mirandole, Georges de Venise, Cornélius Agrippa et Philippe Bombast de Hohenheim, autrement dit Paracelse. Enfin d'autres personnalités non moins remarquables, élèves des professeurs habiles qui, revêtus de la bure du moine, ne démentirent point dans l'avenir la renommée de maîtres illustres, dont ils maintinrent hautement la réputation scientifique.

La scolastique appliquée à l'étude des arts libéraux (chimie, médecine et pharmacie sont bien du nombre), leur valut la vigueur dans la discussion, et la logique dans les conclusions de leurs différents systèmes. En un mot les travaux de la renaissance eurent de l'éclat et firent entrevoir de généreuses tendances ; auteurs, professeurs et chercheurs montrèrent jusqu'à quel point peut s'élever l'intelligence affranchie de tout servage.

III

Parmi les savants qui révolutionnèrent l'ancienne pharmacopée et ses systèmes, Paracelse tient la première ligne. Elève d'un maître dont nous avons mentionné le nom, l'abbé Trithème, il poussa encore plus loin que lui la science dans laquelle il l'avait initié.

A la fin de la période que nous connaissons sous le nom de moyen-âge, l'Allemagne comme la France possédait des abbayes qui, pourvues de laboratoires pour la pharmacie galénique, recélaient dans les mêmes lieux aussi, à côté des fourneaux où se cuisaient les tisanes et les meltites, et où se fabriquaient électuaires et confections, d'autres appareils destinés à la pratique de l'alchimie, en un mot à la pratique du grand œuvre, captivant les esprits et suscitant par ses nombreux et quelquefois insaisissables problèmes, l'âpre curiosité des chercheurs. L'alchimie conduisit à la découverte de précieuses panacées, utiles à la médecine et favorables à la santé. Il existait dans la solitude de Spanheim, enfermé dans une ceinture de montagnes bleuâtres, un monastère, dont la paix et le silence n'étaient troublés que par le bruit du vent dans les hauts sapins et le grondement tumultueux des torrents descendant des rochers dans la plaine.

Le savant abbé de l'ordre de Saint-Benoît qui y exerçait juridiction avait pour nom Jean Trithème. Comme pour ses talents, en même temps que pour ses aptitudes scientifiques, sa réputation était immense. Mais aussi les études auxquelles il se livrait (la pratique de l'alchimie) lui firent donner comme à beaucoup d'autres la dénomination de sorcier et de magicien ; or rien de cela ne doit nous étonner, car de 1482 à 1516, et longtemps après encore, les adeptes du grand œuvre étaient considérés comme les suppôts du diable.

Or il arriva un jour que, pour donner plus de consistance encore aux raisons qui semblaient le faire passer pour habile magicien, il fut atteint d'une maladie occasionnée par ses incessants travaux, il se mit se mit au lit et apprêta lui-même les remèdes qu'il fallait employer pour sa guérison. Il fit venir dans sa cellule le seul médecin du couvent dans lequel il avait confiance, c'était un *lexique* imprimé par les Aldes. Il se remit très promptement et le monde, ne sachant comment s'expliquer tant de savoir, et pour se le démontrer, publia que Trithème avait un commerce avec les puissances invisibles.

Alors les routes qui conduisaient à l'abbaye se couvrirent de curieux, qui venaient demander au supérieur du couvent l'explication de ses secrets magnifiques. Le margrave Christophe de Bade fit, dans cette intention, deux fois le voyage de Spanheim et Philippe du Palatinat s'y rendit avec une partie de sa cour. Telle était l'érudition de ce savant bénédictin, qu'à son entrée dans le monastère la bibliothèque ne possédait pas quarante-huit volumes et en 1502 elle en contenait plus de deux mille. Tous livres de science, vaste compendium d'alchimie, d'astrologie, de philosophie, vieux testaments et ouvrages de prières. Ces volumes étaients écrits en grec et en latin, et l'intérieur du monastère était devenu une école de théologie, un séminaire, une académie.

Des enluminures éclatantes ornaient les ouvrages, et les préparations nécessaires pour obtenir les couleurs, les sels d'argent, l'ocre, le minium le cinabre et l'or et leurs diverses transformations, pour servir à la peinture, s'opéraient dans les laboratoires du monastère. A cette époque, de semblables travaux étonnaient tellement ceux qui en étaient les spectateurs, qu'ils ne l'attribuaient qu'à la magie, dont ils considéraient Trithème comme le pontife (1).

Au nombre des visiteurs qu'attiraient la réputation et la science du célèbre alchimiste Trithème, un homme du nom de Paracelse, astrologue et médecin, fut un de ceux qui lui rendaient de fréquentes visites. Frappé autant que surpris de la variété des connaissances de ce grand savant, il se servit de ses leçons et de ses théories pour enrichir sa mémoire, et les mit à profit dans l'exercice de son art. Il lui était né en 1493, à Zurich où il habitait, un fils qui, grandissant sous ses yeux, devait devenir plus tard le fameux Bombast de Hohenheim, ou Auréolus Théophrastus Paracelsus. Cet enfant se fit remarquer par une très précoce intelligence, et sous l'influence de son père, il prit goût de bonne heure et très jeune encore aux études qui faisaient ses plus grandes occupations; avançant en âge, il s'y attacha de plus en plus, et fit ainsi son initiation aux sciences alchimiques, astrologiques et médicales sous le toit paternel. Pour le perfectionner davantage encore dans ces sciences pour lesquelles il montrait tant de disposition, son père résolut de lui donner d'autres maîtres et le fameux Trithème fut celui qu'il choisit, pour achever de donner le dernier brillant aux connaissances que son jeune fils possédait déjà. C'est à partir de ce moment que son existence offre un assemblement d'incidents qui paraissent plutôt appartenir à la fiction qu'à la réalité.

Un jour donc, le jeune homme se mit en route avec un inconnu qu'il rencontra au début de sa route et qui lui offrit de le guider; ils traversèrent Kreuznack, les hauteurs du Hunsruck, et vinrent demander l'hospitalité au couvent de Spanheim.

Au moyen-âge, le couvent était une véritable hôtellerie,

(1) Un bénédictin allemand a publié une apologie de Trithème contre ceux qui l'accusent de magie. Cet ouvrage ne nous est connu que de nom, cependant nous croyons qu'à cette aurore des sciences modernes le mystère des lois physiques avait souvent dévoyé des esprits, droits du reste, mais égarés par des traités juifs et arabes, où les ténèbres de la sorcellerie étaient venues s'ajouter aux obscurités de la science.

où le voyageur était sûr de trouver du pain, un lit et des aumônes. Le repas terminé cependant, l'image du pays natal lui apparut, le toit paternel, les vallées pittoresques de la Suisse vinrent remplir son esprit de mélancolie et, sans s'être fait connaître encore, quoique annoncé au supérieur, il en prit congé, et sortit avec son compagnon, pour regagner la maison de son père.

« Que Dieu vous conduise, dit le Père abbé, en donnant « spécialement sa bénédiction à Paracelse, et vous ramène « bientôt à Spanheim ! »

Ici, comme dans toutes les histoires enfantées en particulier sur les bords du Rhin, le côté légendaire est approprié aux besoins de la cause. Or, il n'y est aucunement négligé, mais tout au contraire adapté par ces esprits illuminés, dont l'Allemagne est la patrie et qui, surtout à la période du moyen-âge, construisaient beaucoup de légendes, afférentes aux sciences occultes et aux croyances merveilleuses. C'était en janvier et les deux compagnons, en sortant du couvent, n'avaient pas fait un mille que la neige tombait avec abondance et un vent impétueux la jetait sur la figure des voyageurs : la route était méconnaissable.

— Retournons au couvent, dit Paracelse, c'est l'ange des tempêtes qui nous barre le chemin !

— Oui, lui dit son compagnon, mais le soleil qui luit par intervalle à travers ce rideau de neige, c'est la lumière que tu feras briller dans la science du grand œuvre !

— Que Dieu t'écoute, répondit Paracelse.

Et il sonnait à la porte de l'abbaye, Trithème ouvrit en lui disant : « Je savais bien que vous reviendriez ; vous êtes Bombast Auréolus Paracelsus, soyez le bienvenu ! » Le compagnon avait disparu, la porte du monastère se referma aussitôt. Il était bien permis à ce savant qui, dit-on, évoquait les ombres des morts, et dont la réputation de sorcellerie aux yeux du vulgaire était si grande, d'avoir, par ses moyens cabalistiques, donné naissance à la légende des singuliers épisodes qui eurent lieu à l'entrée de Paracelse dans son monastère.

Cependant la réalité vient faire place à la fiction et, à partir de ce jour, l'adepte et le maître se livrèrent activement à l'étude de l'alchimie si bien aidée par la solitude. Soit dit en passant que les théories qu'y puisa Paracelse se ressentirent beaucoup de l'influence du maître qui les lui communiqua.

Paracelse resta en compagnie de son illustre maître pendant des années dont on ne peut fixer cependant au juste la durée, mais tout porte à croire qu'étant entré à l'âge de vingt ans environ, il en sortit poussé par son humeur vagabonde à la mort de l'abbé Trithème qui eut lieu en 1516. Il s'en fut travailler chez le riche Sigismond Fiiger, de Schwartz, pour continuer à se perfectionner dans le secret du grand œuvre. Il quitta donc la splendide abbaye de Spanheim, la maison de son père, et se mit à parcourir le monde. Tantôt seul, tantôt ayant à sa remorque des étudiants qu'il avait fanatisés, soit pour l'amour de la science, soit pour l'amour des aventures, on le voit, lui, le savant alchimiste qui devait régénérer la médecine chimique et partant la pathologie, se livrer à des pratiques bien indignes de son savoir.

Il prédisait l'avenir, chantait des ballades, faisant des opérations magiques, cabalistiques et chimiques, vendait des onguents en compagnie des bohémiens et des czingares. En Hongrie, en Suède et en Bohême, il passe sa vie avec les ouvriers dans les mines ; en Pologne, en Styrie, en Prusse, il visita les plus célèbres médecins pour les entretenir de médecine chimique, ne mettant pas de côté les divinations et les guérisons par les formules secrètes.

Par un hasard dont la cause ne nous est point connue, il tomba dans les mains des Tartares ; ceux-ci le firent prisonnier et l'amenèrent devant leur empereur. Plus heureux dans la circonstance que ne le fut le poète Gringoire(1) pris parmi les truands et amené par le guet à la Bastille Saint-

(1) Victor Hugo. *Notre-Dame de Paris.*

Antoine à Paris, où résidait alors Louis XI, il fut reçu par le prince tartare, qui ne le renvoya point avec une bourrade, comme le fut l'infortuné poète parisien (lequel cria pourtant : Vive le Roi !... heureux qu'il fut de s'en tirer à si bon compte !) ; au contraire, charmé du savoir du chimiste errant, le Tartare lui confia l'honneur de conduire son fils à Constantinople.

Là se trouvait un savant du nom de Trimossin, qui s'occupait de science hermétique. Avec son flair ordinaire, sa désinvolture et la hardiesse qui lui était propre, Paracelse en fit la connaissance et apprit de lui la manière de pouvoir teindre les étoffes et un moyen plus rapide et plus sûr pour obtenir la pierre philosophale. L'histoire et les documents que nous avons pu consulter encore sur ce curieux personnage ne disent pas ce qu'il fit du fils de l'empereur des Tartares ; il continua ses pérégrinations et ne fut de retour qu'en 1525, neuf ans après son départ de l'abbaye de Spanheim.

Pendant ce temps, il visita l'Espagne, le Portugal et surtout l'Egypte, la patrie-mère de l'art hermétique, de la cabale, de la magie, en un mot cette terre des miracles, qui suscitait dans l'antiquité tant d'admiration, chez les peuples contemporains, éblouis qu'ils étaient par l'éclat du prestige qu'elle faisait rayonner de toutes parts.

C'était alors en 1525. Né en 1493, Paracelse avait donc trente-deux ans accomplis. Il revint en Suisse précédé d'une grande renommée. L'heure des triomphes, l'heure enivrante pour le maître allait sonner !

Comme à Paris pour Albert le Grand, à l'époque où il y donnait ses cours, l'enthousiasme n'avait plus de bornes ! C'était à qui le verrait, qui l'entendrait et qui le consulterait ! Princes et grands seigneurs, escholiers et bourgeois, prêtres et moines, traitants et manants, étaient fanatisés. Le savant Æcolampade lui donna une chaire de médecine à Bâle et des phalanges d'étudiants s'y transportèrent, enivrés d'enthousiasme pour un professeur aussi célèbre !

Sa clientèle, composée en partie de princes, de seigneurs et de gentilshommes, l'entourait d'égards comme s'il eût été de leur rang ou prince ou seigneur lui-même. On raconte qu'une vingtaine d'entr'eux étaient abandonnés des médecins qui avaient déclaré leurs maladies comme ne pouvant céder ni à l'intelligence ni aux moyens de l'art. Mais avec son élixir, dont il vantait les propriétés, il vint à bout de les guérir. Depuis ce temps, c'était à qui pouvait s'en procurer seulement quelques gouttes, recueillies comme baume de vie et infaillible panacée.

Ce réformateur de la médecine, voulant arracher le sceptre à Hippocrate et à Galien, décriait leur principe et leur méthode. Or, par la réduction de la pierre philosophale en eau merveilleuse, il fit son élixir d'or potable, guérissant toutes les maladies et prolongeant la vie bien au delà du terme ordinaire. Toutefois, ce qu'il ne disait point lui-même et ce que l'on sut plus tard, c'est que l'*opium*, dont Paracelse se servit le premier à cette époque, entrait pour quelque chose dans la composition de ses médicaments (1).

Mais malheureusement le succès enivre tous les hommes, et Paracelse lui-même ne put échapper à cette fatalité qui, pesant sur le genre humain, développe l'orgueil, de telle façon que rien ne lui paraît impossible. Le mensonge se met de la partie, et de fallacieuses promesses, desquelles on ne peut effectuer la réalisation, font traiter d'imposteurs ceux qui malgré tout sont savants quand même, car, sous ce

(1) Les Chinois, dont la civilisation en ces temps déjà lointains, était peut-être plus accentuée qu'à l'époque actuelle, connaissaient, dit-on, aussi l'*élixir de vie* et ses propriétés. On raconte qu'un charlatan, à l'époque qui correspond à la Renaissance en France, exhorta l'empereur régnant à boire ce breuvage qui le rendrait immortel. Un mandarin présent tenta de le désabuser, prit la coupe et but la liqueur. Irrité de cette hardiesse, l'empereur condamna à mort le mandarin qui lui dit tranquillement : « Si ce breuvage donne l'immortalité, vous ne pouvez me faire mourir, s'il ne la donne pas, pourquoi me feriez-vous tuer injustement. » Il eut la vie sauve.

masque épais; il est difficile de discerner souvent, hélas ! les érudits des charlatans !

Après son triomphe à Bâle, il y eut son *tolle !* La considération de laquelle il était entouré, disparut comme de la fumée; son prestige fut anéanti. — Le bohême reparut et les habitudes qu'il avait contractées avec les czingares, dont il avait partagé la fortune, se remontrèrent plus actives que jamais, il reprit sa vie nomade.

Suivi de ses élèves les plus dévoués, qui lui constituaient son état-major, il emballe ses cornues, ses tubes, ses matras et ses capsules, et va de ville en ville, enseignant quelquefois, pratiquant la médecine pour vivre, tirant la bonne aventure, n'ayant jamais dans sa poche le moindre ducaton, car il dépensait follement en expériences et surtout en orgies tout ce que ses diverses pratiques pouvaient lui rapporter. Excentrique sous tous les points, au dire d'un de ses élèves du nom de Wetter, qui demeura vingt-sept mois avec lui, il menaçait quand il était stimulé par le vin, de faire venir un million de diables pour montrer quel empire et quelle puissance il avait sur eux. — Toutefois, quand il était calme, il ne disait point de semblables extravagances. — Il avait, selon les démonomanes, un démon renfermé dans le pommeau de son épée. Il disait que Dieu lui avait révélé le secret de faire de l'or, et il se vantait de pouvoir, soit par le moyen de sa pierre philosophale, soit par la vertu de ses remèdes, conserver la vie aux hommes pendant plusieurs siècles.

C'était un homme à double face, grand savant, et aussi grand charlatan. Nous l'étudierons, sous l'aspect de sa science d'abord et sous celui de ses incohérences ensuite.

Toutefois, et cela est positif, ses adversaires les plus opposés, ses rivaux les plus acharnés, sont d'accord que dans ses théories chimiques, il eut toujours un but sérieux, but que lui faisait désirer un sentiment plein de grandeur, et l'espérance en simplifiant les opérations, de parvenir à ce point capital : *rien que la recherche des principes élémentaires et des agents les plus actifs de la nature.*

Voici ce qu'il nommait *les Arcanes*, proclamant dans ses cours et ses discours : *que l'alchimie se détournait de sa vraie vocation, en voulant fabriquer de l'or, que son but véritable ne consistait qu'a préparer les arcanes.*

Dans sa *furia* contre tous ceux qu'il considère admirer l'alchimie comme mine capable de les enrichir et leur procurer en même temps le bien-être de l'opulence et de la puissance, il déblatère contre les taverniers, les cuisiniers, les aubergistes, englobant aussi dans ses malédictions les apothicaires ! Les premiers ont pour lui le tort de mettre dans des sauces trop longues, dans des bouillons par trop étendus les meilleurs arcanes, faisant disparaître ainsi la succulence des *bons morceaux*. Quant aux seconds, les apothicaires ne savent que composer d'inutiles sirops ou de dégoûtantes décoctions, dit-il, lorsqu'ils ont pourtant sous la main, au fond de la cucurbite de leurs alambics, de précieux extraits, de riches teintures et des essences exquises. L'*arcane* est noyé.

Les médecins (rare audace de la part de ce bizarre savant) obtiennent de lui ces coups de boutoir :

« Lisez leurs herbiers, s'écrie-t-il encore, et vous les « verrez attribuer à chaque plante mille et une propriétés, « mais du moment qu'ils formulent, ce sont quarante ou « cinquante plantes entassées pêle-mêle contre une seule « maladie. Il n'y a pas de raison pour que bientôt leurs « disciples n'en introduisent des centaines et des milliers « dans une même recette !

« C'est tellement d'usage aujourd'hui, qu'au lieu de réunir « comme autrefois six ou sept drogues, l'une pour le cœur, « l'autre pour le foie, et d'écrire ainsi de bonnes formules, « on ne s'inquiète que des multiples de trois. La manie « des calculs arithmétiques domine les esprits à un si haut « degré, qu'on ne sait laquelle de la multiplication ou de « l'addition présente le plus d'importance. Nous leur

« pardonnerions encore ce défaut, si en même temps qu'ils « ajoutent ils eussent fait usage de la soustraction et de la « division, pour retrancher les choses inutiles. Appliquez « aux honneurs du corps l'addition et la multiplication, « votre calcul idéal constituera un trésor considérable pour « bâtir une église, pour y placer des moines chargés de « chanter le *Requiem* dans l'art des formules, et le *Te Deum* « *laudamus* dans l'accumulation des honneurs. Moi-même « je voudrais entrer comme moine dans cette congrégation, « pour y expier mes péchés relativement aux honneurs. »

Que devaient dire alors les polypharmaques ? ces grands constructeurs de confections, d'électuaires, de thériaques diverses et de mithridates quelconques ? Quel déluge de moqueries sur les fabricants d'onguent, sur les *savonniers* marchands de drogues servant à *emplastrer les vieilles ?* Cette véhémence insolite les étonnait et les échos de la Suisse transmettaient à ceux de la France ces justes malédictions, proférées par un esprit burlesque en vérité, mais qui découvrait par la suite, de nouveaux horizons qui devaient éclairer une route progressive en même temps que salutaire, aux efforts de la médecine et aux traitements des maladies par les médicaments chimiques.

Certes la Faculté de médecine de Paris à cette époque, aurait été loin d'entrer dans cette nouvelle voie ; il faudra encore, avant qu'officiellement la médecine spagyrique soit reconnue, par son omnipotence, que les états environnants comme la Suisse, l'Allemagne, l'Angleterre, aient déjà eux-mêmes proclamé par l'intermédiaire de leurs savants les avantages de la méthode nouvelle.

Les vieilles écoles d'Italie défendaient elles aussi très ardemment le galénisme, et il faudra presque un siècle pour que Bruxelles et Paris veuillent bien recevoir, avec tout l'empressement dont elles étaient dignes, les théories si manifestement progressives et utiles qui prenaient naissance en général sur les bords du Rhin.

Qu'était-ce donc en effet, dit M. Grave, l'érudit pharmacien que nous avons l'honneur de citer souvent dans le cours de cet ouvrage? Qu'était donc à la fin du quinzième siècle que l'enseignement de la vieille Faculté de médecine de Paris? C'était simplement l'exposition de la théorie galénique ou hippocratique de la médecine. La pratique était mêlée d'une foule de recommandations puériles, ridicules ou superstitieuses dont l'influence ne se fit que trop longtemps sentir sur les préparations pharmaceutiques!

En effet la pharmacie se ressentit très profondément de ces erreurs, et elle était impuissante contre elles. Ce n'est point encore une doctrine, c'était un assemblage de préjugés, et la domination de la Faculté, en lui imposant ses formules, lui défendait d'y rien changer.

On voit, par les quelques arguments que nous venons de citer, combien les idées nouvelles, touchant une matière médicale purement chimique, eurent de peine à convaincre et surtout à faire adopter à la médecine ce système dont les principales parties sont établies sur un tout autre ordre de choses, en un mot, œuvre d'une véritable révolution.

Paracelse critiqua avec non moins de fougue l'emploi des correctifs, mêlés à certains corps dans la composition des médicaments, surtout quand ces correctifs n'ont avec eux aucun rapport, ni de composition, ni d'analyse.

« La chimie seule, par ses feux, dit-il, peut donner les vrais correctifs. »

Partant en guerre contre les galénistes, il combat à outrance leur méthode médicale, il les raille impitoyablement sur les *qualités élémentaires et les humeurs prédominantes*. On a cependant le droit de s'étonner un peu quand tout à coup on le voit vanter les propriétés des *os de lièvre*, *du corail*, du *nacre* et autres corps du même genre, dont il prétend retirer les *arcanes*.

Toutefois, il ne faut avoir qu'une très médiocre croyance à ses déclarations qui semblent être un flagrant délit contre les idées qu'il avance; comme nous le verrons plus bas, ces substances baroques et bizarres cachaient le secret qu'il ne voulait dévoiler. Sous ce *corail*, *nacre* ou *os* de lièvre *se trouvaient* soit un oxyde, soit un *sel métallique* qui agissaient sûrement sous les bénéfices de l'incognito.

Nous abordons dès maintenant une question grosse de faits, et dont l'interprétation peut faire concevoir des suppositions, avec peut-être leurs raisons d'être. Déjà Aristote l'avait soulevée, et les alchimistes sérieux du moyen-âge, dont l'abbé Trithème est du nombre, n'avaient point laissé sous le boisseau des aperçus qui commençaient à jeter dans les esprits un doute qui, s'agrandissant de jour en jour et de siècles en siècles, finit par arriver aux temps modernes à une surprenante et admirable conclusion. Nous voulons parler des *Alcaloïdes.*

Aristote, en décrivant les plantes, en vante la quintessence qu'il nomme l'*éther*, soit les principes actifs des corps organiques. Or l'abbé Trithème, au moyen-âge, a été un des premiers alchimistes à qui cette circonstance fit le plus d'impression. Il chercha à rendre palpable ce qui était caché, et adoptait ardemment les idées du grand philosophe de l'antiquité. Son élève Paracelse, imbu de ses principes, partageant amplement la manière de voir de ce savant maître, recommande dans ses ouvrages, leçons et expériences *d'isoler avec soin* les principes actifs des *corps organiques* ou organisés et de les appliquer contre tel ou tel désordre fonctionnel. — Là s'arrête pour le maître et pour l'élève le sentiment exprimé, sans le pouvoir corroborer par des expérimentations, dont ni l'un ni l'autre n'ont laissé des traces.

Mais qui ne conviendra pas que, depuis Aristote jusqu'à l'abbé Trithème et Paracelse, une définition vague comme celle-là a pourtant, on ne peut le nier, une importance capitale ? Elle semble faire deviner sous ce nom d'*éther* subtil que les plantes en général renferment une substance, à laquelle elles doivent spécialement leurs propriétés médicinaleset curatives. Ce principe subtil *isolé* constitue aujourd'hui, par diverses opérations chimiques qui servent à son extraction, l'*alcaloïde*, que la thérapeutique moderne emploie, et qu'elle applique directement sur tel ou tel organe atteint d'un désordre fonctionnel. Mais remarquons toutefois que malgré leur savoir, les alchimistes, même les plus convaincus et les plus savants, procédaient sans méthode. Les trois règnes de la nature leur fournissaient les substances. Ils les traitaient invariablement par l'eau et par le feu, les combinaient les unes avec les autres, ils inscrivaient les réactions curieuses qui se présentaient. Mais malheureusement ils les adaptaient à leurs idées et, suivant les circonstances qui les frappaient, ne s'attachaient qu'à l'extérieur, ne donnaient aux produits qu'ils obtenaient que les qualités, dépendantes du jugement qu'ils s'étaient formé à leur égard ! Cette route était sans issue. Toutefois le pur hasard vint en aide à plusieurs alchimistes, à ceux par exemple dont nous esquissons brièvement l'histoire et qui, d'une façon nébuleuse cependant, eurent des révélations imprévues, dans lesquelles on peut trouver pour plus tard l'embryon de surprenantes découvertes.

Tel en est-il pour le point qui nous occupe dans le courant de cette histoire. Mais, faisons remarquer cependant qu'il est loin de notre idée de vouloir faire de ces savants les auteurs *directs* des inventions de la chimie moderne ! Le lecteur sera de notre avis ; mais ce qu'il ne pourra nier, c'est que les anneaux qui constituent la chaîne de la science, se tiennent tous les un les autres : commencèrent-ils même à se former lentement et avec peine, ils n'en offrent pas moins aujourd'hui à nos yeux, quoique forgés avec moins de hardiesse qu'à l'époque actuelle, un réseau solide, qui a servi, pour ainsi dire, d'attaches aux anneaux plus puissants qui constituent la solution de continuité.

Ainsi fut Paracelse, à qui l'on doit le premier l'introduction dans la matière médicale, du *mercure*, du *zinc*, de *l'étain*, de *l'or*, de *l'acide sulfurique*, qui occupent une grande place dans sa pharmacopée.

Viennent ensuite le *protochlorure* de *mercure*, son *deutochlorure*, le nitrate et l'oxyde de *mercure*.

Selon sa théorie, il désignait comme causes produisant les maladies, trois entités (*entes*), savoir : le *soufre*, le *mercure* et le *sel*.

Plus un principe d'âcreté, le *Tartre* (*Tartarus*), qu'il poursuivait sous bien des formes multiples et variées dans tous les organes en général sans en excepter aucun.

On sait, dit M. Louis Figuier, qu'au commencement du dix-huitième siècle les alchimistes essayaient de résoudre bien des problèmes par la voie étymologique. Paracelse lui-même avait déguisé les noms des substances dont il parle en employant certaines transpositions de lettres : lorsqu'il veut dire, par exemple, que le *Tartre* est utile contre les engorgements de la rate, au lieu du mot *Tartarus*, il écrit *Surtartar*; quand il prescrit pour les maladies des reins le safran, *Aroma philosophorum*, il l'appelle *Aroph*. On cherche donc avec cette clef la composition d'un corps que Paracelse avait mentionné le premier; mais il n'en parle que dans un seul endroit de ses ouvrages et encore de la manière la plus vague (1).

Voici le passage original du traité *de Viribus membrorum* qui a introduit dans l'alchimie l'idée des *menstrues*, le dissolvant par excellence, l'agent qui peut donner à tous les corps la forme liquide (2) :

« Il y a encore la liqueur *Alcaest*, qui agit très efficace-
« ment sur le foie : elle le soutient, le fortifie, le préserve
« des maladies qui peuvent l'atteindre... Tous ceux qui
« s'appliquent à la médecine doivent savoir préparer l'*Al-*
« *caest*. »

Or, que pouvait donc être ce dissolvant universel, cette substance qui dissout tous les corps? On le rechercha avec persévérance. — Presque tous les chimistes pensaient l'avoir découvert quand, au dix-huitième siècle, on s'arrêta à l'opinion de Glauber qui, suivant les idées étymologiques en

(1) *Les Alchimistes*, par M. L. Figuier.
(2) id. id.

faveur à cette époque, émit la pensée que l'*Alcaest* pourrait bien être l'*Alcali minéral ou la potasse*; d'*Alcalest* il tira : *Alcali-est.*

« Mais, expose M. Louis Figuier, au milieu du dix-huitième « siècle, l'inutilité des recherches entreprises pour retrouver « l'*Alcaest* fit abandonner l'idée du dissolvant universel. Le « chimiste Kunkel mit fin à toutes ces discussions par une « réflexion fort simple. Il fit remarquer que, si l'*Alcaest* eût « jamais existé, il aurait été impossible de le conserver, puis« que, dissolvant toutes les substances, il aurait dû dissoudre « aussi la matière du vase qui le contenait. Personne n'a« vait encore songé à cela. »

Depuis ce moment on n'entendit plus parler de l'*Alcaest.*

Toutefois, comme tant d'autres idées lancées par le célèbre Spagyriste, l'*Alcaest* serait tombé dans l'oubli si Van Helmont, au dix-septième siècle, ne s'en fût emparé et ne l'eût enrichi d'attributs merveilleux bien propres à séduire l'imagination. Paracelse avait prononcé le nom, Van Helmont se chargea d'y attacher l'idée, et c'est lui qui fit de l'*Alcaest* le dissolvant auquel Paracelse ne songeait guère (1).

On peut croire que ce mot lancé à la volée par cet extraordinaire et curieux personnage, a pu jouir en sortant de sa bouche d'une notoriété extraordinaire.

Toutefois le Dictionnaire paracelsique exige de la part de ceux qui veulent l'étudier beaucoup de patience et une longue attention.

Suivant Paracelse, l'alchimie n'était que la science qui consistait à attirer sur la terre les métaux que contiennent les astres. Aussi il définissait sous le nom de *Astre* la force particulière, qui servait de fondation à une chose. Là se trouvait la base de l'essence de la vie des animaux, des végétaux et des minéraux.

Remarquons, cependant, que déjà bien avant Paracelse

(1) *Doctrines et travaux des Alchimistes. — L'Alchimie et les Alchimistes,* par M. Louis Figuier.

les alchimistes byzantins croyaient eux-mêmes aux influences astrologiques. Remontant encore plus haut dans l'histoire de l'art hermétique, on y voit non-seulement les métaux, mais encore certaines substances végétales consacrées aux sept planètes. Les planètes en effet avaient donné elles-mêmes leurs noms aux métaux. Le *plomb*, la *litharge* descendaient de Saturne. l'*azote* et le *corail* lui étaient consacrés. La *sandaraque*, le *soufre*, l'*étain* descendaient de Jupiter. La planète de Mars donnait naissance *au fer*, à l'*aimant* et aux *pyrites*. Le soleil était le protecteur de l'*or*, de l'*hyacinthe*, du *diamant*, du *saphir* et du *charbon*. On consacrait à Vénus le *cuivre*, les *perles*, l'*améthyste*, le *sable*, l'*asphalte*, le *miel*, la *myrrhe*, le sel *ammoniac*. A Mercure, le *vif argent*, l'*émeraude*, le *succin*, l'*oliban*. Enfin, la lune avait sous son égide l'*argent*, le *verre*, la *terre blanche*. Disons cependant que si au commencement de son développement la science hermétique eut recours à ces influences astrologiques pour la direction de ses opérations chimiques, elles ne purent avoir une grande importance sur cet art encore au berceau.

Quand de l'Orient la *furia* du grand œuvre vint s'étendre en Occident, les croyances astrologiques furent mises de côté et restèrent complétement dans l'ombre. Il en fut de même pour la magie appliquée aux opérations cabalistiques. On peut trouver la cause de ce changement dans les idées de ceux qui pratiquèrent plus tard l'alchimie.

Le temps et les choses, modifient habituellement les idées. C'est pourquoi beaucoup d'adeptes se conformant aux inspirations de leur époque, tout en ne rejetant point complètement certaines théories, tout en ne niant point non plus l'action du monde surnaturel sur le monde naturel au point de vue de leur art, mettaient à profit les paroles attribuées à Géber dans la *Somme de perfection* : « que « nul n'avait le droit, tout en reconnaissant pourtant l'in- « fluence des planètes sur la formation et le perfection- « nement des métaux, de s'attribuer le pouvoir de suppléer « à cette influence. »

Paracelse, dans sa fougue, ne se soucie que très peu des arguments du sage arabe. L'astrologie est pour lui de beaucoup d'utilité dans la pratique de l'œuvre, aidée en cela par le monde invisible dont il reconnaît la puissance.

Aussi il combat pour cet ordre d'idées en disant, dans son traité *de tincturâ physicorum* : « Si tu ne comprends pas « les usages des Cabalistes et des anciens astrologues, Dieu « ne t'a pas créé pour la *Spagyrique*, et Nature ne t'a pas « choisi pour l'œuvre de Vulcain. »

Il est tellement convaincu de sa doctrine qu'il affirme qu'en mangeant on absorbe l'*astre* nécessaire à la vie, favorisant ainsi la nutrition des organes, car chaque organe réclame un *élément* ou *sperme* tout particulier.

Chose bizarre, il expose qu'il existe dans l'estomac un *démon* qu'il nomme *Archée* et dont les principales fonctions consistent à séparer l'*aliment du poison*, et qui apporte à la substance nutritive la *teinture* en vertu de laquelle une sérieuse assimilation s'opère !

N'en déplaise aux mânes de ce grand et bizarre savant, nous ne pouvons faire autrement que de le blâmer, de ne nous avoir pas laissé, comme héritage, avec les nombreuses et belles inventions si utiles encore de nos jours à la pharmacie et à la pathologie, le moyen certain de bien nous assurer la bienveillance de ce *démon* dont il nous parle ! Nous répudions pourtant de toutes nos forces tout commerce avec le diable, mais cependant nous aurions été heureux que l'humanité tout entière eût fait ample connaissance avec le *bon diablotin*, et qu'elle l'eût agréablement cultivée.

Quoique le séjour qu'il lui assigne ne soit pas des plus agréables, et que l'existence même d'un diable dans l'estomac d'un chrétien soit soumise à de nombreuses fluctuations, nous regrettons quand même sa disparition, car aujourd'hui en ces temps de *falsifications* alimentaires qui empoisonnent les pauvres consommateurs, nous pourrions constater peut-être bien des services rendus à l'hygiène par ce démon bienfaisant ! De cette façon beaucoup de maladies seraient conjurées par la neutralité dont serait ainsi frappé le poison, que des mains frauduleuses insinuent tous les jours dans les objets de l'alimentation la plus usuelle.

Mais ce n'est pas tout : cet *Archée*, ce bienfaisant démon, règne en maître, commande à d'autres, qui, pourtant ses subalternes, n'en sont pas moins utiles et aimables, puisqu'ils veillent, président et activent la nutrition de chaque organe. Enfin suivant la doctrine des cabalistes, Paracelse admettait l'intervention de *corpuscules* spirituels qui servaient d'intermédiaires entre la matière et l'esprit, engendrant des êtres diaphanes très agiles comme ceux qui habitent le ciel — ce sont suivant lui des esprits sans âmes, — à leur décès, car ils meurent comme le reste des hommes, rien ne leur survit. Dans cette catégorie, il range les Sylvains, les Gnômes, les Pygmées viennent ensuite les nymphes, les fées et les feux-follets, et toutes les transformations que peuvent accomplir ces corpuscules spirituels. — Apparaissent alors, le *sel sidérique* qui donne de la consistance aux corps, le *soufre sidérique* cause de combustion, et le *mercure sidérique*, cause de volatilisation et de fluidité. — Reste à se demander si Paracelse croyait réellement à l'exposition de ces surprenantes théories, et si, en vérité, il y ajoutait une foi très vive ? Il est bien permis d'en douter. Comment supposer un instant que ce fatras panthéiste ne masque point quelque énigme ? Ces descriptions fantastiques, ces contes si l'on aime mieux pouvoir les qualifier ainsi, ne sont sans doute que des voiles cachant des réactions chimiques.

Les idées de l'époque pouvaient alors très bien s'adapter avec ces récits fantastiques ; ne semblerait-il pas plus rationnel de voir sous cette systématique et obscure précaution prise par son auteur, une manière propre à intriguer les esprits ?

Rien ne s'oppose à ce que l'on puisse croire que ce langage avait rapport à quelques découvertes utiles, qui énigmatiquement expliquées frappaient plus les esprits que n'aurait pu le faire une sèche démonstration de certains phénomènes.

L'homme qui prétendait, au moyen de son élixir, atteindre la longévité de Mathusalem ou d'Arthéphius ; l'homme qui, par les moyens qu'il disait avoir, pouvait, aidé par les esprits puissants qui lui étaient familiers, arriver aux plus belles phases de l'existence, — mourut malheureux en l'année 1541, à l'hôpital Saint-Etienne de Strasbourg. — Ce jour-là, c'est triste à dire, les médecins, les chirurgiens et les barbiers firent éclater leur joie.

Les galénistes furent heureux de son trépas, ces praticiens auxquels il reprochait leur peu de savoir, dont en même temps il flagellait les doctrines, en se moquant aussi de leurs costumes, s'applaudirent intérieurement de la mort du spagyriste, terminant sa carrière dans un lit d'hôpital comme le dernier des infortunés !

Bien installés dans leurs somptueux logis, pour la plupart vêtus de soie et de velours, ils applaudissaient vivement de leurs mains délicates et ornées de bijoux, la disparition de celui qui leur reprochait leur luxe, en même temps que le trop de blancheur de leurs doigts de petits maîtres, ne s'honorant d'aucun travail manuel !

N'avait-il pas dit en effet que la confiance devrait plutôt être accordée par les malades à ceux qui travaillaient la chimie? et que le tablier de peau tout maculé du chercheur, et ses mains noircies par le feu du fourneau et la manipulation du creuset, étaient aptes à désigner le savant, occupé à trouver dans les médicaments chimiques, et dans leur composition, le soulagement des organes fonctionnels du corps ?

Ni les garnaches bordées d'hermine, ni les grègues de soie, ni les pourpoints de velours, n'osaient, disait-il, se maculer ainsi, et sous un semblant de dignité et de morgue, ils persiflaient l'habit noirci du chimiste, cachant cependant plus d'expérience en même temps que de savoir, que les étoffes précieuses recouvrant somptueusement l'ignorance?

Paracelse fut soumis au dédain haineux, parce quil ne

fut point deviné. — Mais cette colère d'esprits mesquins, jaloux et systématiques, produisit tout le contraire de ce qu'elle prévoyait. Ses idées prévalurent, et la chimie des métaux s'introduisit, grâce à lui, dans la chimie médicale et la pharmacopée. La tournure de son esprit, l'exaltation de son cerveau, et l'impulsion surtout qu'il lui donnait, cache, pour ceux qui veulent l'étudier à fond un grand élan de générosité.

Deux personnalités bien distinctes peuvent se découvrir en particulier dans son ensemble général.

Ennemi juré du galénisme, tyran et détracteur d'une polypharmacie absurde et bâtarde, voulant détruire à jamais ces monumentales formules, forteresses prétentieuses et sans forces, de l'ancienne pharmacopée il leur livra un combat : *unguibus et rostro*.

Il changea complètement la face des idées adoptées en médecine : ses théories, ses vues, ses produits chimiques bien réussis, donnèrent à l'art de guérir, en même temps qu'aux arts en général, un arsenal rempli d'heureuses innovations.

Cependant, il fut outré dans la pensée, que sa science lui émanait spécialement et directement de Dieu lui-même. — Excentrique en un mot, il fut quelquefois charlatan, mais peut-être voyait-il là le succès de ses théories et de ses inventions ; il voulait faire disparaître complètement l'homme, pour ne montrer en lui que l'envoyé tout particulier à qui il incombait seul de propager les heureuses prophéties concernant une science nouvelle, portant en elle-même l'espérance d'un avenir digne de l'âge d'or, pour la nouvelle médecine en général, et pour les hommes qui participeraient à ses bienfaits.

Notre savant maître, M. Louis Figuier, que nous avons eu l'honneur de citer plus d'une fois déjà, parlant de Paracelse, s'exprime ainsi, et c'est par ces lignes tirées de son remarquable ouvrage (1) que nous voulons terminer l'é-

(1) *L'Alchimie et les Alchimistes.*

tude sur ce savant auquel la pharmacie est redevable d'un immense progrès. Toutefois, après avoir cependant démontré que Paracelse n'a joui chez les alchimistes que d'une autorité contestable, n'ayant pas non plus travaillé de ses mains à l'accomplissement du grand œuvre, qu'il fit sortir l'Alchimie proprement dite de sa véritable voie, en tentant d'y substituer la méthode psychologique à la méthode expérimentale adoptée bien avant lui, M. Figuier conclut ainsi :

« Paracelse fut le premier qui fit connaître le zinc, il s'est « acquis une réputation immense et méritée en introdui- « sant dans la médecine l'usage des médicaments chimiques « fournis par les métaux.

« A la vieille thérapeutique des galénistes, surchargée de « préparations compliquées souvent inertes, il substitua les « médicaments simples, fournis par la chimie et ouvrit le « premier la voie audacieuse des applications de cette science « à la physiologie de l'homme et à la pathologie. »

Mais, hélas ! il a fallu bien du temps pour qu'en France l'altière Faculté de médecine voulût le comprendre. — Cet entêtement, qui dura pendant presque tout le seizième siècle, au grand dommage de la science et de l'humanité, retardait de plus en plus l'avénement d'une branche de connaissances sérieuses de plus en plus utiles et dignes d'encouragement.

Les historiens condamneront toujours le mobile de ces erreurs, de cet entêtement, de ces querelles, qui engendrèrent des mémoires, des articles, des diatribes et des procès ; en un mot, la discorde ne semblait être que la préoccupation de ces savants.

Pourquoi en effet, peut-on se demander, la Faculté de médecine semblait-elle exercer une espèce de suprématie tyrannique sur les apothicaires, non-seulement sur eux mais encore sur l'innovation que ceux-ci osaient tenter d'introduire dans les formules des médicaments? C'est que (laissant de côté certaines idées théologiques dont nous n'avons pas ici à introduire les motifs) les barbiers vendaient des remèdes, et que exerçant la pharmacie, d'une façon restreinte il est vrai, ils furent longtemps confondus avec les chirurgiens. Or la confrérie de Saint-Côme, rivale de la Faculté, hérita de cette dernière d'une haine particulière et ne lui pardonna rien. Voilà pourquoi les ordonnances ou règlements touchant la chirurgie ont quelques rapports avec la pharmacie. On peut aisément alors comprendre par ce qui va suivre la cause de cette hautaine manière avec laquelle les apothicaires étaient traités.

Les docteurs en médecine de cette époque, graves et solennels (et nous aimons mieux penser que la nébuleuse emphase de leur savoir a défrayé la critique, la peinture, et le théâtre, plus que ne l'aurait pu faire leur ignorance), les docteurs en médecine du milieu du seizième siècle tenaient pour singulièrement inférieure la classe des maîtres chirurgiens qui lui était du reste subordonnée.

Ne considérant, n'étudiant les maladies, les infirmités, qu'au point de vue théorique et pour ainsi dire spéculatif, raisonnant en latin ou plus souvent en un idiome calqué sur cette langue, ils commentaient d'après les textes abandonnés par leurs prédécesseurs. L'observation était donc complètement absente, d'anatomie point, puisqu'ils s'interdisaient les travaux manuels.

C'était l'affaire des chirurgiens, qu'ils considéraient comme des manœuvres, dégradés à leurs yeux par la servilité.

Dans les diplômes qu'elle leur délivrait, la Faculté, après une thèse en latin qu'elle leur faisait subir, leur défendait toute pratique médicale. Il leur était seulement permis de *panser*, *rhabiller*, *opérer*, ne pouvaient rédiger des consultations ou prescriptions et il leur était imposé d'appeler par humanité un docteur, qui seul avait le droit de faire une ordonnance à leurs malades. Les chirurgiens diplômés formaient la confrérie de Saint-Côme et y recevaient les barbiers. Les privilèges dont ils jouissaient les rendaient fiers par manière de revanche et les faisaient tenir à leurs droits.

Or on peut comprendre facilement que la guerre complètement et toujours allumée par ricochet entre la confrérie et la Faculté englobait dans une même hostilité : chirurgiens, barbiers-chirurgiens et apothicaires, tous manouvriers faisant œuvre de leurs dix doigts, les uns anatomistes, les autres *pansant plaies, bosses et aposthumes*, et les apothicaires enfin, qui vendaient et préparaient des drogues relégués au dernier plan, avec leurs *boëtes*, fournies de médicaments et accompagnant humblement les docteurs.

La hiérarchie hippocratique était absolue et la hiérarchie galénique en tutelle.

La chirurgie bien plus que la médecine a été une cause d'avancement pour les sciences pharmaceutiques. Les expériences des chirurgiens eurent pour résultat des découvertes importantes et aussi des inventions destinées à la plus haute utilité dont il est impossible de nier la valeur et la haute portée.

Il existe dans l'histoire des peuples et dans les événements qui, on peut le dire, caractérisent chaque siècle, des oppositions souvent frappantes comme des analogies.

Prenons par exemple le règne de François Ier ; nulle occasion n'est plus favorable pour y faire l'application de l'idée que nous venons d'émettre.

Les idées du fougueux Paracelse, l'innovateur de la pharmacopée chimique, ne prirent point naissance dans le royaume du beau pays de France, mais au même temps o de son côté le roi gentilhomme favorisait le mouvement intellectuel, en se mettant à la tête des progrès de la chirurgie. Or la mort de Paracelse, qui eut lieu quelques années seulement avant celle du roi, ne fut pas dommageable pour cette partie de la science. Les publications des savants qui lui survécurent continuèrent l'élan donné et que seules la superstition et les absurdes croyances pouvaient étouffer.

Ces idées, ces théories, ces publications, dont l'imprimerie favorisait davantage la diffusion, allaient trouver approbation en France, dans un homme célèbre, qui alors âgé de dix-huit ans, *simple barbier* pourtant, commençait au milieu du règne de François Ier à étonner par les dispositions qu'il apportait déjà dans les humbles fonctions qu'il exerçait avec autant d'abnégation qu'il y mettra de gloire plus tard. Ambroise Paré, cet illustre chirurgien, dans un autre ordre de choses il est vrai, favorisera, par le développement qu'il donnera à son art, un avancement plus grand de la science, stimulera la pharmacie elle-même, et les branches qui en dépendent.

Tel est le rapprochement que nous avons voulu signaler et qui est d'une importance trop grande pour la laisser dans l'ombre. Si nous intercalons dans ce travail le nom de cette célèbre personnalité, nous le faisons avec orgueil, car non seulement elle appartient à la médecine, mais encore aux sciences pharmaceutiques. — Ses études *toxicologiques*, leurs différentes phases, que fidèle à notre plan nous devons indiquer dans l'histoire de la *pharmacie à travers les siècles*, ne pourront que nous affermir dans le but unique que nous poursuivons : celui de parvenir à intéresser nos bienveillants lecteurs.

CHAPITRE XI

DU SEIZIÈME AU DIX-SEPTIÈME SIÈCLE

(RÈGNE DES DERNIERS VALOIS)

Influence des guerres d'Italie et de l'occupation prolongée du Milanais sur la pharmacie française et sur les sciences accessoires à la médecine. — Talismans, magie, astrologie. — Considérations sur l'Italie de cette époque, au point de vue des arts et des inventions modernes. — Elle ne mérite pas le titre d'empoisonneuse (*venenosa Italia*). — La Pharmacie française ne devient pas criminelle par l'alliance de nos rois avec les puissances italiennes. — Les Universités médicales occultes Cosme-Ruggieri (*Vecchio*). — Crédit dont jouissent les sciences occultes. — L'alchimie leur est adjointe. — Les chercheurs agrandissent l'art et fertilisent la pensée. — D'où sortaient les médecins des derniers Valois ? — Leur influence sur la pharmacie d'alors. — Supériorité commerciale de la pharmacie italienne sur la pharmacie française. Elle cesse au dix-septième siècle. — L'art de la majolique raffinée par les Italiens pour les poteries pharmaceutiques. — L'Italie pharmaceutique et médicale : Opinion ancienne et malicieuse de J. Salisbury à cet égard. — Pharmacologie des pierres précieuses usitées à Paris sous les derniers Valois. — Obstacles aux progrès de la pharmacie. — Confusion qui existe depuis la fin du quinzième jusqu'au commencement du seizième siècle. — Même anarchie dans la médecine. — Diverses considérations. — Henri II et l'édit de 1536. — Querelles intermittentes entre les épiciers et les apothicaires, etc — Encore les talismans et les pierres précieuses. — Abrégé de l'histoire de cette singulière pharmacopée. — Propriétés de ses remèdes. — *Le Curiosus amulatorum scrutator*. — Comment les amateurs de cette nouvelle pharmacie traitaient l'ancienne. — Nomenclature des propriétés de cette thérapeutique lapidaire. — Pierre curieuse présentée à Henri II. — Catherine de Médicis et le médecin Fernel. — Dissertation à propos de la vertu des pierres précieuses. — Maître Poterius et ses ouvrages. — Médecine basée sur la signature extérieure des choses. — Les dents de l'homme et celles des animaux, leurs propriétés curatives. — Superstition. — Apparition d'Ambroise Paré, son influence indéniable sur les sciences médicales et pharmaceutiques. — Il détruit les vieux et ineptes procédés. — Ses découvertes. — Ligature des artères. — La poudre ne contient point de poisons. — Courte notice sur ce savant. — Sa ressemblance avec Paracelse réformateur de la pharmacopée. — Ambroise Paré et lui doivent être considérés, chacun en leur genre, comme rénovateurs de l'art de guérir. — Parallèles et réflexions. — Le règne de Charles IX peu favorable à l'avancement de la pharmacie. — Les apothicaires sont forcés de s'instruire eux-mêmes. — Quelle en est la raison? — Les charlatans. — Les triacleurs, rebouteurs, leur apogée et leur protection sous Charles IX. — Coup d'œil historique sur la pharmacie en général — L'italianisme dans les boutiques pharmaceutiques. — Vente des produits. — La communauté des épiciers change de résidence. — Elle adopte pour siège l'église Sainte-Opportune. — L'édit de 1564. — Règne de Henri III. — Nicolas Houel. — Le jardin des apothicaires. — Vicissitudes de propriété pour ces derniers. — Ordonnance de 1578, au sujet de l'ancien couvent des Cordeliers du faubourg Saint-Marcel, transformé en hôpital et apothicairerie par Houel. — Ses publications, ses travaux, etc. — Berceau de l'École de pharmacie de Paris, rue de l'Arbalète. — L'ancienne école. — Vieux souvenirs, etc.

Pourquoi, pourra-t-on se demander, dans une étude sur la pharmacie l'auteur fait-il intervenir une période toute particulière de notre histoire? C'est que cette période très curieuse fut d'une grande influence sur les idées du temps. Tout subit son entraînement, depuis la médecine jusqu'à la pharmacie, de la pharmacie jusqu'aux costumes, et des costumes jusqu'à la cuisine.

C'est en effet le règne des derniers Valois. Sous ce règne les événements contribuèrent beaucoup au rapprochement de l'Italie et de la France : les guerres entre ces deux nations, l'occupation plus ou moins prolongée du Milanais ou du royaume de Naples y avaient attiré beaucoup de Français. A la suite du séjour qu'ils y firent, beaucoup d'Italiens vinrent s'établir en France, sollicités qu'ils y furent de se joindre à la suite de leurs princesses qui épousaient nos rois. En s'y implantant, ils y acclimatèrent les mœurs italiennes; cette innovation y provoqua l'engouement. L'amour du nouveau, stimulé par la curiosité, ne fut point stérile, et voici, selon nous, pourquoi cet aiguillon introduisit assez vite l'*italianisme* en médecine et en pharmacie, et dans les branches qui en dépendent.

Les *talismans*, la *magie*, l'*astrologie médicale*, les *parfums*, les *cosmétiques*, les *médicaments* doués de nombreuses vertus, et souvent aussi *les poisons* jouissaient d'une grande vogue dans la péninsule.

Nous le répétons, l'intervention des princesses italiennes en France, et à leur tête Catherine de Médicis, femme de Henri II, ne fut pas stérile pour ces nouveaux penchants entraînant avec eux des goûts innocents, comme quelquefois aussi des intentions coupables.

Toutefois, disculpons l'Italie de sa trop grande réputation d'empoisonneuse ! Les vices de l'époque ne lui furent point personnels; et si comme dans la musique, comme dans la peinture et comme dans l'architecture et la sculpture, elle apporta un raffinement artistique évident, il ne doit nullement entrer dans la pensée de l'historien impartial de lui attribuer toute la responsabilité dans l'application et la perfection du crime.

Nul ne doit s'étonner cependant de la superfétation des médicaments, que même l'Italie de la renaissance a pu avoir à sa disposition. Touchant en cela le caractère de ce pays à l'époque que nous signalons, nous devons subir l'impression que généralement on éprouve en présence de tous les chefs-d'œuvre artistiques et littéraires qu'il a produits.

On y constate alors un superlatif brillant de fécondité, qui constitue pour ainsi dire le portrait d'une nation vivant sous un ciel ensoleillé, et au milieu d'une luxuriante nature, émaillée çà et là des chefs-d'œuvre de la statuaire et de l'architecture.

Il est toutefois incontestable qu'au milieu du seizième siècle l'Italie fut le berceau des arts et des sciences modernes, et que bien des secrets, dont elle fut inventrice et maîtresse, se perdirent. Il est évident aussi qu'à cette période même de l'histoire, la composition des poisons était arrivée à un très haut degré de perfection, degré de perfection tel que la chimie moderne a été obligée de le constater.

Voici l'écueil du Roman, écueil à jamais déplorable ! Partant de ces données, les dramaturges, les feuilletonnistes, les auteurs d'histoires à grandes sensations, n'ont jamais pu s'empêcher, partout où ils introduisaient des Italiens, soit sur le théâtre soit dans leurs livres, de leur faire jouer les sombres rôles d'empoisonneurs. — Or il est plus juste de penser que si l'Italie, comme ils veulent bien le dire, avait alors pour elle seule l'entreprise des poisons subtils dont parlent beaucoup d'historiens, il faudrait absolument reconnaître *ipso facto* sa suprématie en toxicologie comme dans toutes les connaissances humaines et dans les arts où elle précédait l'Europe. Erreur et aussi mensonge ! Les crimes commis dans le monde entier et dans la même période ne lui sont point imputables, et tout en ne niant pas toutefois des faits acquis à l'histoire, ils ne peuvent cependant point être d'une façon générale empreints du sceau de sa complicité.

En revenant au point que nous envisageons spécialement dans le cours de cette étude, nous sommes dans le droit le plus complet d'affirmer que la pharmacie en France ne devint point empoisonneuse par la simple alliance de nos rois avec des princesses italiennes !

Plusieurs romanciers n'ont point craint eux-mêmes de faire figurer cet art si utile à tous comme faisant partie de ces universités occultes protégées par la haute influence de Catherine de Médicis elle-même ! De là immédiatement de sombres drames : rien d'étonnant, Catherine était italienne et devait être versée dans la science des poisons !

Ce qui aurait pu, selon nous, faire accréditer cette idée, doit être tout simplement une erreur. Nous verrons plus tard du reste, en traitant aussi la toxicologie, que le pape Paul IV avait exigé la fermeture d'une espèce de petite académie sous la direction de l'italien et savant alchimiste Porta. On avait cru que les membres qui la composaient s'occupaient d'arts *illicites*, quoique leur but avoué fût la recherche des secrets utiles à la médecine. Nous en revenons donc fatalement à l'histoire succincte des universités occultes, qui, sous les derniers Valois, dans notre France elle-même, passaient à tort ou à raison pour s'occuper de sciences chimiques, magiques ou astrologiques et surtout condamnables.

Au commencement du seizième siècle existait une université secrète, dont Ruggieri le Vieux *(Vecchio Ruggieri)*, médecin de Laurent de Médicis, père de Catherine, fut le chef. Catherine de Médicis tenait à cet homme plus qu'à ses enfants. Elle le logeait à l'hôtel de Soissons, et là sa mission consistait à lui dire si les astres ratifiaient les avis et le bon sens de ses conseillers ordinaires. Les antécédents de ce personnage justifiaient l'empire qu'il conserva sur la reine jusqu'à ses derniers moments.

A cette époque les sciences occultes étaient acceptées avec une faveur bien capable en vérité d'étonner les sceptiques de notre siècle, si profondément chercheurs et curieux.

Cependant l'épanouissement des sciences positives au dix-neuvième siècle (épanouissement qui se manifeste dans l'industrie, sans être passé par la poétique grandeur dont savaient les orner les esprits du seizième, ces audacieux chercheurs), les sciences positives donc, desquelles ils ne pensaient point encore retirer tribut, durent leurs germes à ces intelligences privilégiées qui agrandissaient l'art et travaillaient à la fertilité de la pensée.

Ceci nous explique pourquoi les souverains de ce temps, étonnés des créations admirables de leurs inventeurs, les entouraient d'une grande protection.

Les mystères d'une science (nous ne voulons parler que de l'alchimie et du grand œuvre) qui firent arriver des résultats si étonnants excitaient leur curieuse avidité. Or il ne faut pas être surpris, en voyant les mêmes souverains, endettés au seizième siècle, commanditer les fourneaux de Paracelse !

De cette université occulte, dont nous avons parlé, et de laquelle le vieux Ruggieri était le chef, sortirent les Nostradamus et les Agrippa, qui tour à tour furent médecins des Valois, enfin tous les astronomes ou astrologues, les alchimistes qui entouraient à cette époque les princes de la chrétienté, et qui furent plus particulièrement accueillis et protégés par Catherine de Médicis, en France. Quoi qu'il en soit, si la plupart des hautes intelligences de ce temps croyaient à la vaste science appelée *magisme* par les maîtres de l'astrologie judiciaire, et *sorcellerie* par le public, il n'est pas étonnant que ces idées aient pu influencer à cette époque et *Pharmacie et Médecine.*

Comme pour le bien et comme pour le mal, quand l'un ou l'autre sont pratiqués par les personnages marquants toute l'échelle sociale en ressent l'effet. Aux yeux des princes, des seigneurs, des bourgeois et des manants de ce temps cette influence fut grande, car tous voyaient la faveur dont Catherine de Médicis entourait Cosme Ruggieri, son mathématicien, son astrologue, son alchimiste, son médecin ou son *sorcier*. La mystérieuse domination de ce personnage s'accrut encore davantage, lorsque la reine lui fit élever pour ses occupations astrologiques la colonne adossée à la halle au blé de Paris, seul débris existant de l''hôtel de Soissons. — Alors la curiosité populaire, jointe à l'esprit d'imitation, introduisit dans la médecine usuelle, les superstitions *astrologiques*, *talismaniques* et *magiques*. Aussi les remèdes usités et appropriés à cette dernière devaient naturellement se ressentir fatalement d'un contre-coup qui les rendait absurdes eux-mêmes.

Tel est le cachet qui domine et la médecine et la pharmacie au temps des derniers Valois, principalement de Henri II à Charles IX. La personnalité de la reine mère, qui ne resta point inerte, est pour beaucoup dans la physionomie de cette période.

Non toutefois que l'entraînement fût absolument pour tous dominateur, mais le reflet qu'elle y jetait fut assez évident pour ne point en contester la portée.

II

En parlant comme nous l'avons fait dès le début de ce chapitre, et en considérant l'Italie sous le point de vue où nous l'avons placée, nous devons cependant reconnaître sa supériorité pharmaceutique, sinon au sujet des drogues, tout au moins à l'égard des constitutions réglant l'exercice de l'art. N'oublions pas qu'en 1485, Charles VII copia sur cette organisation celle qu'il institua en France.

En scrutant même l'histoire scientifique de l'Italie, on y voit aussi que l'école de Salerne envoyait de bonne heure dans le monde entier des médecins et des pharmaciens formés par elle à une sérieuse et habile pratique. Mais, dit M. Grave, « la gaieté gauloise est bien vieille, les médecins « étaient déjà tournés en ridicule et Molière n'a pas inventé « les plaisanteries et les brocards dont ils ont été l'objet. » On trouve déjà des critiques très vives et des moqueries assez piquantes de toutes leurs pratiques charlatanesques ou superstitieuses. Jean de Salisbury divisait ces médecins en trois catégories principales : « les premiers sont ceux qui parlent beaucoup de maladie, les seconds sont ceux qui dissertent longuement sur la maladie pour en tirer des conséquences utiles à la santé future du malade, et enfin, les vrais praticiens ; ceux-ci, dit-il, ne pourront être jamais savants que par l'anatomie. »

Cette malice que Jean de Salisbury décochait en 1150 ou 1160, prouve que l'Italie fut une des premières nations de l'Europe qui mit la plus en relief médecine et pharmacie.

Evidemment la science pharmaceutique dans ces temps lointains n'avait guère plus de brio en Italie qu'elle n'en possédait en France. Mais depuis le seizième siècle, alors que Venise admirablement placée pour cela, put se livrer directement à des rapports commerciaux avec l'Orient, les drogues et les préparations pharmaceutiques étaient répandues par un vaste trafic, non seulement en Italie mais encore dans la plus grande partie de l'Europe.

Mais au dix-septième siècle le monopole s'évanouit et presque toutes les préparations pharmaceutiques, la *thériaque*, les *confections* et les *électuaires* se feront *urbi* et *orbi*. Cependant à la fin du quinzième siècle et au commencement du seizième, on vit en Italie toutes les pharmacies se faire remarquer par le luxe de leurs boiseries sculptées avec un raffinement artistique.

Qui de nous n'a pas remarqué souvent, soit dans la boutique poudreuse d'un marchand de bric-à-brac, soit dans des musées ou des collections particulières, des vases à ornements splendides, décorés, resplendissants de vives couleurs artistement disposées et ornés de fleurs délicatement peintes, qui entourent comme d'une guirlande le mot *Theriaca* sur les uns, et *Onguentum catholicon* ou *Extractum Fumariæ* sur les autres ? Enfin on voit quelquefois aussi sur ces vases, des fruits, des paysages, des groupes d'attributs symboliques (cornues, mortiers, pilons) et de grandes bandes formées par l'entrelacement de fleurettes aussi délicates de coloris que la disposition en est heureusement symétrique.

De la fin du quinzième au commencement du seizième siècle, la ville d'*Urbino* avait principalement le monopole de la fabrication des vases pharmaceutiques. Un peintre, François Xanto, surnommé *Rovigièse*, s'appliquait avec ardeur à la perfection de cet art. Il préparait la voie où allait devenir célèbre *Orazio Fontana*, et qui éleva ce talent à un degré si haut, qui lui valut le nom de Raphaël de la majolique (1).

Outre les vases de la pharmacie ducale, vases dont la reine de Suède fut tellement éprise, qu'elle offrit en échange une vaisselle d'argent de la même grandeur, il peignit la plupart de ceux que le duc d'Urbin offrait en cadeaux aux souverains de son temps.

Toutefois, plusieurs circonstances, dont nous ne mentionnons pas ici les résultats, déterminèrent malheureusement la décadence de cet art.

On le voit par ce simple aperçu, l'Italie aida la France au seizième siècle tout particulièrement, non seulement au point de vue de la pharmacie proprement dite, mais encore comme élégance artistique et coquetterie finement combinées, dans l'agencement des boutiques. Cette influence se fera sentir plus tard davantage encore et le lecteur en pourra voir la preuve évidente en parcourant avec nous les différentes phases de progrès d'embellissement qu'en France les apothicaires apportèrent dans leurs officines.

Les couvents d'Italie possédaient eux-mêmes des vases pharmaceutiques de la plus riche beauté; sur ces vases se trouvaient reproduits leurs chiffres particuliers. Les princes y faisaient peindre leurs blasons; les apothicaires plus modestes, n'ayant ni blasons, ni armoiries, y faisaient figurer les armes de la ville qu'ils habitaient et le *Lion de Saint-Marc* fait deviner par sa présence, sur les pots et vases qui subsistent encore aujourd'hui çà et là dans quelques musées ou quelques boutiques, les apothicaires de Venise qui autrefois les possédaient.

Nous devons remarquer qu'au douzième siècle les apothicaires n'étaient pour ainsi dire que des confiseurs plutôt que des droguistes ou des préparateurs de remèdes officinaux. A cette époque aussi les médicaments tout préparés venaient d'Italie.

(1) On nomme ainsi la vraie faïence italienne.

Au treizième siècle et même au quatorzième ce commerce dura encore; au quinzième il semblait diminuer et reprit toutefois un regain de faveur passagère au seizième, qui finit par être tout à fait abandonné au dix-septième (car l'Italie cessa d'être le centre d'approvisionnement des préparations officinales) et le nombre des pharmaciens augmenta (1). Faut-il l'avouer, la plupart des pharmaciens, subissant l'influence de l'époque et l'entraînement donné par la cour, furent aussi de véritables *parfumeurs*, et ce commerce cependant ne doit pas leur impliquer cette qualité, avec toute l'horreur qu'inspiraient certains fabricants de cosmétiques sous le règne des derniers Valois.

Toutefois ce fut à ce moment une recrudescence dans cette pharmacologie dite des *pierres précieuses*, et le cas est assez original et curieux pour que nous nous en occupions spécialement dans le cours de notre travail.

Il faut constater aussi, sous les Valois et sous leur exemple, qu'en certains cas, la pharmacie en France s'écartait un peu du caractère dont elle avait joui et jouissait encore en Italie. Dès le onzième siècle ou le douzième, la pharmacie dans ce pays, établie sur des bases fortement assises pour ce temps-là, offrait à l'art de guérir des garanties presque complètes.

Mais, dit M. Grave : « D'autres états que l'Italie avaient aussi de sages règlements : Gaspard Bauhin, médecin de Wurtemberg, avait rédigé pour ce duché des dispositions plus convenables et surtout plus honorables pour le corps pharmaceutique, que les dures lois édictées à la prière ou sur les remontrances de la Faculté de Paris. Il disait dans ses considérations ce que notre érudit confrère cite d'après l'Encyclopédie méthodique :

« Le médecin, ès choses externes nonobstant qu'il en-
« tende la chirurgie et la pharmacie, se servira des chirur-
« giens et des apothicaires comme compagnons et amis,

(1) *Essai sur la jurisprudence de la médecine en France.*

« n'usurpant sur leur état, si ce n'est par grande nécessité.
« Quand le médecin ira aux champs, il prendra les dro-
« gues dont il aura besoin chez les apothicaires, sans ache-
« ter drogues particulières à soi ou en faire son profit et
« trafic, laissant au reste à tous les malades, tant des
« champs que de la ville, leur franche volonté de se servir de
« tel apothicaire ou chirurgien qu'il leur plaira. » (1)

On ne peut faire autrement que d'admirer la justesse et l'honnêteté qui président à l'énonciation d'une pensée dont, hélas ! la réalisation, en France tout particulièrement, a été et est loin d'être effective. Bien avisé celui qui pourrait établir péremptoirement la sincérité de rapports aussi agréablement tranchés et exprimés par le médecin wurtembergeois !

En France, même à la fin du seizième et au commencement du dix-septième siècle, le désordre règne encore au milieu de toutes les professions qui touchent à la médecine et à la pharmacie. Le chirurgien, le barbier, vendent des préparations. Tous empiètent sur les professions voisines. L'épicier est confiseur et apothicaire en même temps ; l'apothicaire lui-même devient confiseur, pendant que les médecins préparent des médicaments, qu'ils vendent très cher. Le fougueux Guy Patin, comme nous le verrons plus tard, l'ennemi juré des apothicaires, ne s'en faisait point faute. En 1629, le Parlement, par un arrêt, empêchait les épiciers de vendre des médicaments ; mais malgré les arrêts, édits rendus dans la suite, rien ne fut suffisant pour conjurer de semblables abus.

Aujourd'hui, malgré des lois protectrices, la pharmacie est la profession contre laquelle la concurrence exerce ses plus funestes effets. Les pharmaciens actuels, non seulement ont des concurrents, mais encore des parasites et des ennemis (disons le mot : très nombreux). L'épicier du dix-neuvième siècle, surtout, est une de ces forteresses puissantes, qu'il est

(1) *Etat de la pharmacie en France avant la loi de germinal.*

bien difficile de pouvoir assiéger. — Malgré la protection de l'autorité, qui, si elle ne l'est pas, a le semblant d'être acquise à la pharmacie de notre temps, le gros commerçant, souvent grâce à l'état de sa caisse, mieux garnie presque toujours que celle de son voisin le pharmacien, prend une omnipotence telle qu'elle semble lui conférer le droit de se livrer impunément non toutefois à l'exercice de l'art (ce serait aller trop loin), mais à un commerce de substances médicinales frisant de beaucoup l'illégalité.

Si nous venons ajouter à cet ennemi certain, les charlatans débitant, à coups de cymbales et de grosse caisse, les préparations pharmaceutiques, et de plus les liquoristes et les marchands de vin, vendant le vin de quinquina, nous pourrons juger en toute sûreté de cause : que si le véritable marchand d'*orvietan* a disparu, il est avantageusement remplacé aujourd'hui par des marchands de *panacées* souveraines, guérissant surtout d'une riche obésité, la bourse bien garnie du client trop crédule ; ils lui laissent, comme marque d'une foi très mal placée, le mal dont il croyait se débarrasser et quelquefois la honte de s'être laissé grossièrement tromper. Et quoique donnant à tous les diables : les poudres contre les vers, les élixirs contre les maux de dents, les baumes souverains contre les rhumatismes et les potions contre la fièvre, il reste malheureusement dans son esprit un doute : *C'est que si l'autorité poursuit les charlatans, il faut y avoir encore confiance ; n'a-t-on pas toujours, en tout temps et en tous lieux, voulu persécuter le mérite !* Et les nombreux auditeurs de ces boniments débités avec l'aplomb le plus superbe par ce médicastre supposent que la jalousie des médecins et des pharmaciens se plaît à vouloir anéantir : *Ceux dont le savoir leur porte un sérieux ombrage.*

Et voilà presque toujours comme quoi, dans le monde de la science, les autorités, avec lesquelles il serait juste de pouvoir compter avantageusement, sûrement et souvent agréablement, sont mises de côté avec dédain, souvent par ceux (et ils ne manquent point, hélas!) qui, se laissant souvent trop enchanter, par une inconsciente prévention, à l'aspect d'un costume extraordinaire, se fient à un prétendu savoir perdu dans un grossier orgueil !

Cette digression, qui nous vient tout naturellement, amenée ici par les pensées qui nous l'ont suggérée, nous confirme que l'*humanité est bien toujours la même;* et les vicissitudes auxquelles nous considèrerons les pharmaciens en butte suffiront à nous démontrer amplement, dans les événements qui vont suivre, combien il a fallu de ténacité, de constance et d'humbles mais énormes travaux pour que la pharmacie actuelle, même avec les obstacles qui lui ont été suscités, soit arrivée au niveau scientifique qu'elle occupe si honorablement dans la plupart des Etats de l'Europe.

Avouons pourtant en terminant qu'un autre sentiment, que nous qualifierons de *pudeur*, nous empêche d'y ajouter encore une personnalité qui, depuis les Egyptiens, les Grecs et les Romains, a su trouver sa place dans les sociétés du Moyen-âge, de la Renaissance et dans celles des temps modernes en y ajoutant aussi certains esprits du dix-neuvième siècle. C'est le *Sorcier !* Cette lèpre n'est pas et ne sera pas de longtemps guérie ! Comme l'esprit du mal, il est toujours en guerre contre le bon sens, la justice et la vertu ! Il a son empire, ses ministres, ses médecins, ses pharmaciens, des juges bienveillants et des avocats dévoués. Nous n'oserions ici dévoiler ses turpitudes, et tout en flagellant cet énergumène et ceux qui l'honorent, nous sommes convaincu pourtant, hélas ! *criant dans le désert :* que ceux qui s'en *servent,* les encourageant ainsi, ne sont ni à la hauteur des saines croyances, ni dans la vérité, qu'un simple mouvement de réflexion pourrait faire naitre dans leur âme. *Honorez le médecin,* disent les Saints Livres, il *possède du Très-Haut la science qui guérit !* Arrêtons-nous à cette considération et plaignons vivement ceux qui par ignorance et surtout par faiblesse, s'éloignent de la lumière et de la vraie raison !

III

Le règne du roi Henri II semble vouloir cependant être témoin d'une accalmie dans le personnel médical et pharmaceutique.

Les apparences paraissent aussi elles-mêmes être sauvegardées. Toutefois c'est fatal : ces professions si nobles l'une et l'autre, vouées par leur mutuelle essence au soulagement des misères et des souffrances humaines, ne donneront que le spectacle de la plus amère discorde et de la lutte d'intérêts mesquins, au sujet de prérogatives surannées et de discussions de préséances ridicules.

Que de temps perdu, que de paroles inutiles, que de procès, que de papiers noircis, et que de solennelles sentences lancées *ex cathedrâ* par les Parlements contre l'invasion des uns et les prétentions des autres ! Quelle fièvre intermittente, et que ses accès secouaient vivement les membres des corps savants de ces époques-là, songeant plutôt à leurs querelles et à parer leur dignité des horions dirigés contre elle qu'à soigner les maux de l'humanité autant que leurs moyens le permettaient alors !

Les disciples de Brid-Oison sacrifiaient tout *à la foôrme*, et c'est ici le cas de rappeler, à propos de leurs querelles interminables, le mot de Mathieu Molé prononcé dans le célèbre procès des médecins et des chirurgiens, où les premiers intriguaient et arguaient au président *d'élever un mur entre eux et les chirurgiens !* A quoi répondit ce magistrat : « Volontiers, je vous l'accorde ; mais « dites-moi, Messieurs, de quel côté mettrez-vous les « malades ? »

Spirituelle et typique boutade, peignant d'un trait la situation. Egoïsme et orgueil ne purent être mieux flagellés ! Que vous en semble, chers lecteurs ! — Mais aussi que de différence aujourd'hui que la plupart des préjugés sont anéantis ! Si à l'époque actuelle quelques traces de ces anciennes discordes restent encore visibles, on peut affirmer qu'elles sont rares et diminuent de plus en plus ; leur présence toutefois n'est que l'apanage de quelques esprits mesquins. Cette étroitesse de cerveau est loin d'être en rapport non-seulement avec l'importance des titres laborieusement acquis, mais encore avec la conscience et la loyauté de ceux qui ont incontestablement le droit de s'en honorer.

L'autorité, en ces temps où nous retenons avec nous le lecteur, essaya de porter autant qu'il était en son pouvoir un remède à ces convulsions spasmodiques qui semblaient devenir épidémiques.

C'est ainsi que sous le roi Henri II, en l'année 1556, le Parlement rendit le 1er août un arrêt qui, par sa teneur, tend à mettre la paix entre les médecins, les chirurgiens et les apothicaires.

Il leur était enjoint de s'assembler aux quatre termes de l'an, à chaque terme trois jours, le mercredi, le vendredi et le samedi consécutivement aux Ecoles de médecine ; et là de s'entretenir entre eux de ce qui était bon pour le peuple, et que les pauvres pussent être aidés et secourus dans leurs maladies, à des honoraires et frais modérés, leur ordonnant de bailler des remèdes salutaires et profitables, et s'enquérir aussi si les apothicaires, épiciers et herboristes sont en mesure par leurs fournitures de pouvoir donner à la ville tout ce qui lui serait nécessaire.

De s'entretenir aussi des maladies courantes pour l'année et prévoir entre eux et juger des remèdes convenables à leur guérison !

Louable, très louable, on le voit, est cet arrêté ; mais rien ne pouvait, même pour un instant, bien museler dame Discorde.

Quand les réunions prescrites par l'arrêt du Parlement avaient lieu, le souffle envenimé de la vaine représentation amenait la tempête. Quand les épiciers et les apothicaires s'assemblaient dans une église, les uns et les autres se demandaient qui prendrait la droite ou qui prendrait la gauche du chœur ! Vaines disputes, brouilles intestines, mais qui atteignaient parfois une telle proportion que les Parlements devaient intervenir pour régler ce système de préséance !

Les apothicaires pourtant commençaient à devenir plus instruits que ceux qui les avaient précédés, par conséquent ils se trouvaient davantage encore supérieurs aux épiciers. Ils tenaient donc à cœur de leur faire sentir cette distinction en toisant avec usure les distances qui les séparaient.

Toutefois aussi sentant très bien, dès ce moment, que la transformation va s'opérer dans l'art pharmaceutique, et que *apothicaires aujourd'hui* ils seront *pharmaciens demain*, ils ne se croient pas à leur place avec ces bourgeois moins instruits qu'ils ne le sont, bourgeois eux-mêmes, et aspirant à l'émancipation. Ils comprennent que le renouveau peut sortir de leur corporation. Mais aussi que de prudence ils doivent avoir ! s'ils se révoltent, ils tombent encore davantage sous une lourde férule. Ils savent bien aussi d'où leur viendrait le salut, mais ils n'osent s'adresser en sûreté à la Faculté de médecine à laquelle ils ne font aucun mal et qui est leur ennemie sans raison. Ils commençaient donc, dès cette époque, à prendre patience et étaient résolus à accepter dans leurs rangs quiconque serait décidé à lutter contre cette arche sainte et à entreprendre le siège de cette forteresse séculaire que nul engin n'avait osé encore attaquer.

Il leur faudra encore beaucoup de patience, ils ne se le dissimuleront point ; mais sacrifiant leur mécontentement vivace à une tactique dissimulée, ils enlèveront la place avec honneur et leurs successeurs s'y introduiront hautement et dignement.

Nous l'avons dit plusieurs fois et nous le répétons encore, ce sera avec peine, au prix de beaucoup d'ennuis et de luttes, que la palme de la victoire pourra être acquise par les apothicaires. La barrière qu'y opposa la Faculté d'un côté et la tournure routinière de l'enseignement de l'autre, constituaient pour l'avancement de la chose un vrai travail de Pénélope.

On a vu que jusqu'aux derniers jours de la fin du quinzième siècle, la Faculté de médecine ne sortait point de l'enseignement de la physique, et qu'elle exposait tout bonnement la médecine d'après les théories de Galien et d'Hippocrate. Il y eut une lacune qui eut pour longtemps une influence considérable sur la pharmacie elle-même dont les préparations subissaient le contre-coup. Les pierres précieuses étaient douées de vertus exceptionnelles en même temps que surnaturelles. C'est aussi le temps de l'astrologie médicale où nul n'aurait pris un médicament sans s'être assuré de la conjonction de l'astre ou de son inclinaison. C'était aussi l'époque des talismans, et au milieu du seizième siècle cette misère intellectuelle s'étendait fort loin. La superstition était souveraine. et il est surtout à remarquer que c'est aux époques des troubles politiques et du fanatisme religieux comme à la période que nous traitons, que toutes les intelligences sont poussées à des pratiques mystérieuses influant sur la médecine et les médicaments. D'après de Thou, ces idées étaient répandues partout, même dans l'armée.

Catherine de Médicis, qui gouverna la France sous quatre rois, était fort enthousiaste de ces pratiques, elle était couverte de philactères, de talismans cabalistiques préparés et composés de la main des médecins mêmes, lesquels rivalisaient avec les parfumeurs dont le travail incessant lui procurait les teintures, les cosmétiques, les pommades, les liniments, les savons, les pâtes, les poudres, les essences, les extraits, les vermillons, les blancs et les rouges, les opiats, les baumes, les myrrhes, les gommes et les résines, les nards, les pastilles, les mouches, les eaux, les huiles et les vinaigres.

Puisque les pierres précieuses déjà dès le quinzième siècle étaient considérées (et nous leur demandons pardon de les ravaler ainsi) comme drogues pharmaceutiques, et que par conséquent elles appartenaient au domaine de la pharmacie, nous croyons être sinon agréable, mais tout au moins utile à nos lecteurs en leur traitant succinctement un sujet dont les diverses questions qui s'y rapportent sont éparses çà et là et non coordonnées pour en faire un tout complet.

La période du seizième siècle que nous étudions, bien plus que le quinzième lui-même, prit en vogue cette matière médicale.

Si nous recherchons son origine, nous la constatons dans la nuit des temps.

Le premier auteur parmi tous les autres qui se soit occupé de cette question est le légendaire Orphée, médecin et poète. Dans son poème : *de Lapidibus,* il la traite longuement.

Cependant, si nous laissons de côté les élécubrations poétiques et que nous envisagions le côté pratique, nous voyons l'usage très ancien aussi de porter comme antidotes en se mettant à table des amulettes faits de *pierres précieuses* qui, croyait-on, avaient le pouvoir de neutraliser l'effet des poisons qu'une main criminelle aurait pu mélànger aux aliments. Ces circonstances nous démontrent facilement alors les conclusions qui purent en être tirées, et déjà au treizième siècle les pierres précieuses formaient la base d'une panacée servant à opérer le rajeunissement et à détruire la caducité. Partant de ce principe qu'éliminant tout poison dangereux, elles ne pouvaient que constituer pour le consommateur qu'une source de sécurité, on vit paraitre la conserve de *pierres précieuses proprement dite* (1). Il s'agissait alors de prendre matin et soir une petite dose de la médecine dont nous donnons ici-bas la for-

(1) Ayez avec quatre morceaux de chaux d'or, dissous suivant l'œuvre : *perles, saphirs*, *hyacinthe*, *émeraude*, *rubis, topaze, corail blanc* et *rouge*, *agate*, *cornaline*, *améthyste*, *jaspe* et *lépidote*, pulvérisez le tout ensemble infiniment, incorporez-le avec la conserve de citrons et le miel pour obtenir un condiment que l'on renfermera dans un pot de porcelaine.

mule, et l'on reconnaissait bientôt tout le prix de cette œuvre rare pour réparer la caducité la plus décrépite.

Nous ferons remarquer, toutefois, que cet art si merveilleux de rétablir la nature a été faussement attribué à Arnauld de Villeneuve. Quoiqu'on trouve cette formule ajoutée à ses œuvres in-folio, imprimées à Bâle au dix-huitième siècle, néanmoins on l'en considère comme l'instigateur.

Quoi qu'il en soit, si déjà bien plus haut dans l'histoire encore, les apothicaires des treizième, quatorzième et quinzième siècles avaient les collections de ces pierres précieuses considérées comme médicaments, avec le nouvel engouement qui reprit de plus belle sous les derniers Valois, beaucoup de ces pierres, jusque-là oubliées sans nul doute, sortirent des boîtes poudreuses et des bocaux crasseux dans lesquels elles étaient enfermées.

Nous avons entre les mains un livre très curieux qui nous donne très amplement les descriptions et les propriétés de ces pierres, écrit en latin, mais en latin avec abréviations ; il contient quelques phrases à propos de la pharmacie que nous voulons transcrire.

L'auteur de ce vénérable livre in-8°, qui ne chiffre pas moins de 835 pages, a pour titre : *Curiosus amuletorum scrutator*, laissant de côté les médicaments jusqu'à ce jour, c'est-à-dire jusqu'en l'année 1559, il leur donne l'infériorité sur les pierres précieuses en amulettes et définit ainsi la pharmacie : *Quid autem pharmacia nisi medicationes illicitæ medicis institutæ nihil æquivalet, etiam in republicâ medica amuleta. Amuleta tectamina, defensæcula.., salvantia ; et non sunt remedia incantatoria quæ gladiatores, et alii agitatores, alligarent, vel suspenderint ut vincerint. Preterea vocantur vera amuletta, quæ intus sanitatem insinuent, stabilitant eam vel præservant a malis... Post modum lapides preciosæ, feliciter.... sanant.....*

Ce latin facile à comprendre ne mérite point les honneurs de la traduction; ce serait à notre sens lui enlever toute sa signification originale. — Seulement, ces quelques pensées prises çà et là dans ce volume, démontrent combien l'absurde a de prise sur le cerveau humain. — Nous ne voulons pas tarder davantage (toujours dans le langage de l'*Alma mater*, l'université de l'époque), de transcrire ici, en abrégé (bien évidemment), le catalogue de ces médicaments bien plutôt considérés comme amulettes au temps de Catherine de Médicis qui les favorisait, et à laquelle comme flatterie délicate ses médecins les conseillaient. Du Louvre à l'hôtel du gentilhomme, de la gentilhommière à la boutique du commerçant, et de chez ce dernier jusqu'aux logis du peuple, la route fut ouverte, et les idées puériles et superstitieuses les assaillirent en procession (1).

Les publications, les dessins des amulettes firent alors fureur, et à la fin même du règne de Charles IX, des gentilshommes écrivaient sur les vertus très miraculeuses de ces pierres.

Nous avons dit plus haut que les médecins conseillaient l'usage de ces amulettes. On ne peut cependant pas non plus croire autrement, que c'était dans le but d'être agréable, quand on voit le fameux médecin de Catherine de Médicis, Fernel d'Amiens, lui en faire hommage lui-même. On sait,

(1) Ætites lapis, abortum procurat; Epilepsiam curat; Hemorrhagiam curat; Lac auget; Agathes hemorrhagiam curat; Amethystus excitat somnum; Bezoar lapis curat prestem et venena est item et contra arenæ morsus: Lapis caponis curat sitim; Lapis cerrunius fulmino avertit; Lapis corvi curat colicam; Draconitis lapis contra venena est; Lapis gagates contra hemicraniam, partum facilitat; Lapis Hyacinthus philtra solvet, et curat mulierum sterilitatem; Lapis achates curat febrem; Lapis egyptiana est contra abortum; Lapis alectorius est alexipharmacus: conciliat famem; Lapis lazzuli curat syncopem; Nephrecticus alvum laxat, curat cephalalgiam, respirationem difficilem; Curat humores œdematosos pedum; Lapis Piedra della Cabra, curat venena et serpentis morsus (sed in pulverem appositæ tantum); Lapis succini curat arthriten; *Arsenichon* contra asthma tussim; Lapis chelonites curat melancoliam: Lapis rubetæ est contra venena et quoque contra pestem: Lapis samaris fœtum retinet partum que conservat; Lapis serpentis est contra venenatus morsus: Smaragdus Lapis abortum coërcet, curat quoque cardalgiam, dyssenteriam: Quando appensus in epilepsia et quando frangitur, lethalis est sine minus curatum, est contra febres pestilentes, contra hemorrhoidum fluxum, et partum facilitat; Topazins lapis abortum arcet.

du reste, que Fernel, premier médecin et astrologue du roi Henri II, fut comblé d'honneurs. La reine lui attribuait d'avoir fait disparaître les empêchements qui s'opposaient à sa fécondité, faculté qu'il lui rendit par ses remèdes et le régime qu'il lui avait prescrits. Nous avons eu l'occasion d'entrer dans plus de détails à ce sujet, dans un travail qui a été publié il y a quelques années (1).

Or nous y avons fait remarquer que la découverte très extraordinaire d'amulettes semblables à ceux que possédait Catherine, prouve que leur usage était répandu partout. Ces observations, l'on peut s'en rendre compte, viennent une fois de plus faire constater la funeste impulsion qu'elles exercèrent sur la médecine et la pharmacie. La preuve en est incontestable, car les livres du temps, indiquent très clairement la composition de ces médicaments retirés de cette collection lapidaire.

Nous lisons dans un ouvrage de l'époque qu'une pierre précieuse (dont on ne dit pas le nom) fut offerte en 1550 à Henri II, et que cette pierre, aussi transparente que le cristal, ne perdait ni sa limpidité, ni son brillant, soit qu'elle fût enterrée, soit qu'elle fût soumise à une haute chaleur, soit qu'enfin elle fût comprimée et frottée dans les mains; cette pierre avait la propriété de hâter la guérison de presque toutes les maladies.

Toutefois des dissertations devaient nécessairement se produire, et les sentiments des auteurs se montrer au grand jour. Et on voit même dans un livre très curieux que nous avons pu consulter, et dont nous donnons ici le titre, et qui a pour auteur un apothicaire, nommé Potérius, que : les pierres précieuses auront encore une action plus efficace si elles sont combinées avec art, et il en recommande l'emploi par épithèmes spécialement composés avec elles (2).

(1) Essai historique sur les Talismans, depuis l'antiquité jusqu'à nos jours, in-8°, 100 pages. Savy, éditeur, boulevard St-Germain (Paris, 1882).

(2) Potérius, pharmacopée Spagyric, l. 2, cap. 24, page 149. - Observ. médic. 68, page 169, tractat. de febr. lib. 2, c. 23. — Ouvrages publiés à Francfort et Leipsick, aux seizième et dix-septième siècles.

Nous n'irons pas plus loin dans cet exposé touchant les pierres. Nous nous dispenserons même de servir au lecteur, en latin de ce temps, les opinions soutenues et motivées de Maître Potérius; mais nous devons cependant lui signaler brièvement l'existence d'une espèce de médecine, qui prit naissance en Italie, qui fut pratiquée quelque peu sous les Valois, nous voulons nommer la médecine basée sur la *signature extérieure des choses*. Son inventeur est Cardan, fanatique de l'astrologie et extravagant dans les sciences médicales; cette thérapeutique consistait tout bonnement en ce que les affections de certains organes étaient traitées par des substances révélant la forme du même organe soupçonné malade. Aussi il n'a pas honte de dire que par exemple les semences de grenades qui ont la forme des dents, en application sur elles, les préservent de l'odontalgie, et que la pulmonaire spongieuse comme le poumon lui-même, est très salutaire dans toutes les affections qu'il peut subir ou dont il peut être atteint.

Quoique pour un homme intelligent comme était l'auteur de la *Variété des choses* ces élucubrations ne soient pas pardonnables, elles furent encore amplifiées au seizième siècle. A cette pensée les amateurs du système de la *Signature extérieure des choses* usaient de n'importe quelle substance ayant de la ressemblance avec la forme de l'organe qu'ils traitaient et certaines parties des animaux leurs prêtaient leurs concours. C'est ainsi que les dents de chien, de crocodile, de lièvre, de rhinocéros, de serpent et de lion aidaient à la dentition des enfants et guérissaient les dents de l'homme et de la femme de toute carie et de toute rage. Les arracheurs de dents sont bien distancés même en plein dix-neuvième siècle par leurs émules du quinzième, qui au moins guérissaient sans douleurs; ils n'infligeaient point la torture de la clef ou du davier, et même sans élixir ils opéraient ces cures merveilleuses, presque avec le *similia similibus !*.....

Convenons avant de terminer la courte description d'un

tableau peu en l'honneur de ceux qui en étaient les admirateurs, qu'un bon édit entrepris contre les charlatans eût été bien profitable. La tromperie aurait pu s'arrêter un instant, mais le mensonge se vendit en poudre, en bouteilles ; là les secrets du rajeunissement et du prolongement de la vie, ici les philtres érotiques avec le moyen d'engendrer à tout âge.

Cependant, il faut croire que toutes ces panacées ridicules et tristes ne conjuraient point les misères qui sous le règne de Henri II se firent sentir d'une façon si terrible (1) ; la Cour n'était presque plus française, la manière de tout régenter, sans le concours de ceux dont on craignait le blâme, mit on peut le dire la mode italienne au premier rang ; peu échappèrent à la contagion, la superstition et son inepte cortège relevaient la tête.

IV

Toutefois cette superstition accréditée à des remèdes stupides, enchaînée elle-même à des panacées insensées, allait

(1) Les mendiants étaient si nombreux à Paris, les truands, les riffodés, les escarpes en si grand nombre qu'un édit de Henri II, rendu en 1547, classe les mendiants en trois catégories, les mendiants invalides sans aucune ressource et *sans feu ni lieu*, pour se retirer ; les pauvres malades et impuissants ayant des lieux de retraite, mais n'ayant aucun moyen de travailler ou *gagner leur vie*. Des travaux publics furent organisés pour les premiers qui sont tenus de s'y rendre ; les seconds sont *menés* et *distribués* dans les hôpitaux pour y être nourris, secourus et entretenus des revenus de ces établissements ; les autres enfin sont mis à la charge des habitants de chaque paroisse, qui, à cette fin, firent faire les *rooles* par les curés ou vicaires, ou marguilliers, pour leur distribuer l'aumône raisonnable.

Vains efforts, digues peu solides pour arrêter le mal, ces mesures, toutes bonnes en apparences, ne purent être appliquées, elles eurent pour effet d'établir une espèce de réquisition dans l'esprit des Malandrins qui affluèrent principalement à Paris, considérant comme un droit d'être secourus.

Cette considération nous explique pourquoi, sous les règnes des rois ses fils, Paris fut infesté de gens sans aveu, prêts à tout, sorciers, charlatans, voleurs, escarpes à l'occasion, qui sous Charles IX, y étaient comptés au nombre de trente mille.

cependant trouver un champion dans un homme jeune encore, qui montra déjà ses talents sous le précédent règne. Ce fut en Italie d'abord, au Pas-de-Suze, dans la campagne de 1536, faite par les troupes de François Ier, pour reprendre les principales places du Piémont que venaient d'évacuer les Turcs et qu'avaient occupées les soldats de Charles-Quint.

Il y avait suivi le comte de Montéjean, colonel-général, en qualité d'aide-chirurgien, n'étant encore que simple barbier, diplômé du collège de Saint-Côme, à l'âge de vingt ans. C'est là qu'il commença à étonner les médecins de l'armée en traitant les plaies faites par les arquebuses. Il avait lu dans Jean de Vigo, célèbre chirurgien génois de la fin du quinzième siècle, que les *plaies participent de venin*, fait par la poudre qui porte en elle ce poison. Toujours est-il que, ne faisant que répéter ce qui s'était dit avant lui, sans prendre la peine de vérifier cette assertion, il fallait d'abord, pour empêcher l'action de ce venin, supposé être renfermé dans la poudre, verser et bien faire pénétrer dans les blessures occasionnées par les arquebuses de l'huile de *sambuc*, huile, comme le nom l'indique, dans laquelle on faisait infuser ou bouillir de l'écorce de sureau (*sambucus*) et qui jouissait alors d'une très grande réputation comme remède souverain contre les brûlures. Que de douleurs subissaient les pauvres blessés auxquels on infligeait ce traitement ou plutôt ce supplice barbare !

Ambroise Paré, car c'est lui-même, on le reconnaît sans peine, s'y risqua comme les autres chirurgiens, à regret toutefois. Un jour l'huile manqua, et l'idée lui vint d'appliquer une pommade faite de *jaune d'œuf*, de *térébenthine* et d'*huile rosat*.

Le lendemain de ce nouveau pansement, tout inquiet des résultats problématiques encore qu'il allait obtenir, il se rend au camp où sont les blessés et, contre son espérance, il reconnaît que ceux de ses malades auxquels il avait appliqué le mélange froid, sentaient peu de douleurs, que leurs plaies étaient sans inflammation ni tumeur, que tous avaient bien dormi... Ceux qui avaient subi l'épreuve de l'huile au contraire, avaient une fièvre terrible, des bosses et aposthumes autour de la plaie, etc...

« C'est ainsi, dit-il, qu'il me fut subitement montré que la « poudre n'avait point de *poison*, et que je me fis un devoir de « ne plus brûler les blessés, qui auront le profit de moins « souffrir et de mieux se guérir. »

Mais que dirent les autres chirurgiens en présence de ce fait accompli ? innovation intelligente et surtout pleine d'humanité, faisant honneur à ce jeune homme qui ne semblait point en tirer de l'amour-propre ! Ils s'en moquèrent, ne cessèrent point pour la plupart d'infliger ce supplice aux pauvres patients sous l'intelligent prétexte : que *les anciens ayant agi de même, il ne faut rien changer !*

Au cours de cette longue campagne, il se dépensa de toutes ses forces, ne pouvant refuser à ses chers blessés des soins qu'ils ne voulaient recevoir que de lui-même. Le colonel-général de Montéjean, commandant l'armée d'occupation du Piémont, fut atteint d'un flux hépatique, et demanda un médecin italien pour le soigner. Ce médecin, dont l'histoire ne fait pas connaître le nom, mais qui était célèbre, dit-on, avait eu l'occasion de se rencontrer en consultation souvent avec les autres chirurgiens et où Paré lui-même se trouvait adjoint par son ministère. Frappé de l'intelligence que Ambroise montrait dans certains cas difficiles, et par une opération délicate où il mit une extrême habileté il dit au maréchal : « Vous avez là un chirurgien, bien jeune d'âge, monseigneur, mais vieux de savoir et d'expérience, qui vous fera honneur ! (1) »

Le diagnostic de ce médecin, si diagnostic est là, a été sûrement établi ; non seulement Ambroise Paré est le père de la chirurgie française, mais encore il fait honneur à notre

(1) Extrait de : *Ambroise Paré, père de la chirurgie.* Eugène Müller.

France, dont il est regardé à juste titre comme une des plus brillantes illustrations !

Mais malgré cela il lui sera difficile de combattre l'altière et inflexible barrière que lui opposeront fermement et même durement la Faculté et même le collège des chirurgiens de Saint-Cosme !

Comment un simple petit barbier qui, par humanité et par dévouement, ose, de son libre arbitre, suivre les armées du roi ; aimé de tous, recueillant la reconnaissance de ces pauvres blessés et comme leur bon ange, qui porte sur leurs souffrances un baume salutaire, aurait l'audace d'affronter avec calme le premier échelon qui le ferait parvenir sur les terres d'un domaine où il ne doit pas mettre le pied ? Non jamais !

Arrière donc, il n'est point digne d'y figurer, qu'il se soumette aux examens, il ne sait point le latin et la tradition est inflexible.

Si nous considérons toutefois dans leur essence les motifs d'examen, nous ne pouvons faire autrement d'y trouver toute justice. Mais le grotesque, c'est l'exigence de faire parler du mauvais latin quand le français est aussi apte que lui et quelquefois mieux encore à désigner les théories utiles à l'art de guérir, à les expliquer et à formuler les drogues nécessaires au traitement des malades. Quoiqu'on sache aussi que le latin dans les mots brave l'honnêteté, les dissertations doctorales, même de cette époque, et les noms des drogues de la matière médicale n'ont jamais été, à ce que nous sachions, assez malsonnantes pour emprunter en l'estropiant à la langue de Cicéron un voile toutefois complètement inutile. Molière a donc eu bien raison de lancer ses spirituels brocards contre une emphatique coutume, si chérie de nos solennels et toujours ennuyeux rhéteurs !

Il est facile de faire remarquer aussi, tout en corroborant notre dire, qu'il a bien fallu que les auteurs médecins latins soient soumis à la traduction française, ce qui n'a pourtant pas en aucune façon changé leurs idées, leurs vues, leurs théories et leur savoir !

Justice sera rendue plus tard à cet humble barbier-chirurgien bénévole ; et ce ne sera pas sans grande humiliation, non plus pour ceux qui, drapés dans leurs robes doctorales, iront quémander à ce praticien l'honneur de venir donner à leur corporation un lustre qu'ils n'étaient point habitués à voir briller chez elle.

Ambroise Paré quittait tour à tour son humble boutique de la place Saint-Michel pour courir aux armées, y porter sa charité, ses talents et son habileté. En 1543, M. de Rohan se fait accompagner par lui au camp devant Perpignan. En 1544, il assista au siège de Landrecies. En 1545, il opère, devant Boulogne, François de Lorraine, duc de Guise, d'un tronçon de lame enfoncé dans le visage. Il lui enleva le fer, sans rupture d'os ni des vaisseaux sanguins. Il rentre à Paris, et un des plus renommés des docteurs de la Faculté veut connaître le jeune praticien dont on vante le savoir. Ce docteur, se nommait Dubois, et suivant les usages du temps, latinisant son nom, se faisait appeler *Sylvius*. Il était doyen des professeurs et célèbre anatomiste. C'est lui à qui on attribue l'honneur d'avoir découvert l'injection des vaisseaux et d'avoir, par ses procédés ingénieux, procuré de grands progrès à l'anatomie expérimentale Le motif qui le fit se rapprocher davantage d'Ambroise Paré, c'est qu'il avait eu des discussions avec les plus grands dignitaires de la Faculté, qui ne voulaient point d'étrangers dans la corporation, mais il s'imposa à eux et malgré eux par l'étendue de son savoir.

La rencontre eut lieu, en effet, et après avoir questionné avec attention le jeune chirurgien-barbier, ce savant, comme on le voit, désintéressé et plus digne que tous ses confrères par son élévation d'esprit, conseilla à Ambroise Paré d'écrire un livre, ce qu'il fit en effet. Or ce ne fut pas sans une rage qu'ils purent à peine contenir que la Faculté de médecine et le collège de Saint-Cosme virent naître un ouvrage ainsi intitulé :

Méthode de traiter les plaies faites par les arquebuses et autres bâtons à feu, et de celles qui sont faites par les flèches, dards et semblables, composée par AMBROISE PARÉ, *de Laval, maître barbier-chirurgien à Paris.*

Et tout cela encore écrit en français, ce qui déchaîna maints orages. Mais ni les vents ni les tempêtes ne feront courir de dangers à l'esquif si bien dirigé par un aussi habile pilote. Il le conduira avec tant de précision qu'il abordera en plein Louvre, d'où il ne sortira que couvert d'honneurs, de confiance de la part des souverains qui l'y reçurent, mais conservant toujours cette simplicité honnête, due à sa vertu, qui était même au sein de ses prospérités et de sa grandeur la principale auréole qui entoura sa noble figure.

Le roi Henri II (sous le règne duquel nous nous retrouvons actuellement), successeur du roi François Ier son père, fut comme lui l'ennemi de Charles-Quint. Ligué avec les princes d'Allemagne, dont il voulait sauver l'indépendance, il pénétra en Lorraine et s'empara des trois évêchés, Metz, Toul et Verdun. A son retour, le roi assiégea Dauvilliers. C'était en 1552, date à jamais mémorable pour la chirurgie, par les découvertes qu'Ambroise Paré fut à même de faire.

Cette même année, son livre eut une seconde édition, et M. de Rohan, qui était parti avec le roi pour la guerre, le prit pour chirurgien de sa compagnie. Un coup de couleuvrine fit traverser par un boulet la tente de M. de Rohan, où se trouvait un de ses gentilshommes, lequel eut la jambe brisée. A cette époque, comme pour les blessures d'arquebuses, on traitait l'artère, pour empêcher les hémorrhagies, par l'huile bouillante ou les *fers ardents.* Qu'on juge de la torture et de la souffrance du patient soumis à un semblable supplice ! L'amputation de la jambe de ce gentilhomme fut faite par l'habile chirurgien sans avoir recours après à ce moyen barbare et il le renvoya chez lui selon son expression : *gaillard avec une jambe de bois.*

Envoyer ainsi chez lui quelqu'un muni d'une jambe de

bois et le voir partir *gaillardement* nous fait soupçonner de la part de Paré que le nouveau procédé employé avait bien réussi.

En effet il venait, d'après l'observation qu'il rapporte, d'accomplir une innovation des plus heureuses et des plus belles de la chirurgie : *la ligature de l'artère.*

« Appelé un jour, dit-il, à Paris, près d'un marchand de « la rue Saint-Denis qui, tombant sur la tête, s'était fait une « plaie près le muscle temporal et s'était, par le même coup, « ouvert l'artère, je trouvai chez lui trois chirurgiens-jurés « qui se demandaient comment arrêter le sang qui coulait en « telle abondance que les remèdes habituellement employés « ne pouvaient l'en empêcher. Avisant une aiguille enfilée, je « liai l'artère, l'homme ne saigna plus et fut guéri ! »

Cette observation avait été mûrie longuement dans son esprit, avant que de l'appliquer expérimentalement. Il avait reconnu que mieux valait lier les artères que de les brûler. Elles ne se refermaient que momentanément, par suite de contraction et la fièvre survenant avec énergie pouvait provoquer l'hémorrhagie avec plus de violence encore.

Cette barbare habitude, employée dans la chirurgie et que personne ne croyait pouvoir être remplacée par un autre procédé, avait donné beaucoup à réfléchir à Ambroise Paré.

Le supplice du feu après l'amputation lui paraissait horrible, et quand il s'y soumettait, au cas échéant, Dieu sait à quelle épreuve sa nature compatissante était soumise. On s'imagine alors l'horrible douleur de ces malheureux qui, venant de subir déjà les morsures cruelles de la scie et du couteau, dit M. Eugène Müller qui, dans un petit charmant volume de 190 pages, a résumé la belle vie d'Ambroise Paré, devaient encore endurer l'effroyable contact, qui seul était alors reconnu efficace pour enrayer l'hémorrhagie. Et, ajoute M. Müller : « le fameux anatomiste Falloppe faisait mieux : pour trancher primitivement les chairs, il se servait d'un couteau chauffé à blanc, ce qui ne l'empêchait pas ensuite d'appliquer le fer rouge sur les vaisseaux » (1).

« De ce jour, c'en est fait pour A. Paré de la vieille pratique qu'il relègue dans les cruels souvenirs de l'ancienne chirurgie, avec l'huile bouillante et l'empoisonnement par la poudre. Encore une fois, les routiniers crient à l'irrévérence et à l'abomination. Quelques-uns même accusent le méchant *frater*, homme sans jugement et expérience, allant à l'encontre de tous les anciens médecins, d'avoir imaginé une nouvelle cruauté sentant plus son bourreau que son chirurgien méthodique. »

Néanmoins, cette découverte, faite sans forfanterie, mais avec une rare sagacité, accomplie pour la première fois à Dauvillers, doit être considérée dans l'histoire des sciences comme une de ces époques à jamais mémorables où seul un homme de talent, charitable, instruit et désintéressé, peut seul en perpétuer le souvenir, en le traçant en lettres d'or sur le fronton de l'impérissable édifice qu'il lègue à la postérité !

Nous ne suivrons pas ce savant dans toutes les phases détaillées de sa noble et utile existence, son talent de plus en plus apprécié est hautement reconnu. En 1552, encore après la prise de Château-le-Comte, Henri II, ému de son dévouement, frappé de la science du jeune barbier, se le fait présenter par son premier médecin et le nomme l'un de ses chirurgiens ordinaires. Nous dirons seulement, qu'investi de la confiance du souverain, il continua, dans les guerres qui eurent lieu à cette époque, de se montrer, comme à Metz, à Hesdin, toujours à la hauteur des missions qui lui furent confiées; captivant toujours l'admiration et la reconnaissance de tous. Princes, généraux, soldats, dans la dure carrière des camps, semblaient aller au feu avec plus de confiance, sachant qu'au moment de la souffrance et des blessures gagnées pour l'honneur de la France, une main

(1) *Ambroise Paré, père de la chirurgie française*, par M. Eugène Müller. Hachette, Paris, 1880.

savante, habile et expérimentée se trouvait là pour adoucir les uns et calmer les autres.

En 1554, à son retour à Paris, il voit les principaux chirurgiens-docteurs de la corporation, venir à lui, non pas avec dédain, mais avec une certaine courtoisie et lui insinuer de prendre le titre de docteur. Lui, chirurgien de par le Roi, est sollicité de l'être, de par la Faculté. Savant anatomiste, chirurgien célèbre, il doit briller avant tout dans le solennel aréopage. Les doyens de Saint-Côme l'y décident, et la même année l'église des Mathurins, dans une grande solennité, lui vit soutenir après les examens de bachelier et de licencié, la thèse par laquelle il demandait le titre de docteur en chirurgie. Toute la *barberie* poussée par un légitime orgueil, et fière de son représentant, s'y porta en foule, et au nombre des examinateurs deux membres de la Faculté de médecine étaient présents; l'un était le fameux docteur Fernel, médecin de Catherine de Médicis. La munificence royale s'était chargée des frais, et ce fut au milieu d'une assemblée d'élite, car la cour s'y était fait représenter, qu'Ambroise Paré fut acclamé membre du collège de Saint-Côme. Le roi lui fit personnellement cadeau, comme don de joyeux avénement dans la corporation, d'une bourse de cent écus.

Le talent du nouveau docteur-chirurgien avait éclipsé le latin, si nécessaire à l'introduction dans la confrérie de Saint Côme. Toutefois la *forme*, entendons-nous bien, *fut sauvée !!* il lut quelques phrases latines, et on se dispensa de l'interroger.

Or voici pourtant comme quoi, sans latin ni sans grammaire, *horresco referens*, Ambroise Paré prit place au milieu de ces docteurs à longues robes, réduits à s'adjoindre celui qu'ils désespéraient d'égaler. La paix revenue dans le royaume, et après quelques missions qui lui furent confiées par le roi, qui l'envoyait soigner des amis, ou alliés qui lui étaient chers, il ne put pourtant, en 1559, sauver le souverain, blessé mortellement dans le tournoi par Montgommery.

François II, qui devait suivre dans la tombe à courte échéance, le roi Henri II son père, lui confirma les titres qu'il lui avait décernés, et Charles IX en fit non seulement son chirurgien mais l'admit au nombre de ses conseillers.

En nous arrêtant ici (car nous retrouverons le savant Paré avec son autorité et son expérience dans le chapitre que nous consacrerons à l'aperçu de la toxicologie à cette période), nous devons faire remarquer encore combien le parallèle établi entre Paracelse et Ambroise Paré peut être considéré comme frappant. Le premier révolutionne la *pharmacopée* de son temps, le second la *chirurgie* de son époque. Nous avons déjà eu l'occasion de le faire remarquer, la chirurgie aida plus aux découvertes précieuses que ne le fit la médecine. La médecine d'alors proprement dite, drapée elle même dans sa solennité, ne voulait accomplir aucune œuvre servile, qu'elle considérait domme l'apanage de la chirurgie.

Ressemblance frappante aussi qui se montre avec autant d'à-propos entre les partisans du système *galénique* et ceux du *système chimique.*

Les premiers compulsent, compilent, discutent, argumentent, piétinent sur place. Amateurs de vieilles formules, de vieilles paperasses et de vieux documents, ils les croient sacrés par la tradition, de laquelle ils ne veulent point se départir. Les seconds, au contraire, semblent saper le vieil édifice, reflétant les lumières déjà faibles d'un antique soleil qui ne tend qu'à s'éclipser. Pendant que les galénistes se livrent, dans les stalles des églises où ils se réunissent, à une combinaison inerte de toutes les herbes de la Saint-Jean ; les spagyristes au contraire, près de leurs fourneaux construits pour leurs opérations, se livrent à la fusion des métaux, à leur combinaison avec les acides, forment des bases, créent ensuite des sels qui contiennent le principe médicamenteux d'un succès plus certain dans diverses maladies des organes, que ne le sera jamais dans bien des cas la cuisine des substances galéniques.

Ils font œuvre *servile*, œuvre de leurs mains, qui n'auraient pas craint d'alimenter le feu de leurs fourneaux ou chauffent leurs cornues avec les mémoires, cahiers et volumes, qui ne sont propres selon eux qu'à un tel office.

Nous approchons du temps où nous verrons leurs efforts couronnés de succès. Patience et longueur de temps..., font souvent bien plus que colère et rage.

Voici donc pourquoi il y a ressemblance entre ces deux illustres novateurs : Paracelse et Ambroise Paré. L'un et l'autre pratiquèrent l'art de guérir, ils luttèrent dans le même but, et firent, au grand honneur de la science et au détriment de la routine, ces découvertes dont nous profitons tous aujourd'hui. Si Paracelse est muet quelquefois au sujet des opérations chirurgicales, c'est qu'il compte beaucoup sur l'intervention curative de la nature. L'emploi des onguents et des emplâtres lui a fait découvrir des systèmes doctrinaux dont on reconnait aujourd'hui la justesse. Ambroise Paré est donc, on peut le dire, le seul opérateur qui, éclairé du flambeau du génie, a pu suivre cette route.

La thérapeutique chirurgicale, le traitement des plaies dans un autre ordre d'idées, aussi la toxicologie, lui sont redevables d'importantes innovations, que ne renient point aujourd'hui les chirurgiens modernes. Si les rapports scientifiques qui existent d'une façon indéniable entre ces deux illustres personnalités sont remarquables et bien dignes de captiver l'attention de tous les amis de la science, la manière dont ils terminèrent l'un et l'autre leur carrière peut leur démontrer aussi le contraste patent qui y existe lui-même.

Telle est souvent, hélas ! la destinée des hommes de talent et de génie ! un lit d'hôpital reçoit leur dernier soupir ; comme aussi quelquefois (le cas est rare), l'opulence et la richesse entourent le savant agonisant.

Paracelse, dont on ne comprit pas partout le génie, dont la vue pleine de sagacité avait découvert les chemins non battus que devait parcourir la science, s'éteignit misérable dans un hôpital, au milieu des sarcasmes, des injures et, on a honte de le dire : au bruit des applaudissements de ses rivaux satisfaits !

Il ne lui a pas été donné de voir germer le grain qu'il avait confié aux champs du domaine de la science; mais peut-être lui a-t-il été donné comme satisfaction, avant de quitter cette terre, d'entrevoir, par la permission de l'auteur de toutes sciences, le sillon tracé, et rendant au centuple la semence qu'il y avait déposée. Paracelse à peine descendu dans la tombe, les innovations triomphèrent, la chimie médicale fut créée et ses détracteurs conspués !

Ambroise Paré, au contraire, termina son existence dans son logement de la rue Saint-André-des-Arts, à Paris, le 22 décembre 1590, à l'âge de soixante-treize ans, après être passé de l'aisance à la richesse. Sa vie bien remplie, par son abnégation ornée de la plus sublime charité, fut à la fin illustrée par tous les services rendus à la science et par la diffusion des belles découvertes dont il a doté la chirurgie. Elevé aux honneurs relativement jeune encore, commensal du roi Charles IX, jouissant des succès acquis, se souvenant de son humble origine, encourageant ses anciens confrères barbiers, et plus d'une fois encore en sortant de l'audience royale, portant dans l'humble boutique de l'obscur praticien l'influence de son crédit, il laissait chez ceux que visitait l'infortune les marques non équivoques de sa générosité. Il revit et augmenta dans les dernières années de sa vie ses ouvrages. Les publiant à ses frais, les enrichissant de gravures utiles à la démonstration et reproduisant en plus les observations encore depuis acquises. En un mot, à l'opposé de Paracelse, il fit la semence et récolta la moisson. Toutefois cependant, au milieu de ses triomphes, il eut un point de ressemblance saillant avec ce savant. L'orgueil, la jalousie et la haine le guettaient encore, et à l'apparition de son dernier livre : le *Traité des fièvres*, la foudre s'élança du sein de la Faculté de médecine sur le doyen du collège de Saint Côme.

L'altier et terrible aréopage ne put souffrir qu'un livre de ce genre osât se montrer en plein soleil sans son autorisation. Le parlement fut saisi de cette question..., ce livre comme circonstance aggravante était écrit en français ! Il n'était donc point à la hauteur de la science... horreur et abomination ! ! ! Et quelle réponse fit notre savant à cet argument, digne de figurer dans les annales de Joseph Prudhomme ?

« *Ce que j'ai fait, dit-il, est plutôt fait pour magnifier et ho-*
« *norer la science, ne voulant pas être de ces curieux qui veulent*
« *cabotiner les arts et les serrer sous les lois de quelque langue*
« *particulière.* »

Rien n'y fit pour ces entêtés et même le prévôt et les échevins de la ville de Paris réclamèrent l'auto-da-fé du livre incriminé, comme contraire à la morale publique.

Ces deux dénonciations semblèrent vouloir aboutir, le parlement rendit un arrêt conforme; mais par bonheur pour la science, le livre fut respecté, et ce dernier éclat de la haine se changea en un rayon lumineux, qui fit ressortir mieux encore et son illustration et sa célébrité ; l'auteur s'éteignit doucement, aimé et vénéré de tous. Si cette dernière flèche empoisonnée lancée par ses ignares et implacables ennemis eut un effet certain, ce fut celui de se retourner contre eux-mêmes.

Ainsi il arriva pour les deux savants que nous avons voulu mettre en parallèle.

Qui sait même aujourd'hui les noms, soit illustres, soit obscurs, qui vouèrent haine et mépris à Paracelse, et les noms de ceux qui, composant la Faculté de médecine, le parlement d'alors et les corps municipaux, voulurent essayer de maculer de leur venin malsain la gloire, le talent d'Ambroise Paré ?

Personne !

Mais qui au contraire, parmi les savants, les érudits, les médecins et les pharmaciens, ne prononce pas avec respect et enthousiasme les noms de ces deux savants qui révolutionnèrent les sciences de l'art de guérir, au profit de l'humanité toute entière?

Tout le monde !

V

Cette digression nouvelle accomplie dans le cours de ce long travail a pour objet d'abord, d'en rendre la lecture peut-être moins aride, et de faire savoir aussi la difficulté qui existe de ne pas toucher à l'histoire de la médecine quand on traite celle de la pharmacie. Toutefois, avant de revenir aux faits qui concernent l'histoire de la pharmacie proprement dite, nous voulons encore persuader à ceux qui nous feront l'honneur de lire cet ouvrage que la récrimination n'y entre pas en ligne de compte.

En historien fidèle, nous ne faisons ici que répéter ce qui a maintes fois été dit avant nous. Si nous mettons en première ligne quelquefois le ridicule, nous ne le couvrons d'aucune intention blessante. Et convaincu d'ailleurs que les gens d'esprit sauvent (en en riant surtout) la situation, nous nous estimons complétement débarrassé d'une accusation qu'il ne serait pas juste de nous attribuer, quand, au contraire, personne plus que nous ne sait rendre hommage au savoir consciencieux, uni au dévouement éprouvé, qui fait le plus grand honneur à la médecine actuelle.

En revenant au but de cet ouvrage, nous laissons sans le noter le court règne du jeune roi François II. Les trente ans de guerre civile dont la mort de son père Henri II fut le signal; la cour divisée par les factions ne prévoyait qu'une époque troublée dont se ressentirent les règnes de Charles IX et d'Henri III ses frères. Toutefois, comme nous l'avons dit à propos du règne de ces derniers Valois, la figure historique de Catherine de Médicis laisse à l'art médical et pharmaceutique un cachet tout particulier dont nous avons dit quelques mots.

Mais voici une période où néanmoins l'apothicaire se dépouille encore davantage de sa vieille enveloppe ; martyr des errements grotesques et burlesques, il faut constater que tous n'y prirent pas une part bien active, quelques esprits, n'osant blâmer, souffraient peut-être en silence. Nous touchons aussi à une époque où les médecins abandonnent le soin de certains médicaments aux pharmaciens. Seuls ceux-ci apprendront davantage encore. L'amour-propre en jeu les aidera beaucoup. Le mystérieux cèdera devant l'évidence. En un mot, une épuration complète se fera moralement et physiquement.

Un grand chemin a déjà été parcouru depuis les siècles précédents ; les pharmaciens appartenaient à ce corps d'élite qui faisait le commerce des épices à l'époque où le poivre et la cannelle étaient une précieuse rareté, et à cause des services qu'ils rendaient ils avaient rang après la corporation des drapiers. Divisés en quatre corps d'état : apothicaires, droguistes, confituriers, ciriers, tous obéissaient aux mêmes règlements, gouvernés par les mêmes maîtres ou gardes.

Ces derniers, au nombre de six, étaient choisis parmi les épiciers et parmi les apothicaires. Pour leurs fonctions dans leurs visites annuelles des boutiques, ils prirent le premier pas sur les gardes épiciers et vérifiaient seuls les poids et mesures, ayant le droit de conserver chez eux l'étalon ; c'est pourquoi jusqu'en l'année 1777 ils avaient pour armoiries : *Coupé d'azur et d'or, à la main d'argent sur l'azur tenant des balances d'or, et sur l'or deux nefs de gueule flottante aux bannières de France accompagnées de deux étoiles à cinq pointes de gueule, avec la devise : Lances et pondera servant.*

Il faut constater aussi que l'apothicaire, jusqu'au moment où nous sommes arrivés, c'est-à-dire sous le règne de Charles IX, n'avait pour arriver à acquérir une certaine instruction que le levier de ses propres forces.

Sous ce règne, où les mêmes idées cabalistiques, magiques et superstitieuses existaient encore, ce monarque faible était incapable de cicatriser les plaies de l'Etat et en même temps de protéger personne ; sa mère Catherine, astucieuse princesse, partageait son temps entre l'audition de ses conseillers en astrologie médicale et en sciences occultes et de ses hommes d'Etat en politique. Ne pouvant concilier tant de choses diverses et paraissant tenir la balance égale, elle songeait intérieurement à fomenter des divisions entre les partis et à se livrer à des vengeances secrètes dans lesquelles (si l'on en croit l'histoire) le Florentin René ne fut point l'instrument inactif. Plus d'une fois les habitants du quai Saint-Michel, où le roué personnage demeurait alors, entendaient dans les rues tortueuses, aux maisons à hauts pignons et aux auvents s'avançant sur la chaussée, le bruit occasionné dans la nuit par une escorte accompagnant à la lueur des torches une litière fermée qui y conduisait la reine.

Toutefois, on peut constater que sous Charles IX ce fut le succès du charlatanisme médical et pharmaceutique en plein vent. Les thériacleurs, les arracheurs de dents, les rebouteurs, les marchands de remèdes associés aux diseurs de bonne aventure et fixés soit près du Louvre ou de Saint-Germain-l'Auxerrois, faisaient une ardente concurrence à leurs collègues de la place de Grève. Les historiens s'accordent aussi à dire que le caractère des princes de cette famille s'associait avec un sans-façon qui leur était particulier aux mœurs plébéiennes. Qu'ils ne dédaignaient pas quelquefois aussi d'aller prendre place dans les logis des principaux médecins, négociants et apothicaires de Paris, et que l'accès du Louvre à certains jours leur était permis et que des audiences matinales leur étaient accordées. La nature toute particulière du jeune monarque s'intéressait (on est en droit d'y ajouter foi) aux nouvelles du jour, et on rapporte que, superstitieux et fataliste, il ne craignait point de s'associer à la connaissance de ces *arcanes* mystérieux qu'il semblait goûter avec plaisir. On a dit en plaisantant, on aime à le croire, qu'il avait à son service douze médecins, douze apothicaires, six dentistes, quelques rebouteurs et bon nombre de ces médicastres, ce qui pourrait donner à penser qu'il était atteint de toutes les maladies présentes, passées et futures.

De toutes ces conjectures néanmoins il résulte ceci : c'est que la physionomie générale de la médecine et de la pharmacie s'en ressentit et que, comme nous l'avons dit dans le cours de notre travail, le progrès en fut ralenti. Son chirurgien et conseiller Ambroise Paré lui-même ne put, dit-on, par l'influence qu'il avait sur le petit *Roi Charlot*, comme on le nommait alors, le dissuader des vaines croyances et des illusions ridicules qu'il se faisait sur l'art de guérir ni le lui faire entourer comme il l'aurait pu, d'une protection effective et efficace.

De là le cachet tout particulier qui déteignait à Paris dans les boutiques et dans le langage même de certains apothicaires. *L'italianisme* mis à la mode faisait de ceux qui étaient bien en cour des fabricants de dragées, des marchands de friandises et de conserves, le tout vanté avec l'insolente exubérance d'épithètes qui, gonflées de mots sonores, les rendent plus vides que jamais.

Quant aux médecins, toujours aussi par complaisance, ils se servaient de l'officine céleste, et tout en ayant la tête dans les étoiles, ils avaient fait entrer dans la composition des remèdes qu'ils ordonnaient : le *quantum volueris de Mars et de Jupiter et sufficientem quantitatem solis et lunæ.* Fluides impalpables il est vrai aussi bien qu'impondérables, renfermés dans ces boîtes nommées Talismans, mais qui en contenaient subrepticement les influences. Les pharmaciens d'alors, ou si on l'aime mieux les apothicaires, ne pouvaient donc guère prendre eux-mêmes la dose d'instruction dans un courant raisonnable et aidés simplement de leur propre initiative.

Charles IX mourut ; le duc d'Anjou, son frère, devenant Henri III, quitta le trône de Pologne qu'il avait occupé peu de temps. C'était en 1574. Il trouva la France déchirée par les factions, que même les plus sages lois du Chancelier Michel de l'Hospital n'avaient pu conjurer. Les sciences médicales et surtout pharmaceutiques ne retireront aucun profit de l'autorité royale; ce prince n'eut pas le goût porté de ce côté; la Faculté de Médecine seule continuait à régenter les apothicaires qui subissaient en silence le joug lourdement porté.

Corrompu et léger, ce monarque, mourant sans postérité, ne put à son tour lui-même satisfaire personne.

Son frère, le roi Charles IX, approuva cependant des édits du Parlement, rendus sur l'instigation de la Faculté de Médecine en 1564, édit qu'au même moment rendait le Parlement de Toulouse, au sujet de brûler et d'anéantir toutes les drogues altérées et de mauvaise qualité qui se trouveraient dans les officines, lors des visites des gardes apothicaires délégués pour cette mission; répétition lancinante et intermittente des édits de 1536 et de 1557. Sous le règne de Charles IX, en 1572, le siège de la communauté pharmaceutique fut transféré de la chapelle Notre-Dame à l'église Sainte-Opportune, et plus tard au Maître autel de Saint-Augustin.

En 1576, Henri III règnait; déjà sous le roi Charles IX, au milieu des troubles politiques et religieux qui agitaient alors la France, un homme instruit avait écrit pendant que l'anarchie talismanique et astrologique régnait en plein dans les idées médicales, deux traités importants, l'un sur la *thériaque* et l'autre sur le *mithridate*. De plus un traité *sur la peste*. Probablement très érudit, et jouissant d'un bagage scientifique important, il ne consacrait pas sa plume qu'à des mémoires pharmaceutiques ou médicaux.

Il écrivit une histoire de la *Reine Artémise*, et M. Grave, à qui nous empruntons ce détail, dit que le manuscrit existant à la bibliothèque nationale fait allusion aux vicissitudes de la reine Catherine de Médicis, et d'autres études, qu'il serait intéressant de consulter (1).

(1) Grave, loco citato.

Cet homme érudit se nommait Nicolas Houël, marchand apothicaire et épicier. Il demanda la permission d'établir un hôpital pour un certain nombre d'enfants « qui y seraient d'abord ainsi instruits dans la piété et dans les lettres et après en l'état d'apothicairerie pour y préparer, fournir et administrer toutes sortes de médicaments et remèdes convenables aux pauvres honteux de la ville et des faubourgs de Paris ».

Le 2 janvier 1578, Henri III lui accorda à cet effet une maison de la rue de Lourcine, léguée par *Gallien* (nom prédestiné), de Paris, chanoine de Saint-Omer où avait été établi trois cents ans auparavant le couvent des Cordeliers.

Ce couvent, dit l'ordonnance royale, au moment où le sieur Houël s'y installa, était *désert et abandonné par mauvaise conduite*; tout ruiné, les pauvres mal logés et le *service divin non dit et célébré* (1).

Fondé au faubourg Saint-Marcel, le jardin pour la culture des plantes médicinales aurait été fort utile si le droit de possession n'eût pas été si souvent contesté aux apothicaires.

Tantôt c'était l'autorité religieuse, tantôt le pouvoir laïque, enfin une partie de la corporation des épiciers elle-même, et par dessus tout l'Université qui, sous l'instigation de la Faculté de Médecine, venait opposer querelles, avertissements, procédure, récriminations et autres vilenies ; apanage de petits esprits en lutte contre une fondation aussi charitable que profitable. Dire qu'il a fallu presque un siècle pour que tous ces pouvoirs assistés les uns des autres et animés de sentiments de haine que rien ne justifie, soient disposés à laisser enfin le libre arbitre aux apothicaires parisiens, ne serait peut-être pas commettre une erreur. C'est ainsi que fut créée l'Ecole des apothicaires, rue de l'Arbalète (nom qui lui avait été conféré depuis). Cette école qui ne fit que progresser, a été l'embryon de l'Ecole de

(1) Ville de Paris.

Pharmacie d'aujourd'hui. Quoique installée depuis dans le palais que l'on connaît (1), son berceau était bien l'honorable édifice dans lequel une partie encore existante de la génération des pharmaciens actuels s'est succédé. Vieux souvenirs, qui pour presque tous ne manquent point de charmes, et que souvent, dans l'évocation du passé, on aime à se représenter. Qui ne se souvient de son jardin avec ses petits coins ydilliques ? ses ombrages d'un côté, et de l'autre le vaste spécimen de la botanique pharmaceutique et médicale, opposant la blancheur des étiquettes de porcelaine à la sombre verdure des feuilles, comme aussi aux couleurs vives des fleurs ? Le calme du quartier faisant illusion, on se croyait loin de Paris ! Puis, adossée à un mur, une pyramide tombale, portant les noms de plusieurs étudiants morts en juillet 1830 à la Révolution, rappelait que ceux qui soignaient leurs semblables savaient aussi à l'occasion se sacrifier à leur devoir ! La salle des collections ou plutôt riche musée pharmaceutique où, livres en main, bon nombre d'élèves considéraient très attentivement *in petto* les échantillons qu'il leur faudrait au jour solennel des examens, reconnaître sans hésitations, conservait une apparence sévère, ou du moins l'aspect d'une dignité de bon aloi. Le vestibule du premier étage qui y conduisait était orné de bustes sur leurs socles; c'était l'image des savants professeurs qui avaient illustré l'école par leur enseignement. Et enfin, près de la fenêtre donnant sur la cour, un vaste mortier de bronze admirablement sculpté, relique sans aucun doute des anciennes corporations, était là comme attestant la qualité et les aptitudes de nos aînés dans la carrière.

Les amphithéâtres ajoutés depuis que l'école allait en prenant de plus en plus d'importance, étaient bien aménagés, et l'un d'eux, le plus ancien, rappelait la fin tragique d'un préparateur, qui succomba les deux jambes brisées, en opé-

(1) La nouvelle Ecole de l'avenue de l'Observatoire.

rant la solidification de l'acide carbonique, par l'explosion de l'appareil Thilorier ; Osmin Hervy, tel est le nom de cet infortuné qui vient se joindre au martyrologe des victimes de la science, et que nous devons saluer avec respect.

Il ne nous faut point quitter le souvenir de notre vieille école, sans en donner un tout particulier à la solennelle et belle salle des actes ou des examens ! Sa cheminée monumentale, adossée au fond de la pièce et les superbes boiseries datant de l'année 1626, qui en faisaient le plus bel ornement. Ses murs aussi disparaissant sous les nombreux tableaux, portraits des gardes apothicaires, et aussi de ceux de nos Maîtres descendus depuis dans la tombe.

Enfin la disposition complète de la salle, avec ses sièges symétriquement disposés, sa longue table en fer-à-cheval à l'extrémité de laquelle, faisant face à la cheminée, on apercevait les jours d'examens, siègeant revêtus de leurs toges professorales, ces maîtres aux cheveux blancs pour la plupart, et dont la science était à la hauteur de la bienveillance et de l'urbanité ! Nous étions nous jeunes alors ; depuis cette époque bien des années se sont écoulées ! Aujourd'hui leurs successeurs actuels continuent hautement la tradition !

De cette bien vieille école sont sorties beaucoup d'illustrations. Dans cette antique salle des examens, beaucoup d'élèves pénétraient perplexes ; mais la plupart en sortaient satisfaits. Après y avoir conquis leur diplôme, et presque toujours aussi la certitude d'honorables et solides amitiés, ils en partaient pour entrer dans les difficultés de la vie ordinaire, vie de combats et d'abnégations pour le plus grand nombre ! Mais ils étaient convaincus que les exemples qu'ils avaient eus sous les yeux leur donnaient la preuve la plus certaine que si le travail procure de la considération, le respect dont une nation toute entière entoure les savants aussi bienveillants qu'érudits en est comme la juste conséquence.

CHAPITRE XII

ÉTUDE SUR LE COMMENCEMENT DE LA TOXICOLOGIE AU SEIZIÈME SIÈCLE

I

Nul ne l'ignore, l'avancement dans la connaissance des poisons est dû au perfectionnement de l'art pharmaceutique, en même temps qu'aux découvertes accomplies par la médecine et par la chirurgie. Déjà dans l'ancienne Rome, nous avons signalé la perfection à laquelle était parvenue la confection des substances toxiques, et la manière de savoir au cas échéant les administrer d'une façon criminelle. D'autre part, en citant l'empoisonnement prémédité par le roi de Navarre sur le roi Charles V de France, il est à remarquer que le complot ayant échoué, le ménestrel Woudreton fut arrêté, et que le poison saisi sur lui fut reconnu comme étant l'*arsenic*. Les chirurgiens et *apothicaires seuls* furent chargés de constater en leurs rapports, serment prêté, la nature du produit saisi sur le coupable. En s'instruisant par la lecture d'un document trop long cependant pour être transcrit ici, il est aisé de se convaincre combien ces experts (si cette qualification moderne peut leur être toutefois accordée), se rendaient un compte exact des effets toxiques de cette substance.

On sait que Pline, en parlant de l'arsenic, fait aussi de son côté ses réserves.

Ce corps, qui n'a bien été étudié que dans les temps modernes, était vulgairement nommé *sandaraque*, plus communément qu'*arsenichon*. On le rencontrait plus particulièrement à Mysie sur l'Hellespont, sous forme de morceaux compactes, lourds et écailleux. C'est là l'*orpiment* ou sulfure *jaune* d'arsenic. Il paraît étonnant néanmoins que les anciens médecins et naturalistes n'aient pas décrit avec plus de précision les effets toxiques de l'arsenic blanc ou *sublimé;*

Puisque Pline, que nous venons de citer plus haut (1), dit *que pour donner plus de propriété à l'orpiment, il faut le torréfier dans un vase de terre neuf, jusqu'à ce qu'il change de couleur*. Dioscoride lui-même affirme que, calcinée avec des charbons, la sandaraque change de couleur. En résumé, par le nom d'*arsenic*, les anciens entendaient tantôt le *sulfure* seul, tantot l'*arsenic blanc*.

Or, nos lointains et bien vieux confrères qui suivaient les idées alchimiques de l'époque, s'embrouillaient très facilement sur la manière de doser cette substance et de la préparer. Car pour peu que l'on s'adonne à l'étude de cette vieille chimie, on voit que les auteurs l'englobent sous des noms différents, tels que : *soufre-chaux*, mais il est probable que le mot *soufre* signifie un sulfure d'où on retirait facilement l'arsenic.

Toutefois, si les idées des anciens apothicaires et chirurgiens français sont peu claires au sujet de la préparation de ce violent toxique, il n'en semble pas de même pour la description des effets qu'il produit sur l'organisme en général. Chose très particulière, ils prétendent que la *thériaque*, administrée en cette occasion comme contre-poison, est complètement inerte, car ils conseillaient beaucoup de boissons stimulantes et copieuses.

Aux seizième et dix-septième siècles et même au commencement du dix-huitième, c'est-à-dire quatre siècles après eux, des praticiens plus exercés et plus instruits en vantaient encore les bienfaits. Enfin, quoique aux seizième et dix-septième siècles l'autopsie fût à même de révéler des faits plus positifs, les témoignages donnés par les chirurgiens et apothicaires dans l'affaire de Woudreton sont plus explicites et même encore bien plus certains que ne le sont ceux de bien des savants de ces deux époques ; quelques lignes suffisent pour nous donner une idée de l'art des poi-

(1) Pline, lib. XXXIV, chap. XVIII : *Torretur ut Validius prosit in nová testá, donec mutet colorem.*

sons au quatorzième siècle. Le progrès accompli dans cette branche trop souvent criminelle de l'art pharmaceutique trouve sa preuve dans la *magie naturelle* de l'alchimiste Giambattista Porta.

Nous avons déjà appris au lecteur que ce savant avait fondé une académie, que le pape Paul IV supprima, bien que son but avoué fût la recherche de secrets utiles à la médecine.

La *magie naturelle* n'est à proprement parler, malgré que puisse en arguer son auteur, qu'un véritable traité de *toxicologie*. Toutefois les métaux dangereux, leurs sels et leurs oxydes n'y ont pas la première place, elle appartient plutôt à des végétaux comme la *belladone*, la *jusquiame*, l'*opium* et le *papaver somniferum*; toutes substances utilisées dans des cas particuliers, et qui, par leur action pathologique, déterminaient des phénomènes, résultat de ces préparations merveilleuses, constituant la *magie naturelle*.

Le jeu pouvait en devenir dangereux, et son émule Cardan dans son livre *de Subtilitate* ne reste pas en arrière des maximes de Porta! Rendons-lui cependant justice: si personne n'a plus contribué que lui a répandre en Italie la connaissance des plantes vénéneuses, *l'aconit-tue-loup*, et d'autres analogues, il a formulé un grand nombre d'antidotes et examiné avec grande attention aussi ceux qui sont convenables dans leur emploi, lorsque ces poisons procurent des hallucinations bénignes ou mortelles.

En France, à cette même période, les parfumeurs italiens, venus à la suite des princesses à la cour, réputés très habiles à préparer toutes sortes de poudres et de cosmétiques, ne furent point les derniers à profiter de la faveur du palais et de la ville.

Tous n'étaient pas nés au-delà des monts. René le Florentin, par exemple, et Cosme Ruggieri, favoris de Catherine de Médicis, étaient venus d'Italie en France, et y avaient trouvé de nombreux adeptes peu connus, on peut l'admettre, mais qui devinrent légion à Paris, par la fortune qu'ils y faisaient, et par la haute considération dont les entourait le public. Au dire de l'Estoile, en 1572, sous Charles IX, grâce aux troubles du royaume, et à la main complaisante que leur prêtait l'autorité, le nombre des *sorciers* et autre *vermine* s'éleva à Paris seulement à *trente mille.*

L'autorité royale, se souvenant sans doute d'avoir lu dans l'histoire, le récit de l'attentat contre les jours du roi Charles V et ceux des princes de sa famille commis par le trouvère Woudreton, s'émut peut-être trop tard de l'influence que pouvaient exercer les criminels.

L'ordonnance de 1560 fut rendue contre cet ennemi invisible *le poison,* elle voulut que ceux qui se livraient à ces pratiques, fussent réputés *exécrables* ou *punis* de mort s'ils attentaient à la vie des princes et à la sûreté de l'état. Rien ne put encore cependant enrayer un penchant aussi funeste. Or le besoin de ces édits ne se fit sentir que par la frayeur envahissante qui avant tout menaçait le palais, d'où peut-être, hélas! était sorti le premier engouement pour cette partie trop funeste de la science. Malgré tout, le peuple vit clair, et attribua la mort de Charles IX à Ruggieri, et celle de Jeanne d'Albret à René le Florentin, parfumeur de Catherine de Médicis, son ennemie. Le cabinet de ce dernier, situé dans une maison près du pont Saint-Michel, et où la reine obtenait de lui des audiences nocturnes, avait un aspect, disent les chroniqueurs, complètement en rapport avec le sombre rôle que ceux-ci lui font jouer. Rien n'y était épargné pour augmenter le prestige, que lui, il Signor Renèo, voulait imposer à ses nombreux clients. Il ne se bornait point à vendre les parfums inoffensifs ou d'un arôme exquis, des poudres pour relever l'éclat du teint, ou lui donner plus de blancheur; mais la rumeur populaire attribuait de sinistres vertus à des compositions plus néfastes encore. Dans ce cabinet à murailles épaisses tapissées de cuir cordouan, à reflets mordorés, des armes étranges aux aciers moirés et bleuâtres, aux riches damasquinures, étaient accrochées à des cornes d'isard et d'élan, à des ardouilliers de cerf, à des boutoirs de sangliers. Au-dessus de ces panoplies s'étalaient sur des meubles incrustés d'étain des coffrets de bois de santal, de cèdre, d'ébène, des boîtes d'ivoire et de nacre, des aiguières, des buires de cristal, des amphores étrusques, des vases d'argile, des urnes de métal.

Plus loin, dans l'ombre d'une draperie tunisienne à rayons multicolores, brillaient d'un éclat irisé les cornues de verre à large panse, à col serpentin, les matras, les coupelles et les éprouvettes, outillage fragile et compliqué du chimiste. Dans une armoire entr'ouverte, on voyait les bocaux pleins de poudres, de racines, de graines, de flacons et les fioles renfermant essences, alcalis et mixtures, dont les mélanges soigneusement malaxés, réduits, distillés, composaient ces toxiques redoutables qui rendaient fou, tuaient lentement ou foudroyaient la victime sans laisser de traces. Un fourneau fait de briques encastrées dans une armature de fer occupait une niche profonde avec un grand soufflet de forgeron, une fontaine et un large bassin de cuivre. Mais ce n'était là encore que le laboratoire d'un savant suspect. Le rusé empoisonneur se révélait en plus comme sorcier par des objets plus horribles : des crânes moussus, des têtes de mort chargées de numéros et de dessins peints en rouge ; un squelette entier qui, assis sur une chaise à dosseret, se montrait du doigt dans un miroir, et semblait ricaner en contemplant sa propre image, grimaçante et immobile. Puis des oiseaux ayant l'apparence de la vie, un vautour, un ibis, des orfraies, des engoulevents aux yeux jaunes, etc.....

C'est là sur ce décor, si bien tracé de main de maître, et dont la description est due à un écrivain remarquable, dans un livre, vrai chef-d'œuvre, qui a pour titre *le Roi Charlot*, que l'auteur place le terrible Florentin (1).

Il faut avouer que pour les drames qui y prenaient dit-on naissance, jamais théâtre ne fut mieux approprié. Si la vé-

(1) Ch. Bucy, *le Roi Charlot*.

rité est que de ce laboratoire soit sortie, la poudre meurtrière qui fut si funeste à Jeanne d'Albret, un aspect moins sinistre ne saurait lui convenir. Laissons de côté la légende des gants empoisonnés qui, avec les données actuelles de la science, ne saurait ni ne pourrait être admise; il vaudrait mieux penser *que l'arsenic en poudre* mis dans les confitures d'Italie, mangées dans un banquet *ès maisons des plus factieux*, qui fit mourir cette reine, fut la préparation terrible sortie du laboratoire du perfide empoisonneur.

C'est bien l'*arsenic* qui, réduit en poudre impalpable, servait à rendre mortels les sucreries et les parfums, l'habileté de ceux qui travaillaient à ces terribles substances, était venue à un tel point de perfection que, dans beaucoup de cas, la mort pouvait être attribuée à une cause toute naturelle.

Ne nous étonnons donc plus alors que les grands médecins de cette époque, et à leur tête Ambroise Paré, se soient occupés de l'*arsenic* tout spécialement. Ces pilules, ces compositions, ces breuvages, ces parfums, avaient pour base ce violent poison.

C'est sous cette influence que la *Toxicologie* commença à poser sérieusement ses jalons, et à préparer des voies pour le temps à venir.

Ambroise Paré, que nous avons vu déjà à l'œuvre en Italie, avait pu se rendre compte de ce qui se passait au-delà des monts. Aussi tout un chapitre de son grand ouvrage sur les *Venins* est consacré à l'*arsenic* et à l'empoisonnement qu'il occasionne. Il en recherche avec soin des antidotes, et celui qu'il met à la tête de tous est la *thériaque* prise dans du vin de Malvoisie; prescrite par les médecins du quatorzième siècle, cette panacée reparaît comme on le voit au seizième. Toujours sous l'influence du serment d'Hippocrate, il ouvre son livre XXXI par une protestation solennelle : « Si j'écris sur les poisons, dit-il, c'est par le désir que j'ai « toujours eu et aurai toute ma vie, de servir Dieu et le pu- « blic avec protestation, devant Dieu, de ne vouloir ensei-

« gner à mal faire, comme aucuns malveillants me pour-« raient taxer; aussi je désirerais que les inventeurs de « poisons fussent avortés dans le ventre de leur mère ! Les « poisons ont été inventés par artifices et sublimations des « méchants, traîtres et parfumeurs, qu'on devrait chasser « du royaume de France ».

Tout en poursuivant l'étude des antidotes, et en plaçant toujours en première ligne les cordiaux et les toniques, mais en proscrivant la saignée, il nous fait connaître l'inanité d'un soi-disant contre-poison espagnol, qui n'est autre que le *Bézoar* inutilément vanté comme l'antidote de l'arsenic. Une circonstance cruelle, mais décisive, qu'il expose lui-même, en démontre la complète impuissance.

« Le Roy, dernièrement décédé, estant dans sa ville de « Clermont-Ferrand même, un seigneur lui apporta d'Es-« pagne une pierre de *Bézahar*, qu'il luy affirmait être « bonne contre tous venins, et l'estymait grandement. Or, « estant en la chambre du dit seigneur le Roy, il m'appela, « et me demanda s'il se pouvait trouver quelque certaine « et simple drogue qui fusse bonne contre tout venin, et « tout subit lui répons non, disant qu'il y avait plusieurs « sortes et manières de venins, dont les uns pouvaient « être prins par dedans, les autres par dehors. Je luy re-» monstre que les venins ne font leurs effets d'une même « sorte; et ne procèdent les dits effets d'une mesme cause, « car aucuns opèrent par l'excès de qualitez élémentaires « desquels sont composez. Autres opèrent par leur propre » qualité spécifique, occulte et secrette, non subject à au-« cune raison, et selon la diversité d'iceux fallait contra-« rier; comme s'ils étaient chauds, étaient guaris par « remèdes froids, et les froids par remèdes chauds, et ainsi « des autres qualitez. Le dit seigneur qui apporta la pierre « voulut, outre mes raisons, soustenir qu'elle était propre « contre tous venins. A donc il dit à le Roy qu'on avait « bien moyen d'en faire certaine expérience sur quelque « coquin qui aurait gaigné le pendre. Lors promptement

« envoya quérir M. de La Trousse, prévost de son hostel, « et lui demanda s'il avait quelqu'un qui eust mérité la « corde..... »

La réponse fut affirmative, un larron se trouvait condamné à la peine de mort. Voulant faire l'expérience de la pierre espagnole, on informa le coupable qu'il aurait la vie sauve s'il voulait se soumettre à avaler du poison, dont on lui donnerait l'antidote. Alors immédiatement après, un *apothicaire servant* lui donna le poison dans une potion, et de suite il *subit ladite pierre de Bézahar.*

« Ayant ces deux bonnes drogues dans l'estomac, conti« nue A. Paré, il se print à vomir et aller à la selle avec« ques grandes expreintes, disant qu'il avait le feu au « corps, demandant de l'eau à boire, ce qui ne luy fut refusé. « Un peu après estant adverty que il avait pris cette bonne « drogue, le seigneur de La Trousse me permit de l'aller « voir.... ce que il m'accorda, accompagné de trois archers. « Et trouay le pauvre dyable cheminant à quatre pattes « comme une beste, la langue hors de la bouche, désirant « toujours vomir avec grandes sueurs froides, et jettait le « sang par les oreiles, nez, bouche, et par les sièges. Je luy « feist boire environ demy sextier d'huile pensant luy aider « et sauver la vie...., etc. »

Mais sa mort eut lieut sept heures après, et Ambroise Paré fit l'autopsie de son cadavre, il trouva le fond de son *estomach noir, aride et sec,* comme si un cautère y eût passé. Ce qui lui donna *cognaissance* qu'il avait avalé du *sublimé.* Or, la pierre d'Espagne, comme le démontra l'expérience, n'eut aucune vertu, *à ceste cause le Roy commanda qu'on la jestat au feu, ce qui fut faict !*

C'est ainsi que l'expérience démontra l'inanité du contre-poison espagnol. Nous ne mentionnerons pas ici toute la revue des antidotes énumérés. Ambroise Paré donne un compte rendu détaillé de toutes ses expériences. Toutefois, pour l'arsenic, qui à cette époque était généralement employé pour les empoisonnements, les contre-poisons efficaces, selon lui, ne sont que les cordiaux, les vins généreux en abondance qui puissent permettre au malade de réagir contre les causes d'altération qu'il a subies et lui rendre ses forces ébranlées !

En Italie, les seigneurs se servaient, dans la crainte de se trouver exposés à manger des mets empoisonnés, de vases assez semblables pour la composition à notre *vermeil*, et pour la couleur à l'ambre jaune ; ces vases devaient se ternir au contact du poison. Cette méthode fut naturellement employée en France ; mais on employait cependant une autre substance, en voici la preuve dans le livre des *Venins* A. Paré s'occupe de la *licorne des perles et de l'or potable*, considérés à ce moment comme contre-poisons, il essaie de détruire le prestige que la superstition attribue à ces produits.

La *licorne* jouissait de la réputation d'avoir la propriété de détruire l'effet des poisons(1), la tradition voulait qu'il y en eût toujours un morceau dans la coupe où buvait le roi. Ambroise Paré considérait la vertu de la *licorne* comme complétement nulle et, en homme instruit et sensé, était étonné de voir de tels errements prendre grand crédit. Il résolut de faire abandonner une semblable pratique, au palais d'abord, et ensuite chez les particuliers qui dépensaient beaucoup pour cela ; il en conféra avec le premier médecin du roi et le pria de vouloir l'aider en ce sens. Ce médecin lui répondit : que pour lui la corne en question n'avait aucune vertu, mais que les princes *y croyaient tellement* qu'il ne pensait point pouvoir leur démontrer le contraire. Il prétendit ensuite que cette corne ne pouvait faire ni bien, ni mal, sinon qu'elle vidait vivement la bourse de ceux qui se la procuraient. Ambroise Paré voulut lui faire affirmer plus encore son opinion, en le lui faisant écrire, pour l'aider à organiser sa petite guerre contre la superstition ; il refusa, disant qu'il « s'en garderait bien, prétendant

(1) Un fragment de la corne de cet animal.

« que quiconque veut abolir une habitude et réfuter l'opinion « formée, ressemble aux oiseaux de la nuit; que il ne vou- « lait pas s'exposer aux flèches de l'envie, mais que lors- « qu'il serait mort, on trouverait ce qu'il ne voulait pas « mettre au jour de son vivant. »

Ce médecin mourut et ne laissa rien qui eût trait à cette circonstance. Ambroise Paré dit alors qu'il s'expose à être en butte et à accepter les coups que cet homme ne voulait pas recevoir. Il fait remarquer, en outre, qu'il ne serait jamais offensé d'apprendre ce que de plus doctes que lui pourraient lui enseigner. Ce qui confirme une fois de plus l'opinion émise dans le précédent chapitre, à savoir : que certains médecins, par flatterie et complaisance, ne craignaient point de s'associer auprès des princes à de semblables et ridicules pratiques. Telle n'était pas la conviction d'Ambroise Paré, avec les médecins de son temps, et en le traitant d'ennemi de la superstition, nous n'en avons pas, à ce qu'il nous semble, exagéré l'importance.

Le résumé succinct sur la toxicologie à cette époque ne nous permet pas de nous étendre longuement sur les travaux de ce savant médecin ; mais ce que nous en rapportons donne la note assez juste des progrès qu'il fit faire à cette science toute d'observation. Il accueillait toujours les préceptes utiles, et renversait par le raisonnement bien des échafaudages, vainement et peu solidement établis.

II

Pendant qu'incidemment Ambroise Paré s'occupait des poisons en France (car il était avant tout chirurgien), le médecin romain Césalpin faisait de son côté une protestation analogue à celle du médecin français. Il s'occupe tout spécialement des poisons métalliques alors connus, et qu'on pouvait mêler aux aliments, et du moyen de les reconnaître; mais ces théories ne correspondent point à celles dues à l'esprit pratique et judicieux de notre illustre compatriote. Moins juste que lui, la partialité le domine, et l'expose même souvent à se servir envers ses rivaux de termes, sinon injurieux, méprisants au point de les ravaler au rang des *empoisonneurs*, surtout s'ils s'occupaient de chimie. Ces médecins étaient aussi connus sous le nom des *rationnels*.

Cependant l'homme qui au seizième siècle fit faire le plus de progrès à la science toxicologique fut Jérôme Mercurialis de Forli. Maximilien II, guéri par lui d'une maladie grave, le créa comte palatin; mais fuyant, les honneurs, Mercurialis, après avoir professé quelque temps à Padoue, se retira dans sa ville natale, où il continua d'écrire ses importants ouvrages. Celui qu'il composa sur les poisons atteste à la fois son érudition et sa sagacité. Il l'a divisé en deux livres: Le premier traite de *généralités*, le second renferme la *description* de chaque poison en particulier. Il donne à ses poisons cette définition énergique: *Venena sunt medicamenta mortalia!* Après avoir rappelé qu'ils se distinguent des médicaments ordinaires en ce qu'ils agissent par des doses infinitésimales, il en recherche le principe actif. Quant à l'utilité des substances vénéneuses, Mercurialis la trouve ironiquement dans un passage de Pline: C'est dit l'auteur latin: « *Un moyen offert aux hommes perdus d'infamie de débarrasser la société de leurs personnes* ».

D'après leur action dynamique, Mercurialis établit deux catégories pour les poisons: les *chauds* et les *froids*. Les premiers, dit-il, tuent en augmentant le calorique et en enflammant l'organisme; les seconds en absorbant la chaleur naturelle: ce sont là les poisons froids. Dans cette circonstance il préconise comme moyen préservatif de mettre les empoisonnés dans le corps *d'un bœuf* ou *d'un cheval* récemment tué, opération qui avait pour résultat de pouvoir donner au malade la chaleur qu'il a perdue. L'auteur, pour son propre compte, adopte ce système, et dit: que ce fut le moyen qui sauva César Borgia du poison qu'il avait absorbé. Il n'admet point, comme Avicenne, que dans tous les cas les poisons agissent exclusivement sur le cœur, mais il est d'accord sur un autre point avec le savant arabe, et comme lui il croit que les substances toxiques pénètrent dans l'organisme par absorption ; les organes *vides* pompent pour ainsi dire le poison. Ne pourrait-on pas voir dans ce langage un peu obscur une sorte de définition de l'*endosmose*, dont M. Dutrochet a de nos jours si bien défini les lois ?

Mercurialis avait étudié l'action réciproque des poisons dans l'économie du corps humain ; il savait que la force des uns peut être détruite par celle des autres. Comme Ambroise Paré, il proscrit la saignée, sous prétexte que le vide qu'elle fait dans les vaisseaux favorise « l'absorption des « substances vénéneuses et en accélère les effets ».

S'il s'agit d'un poison pris par la bouche, il conseille ce double traitement : provoquer la prompte expulsion des substances toxiques par les vomissements, les urines, les sueurs, en neutraliser enfin l'action par l'emploi du lait. Comme il importe de faire sortir le poison par la voie qu'il a prise pour entrer dans le corps, Mercurialis recommande surtout les vomissements ; il les obtient par divers moyens mécaniques, mais il proscrit vivement l'emploi de l'*ellébore*. Le malade sera tenu éveillé tout le temps que dureront les symptômes d'intoxication. En effet, dit-il, le sommeil est trompeur, il est souvent le résultat de l'asthénie et produit une sorte d'asphyxie, ce qui paralyse l'action des médicaments, tandis que le venin se glisse plus facilement dans les veines à la faveur du repos que procure le sommeil.

Le deuxième livre de son ouvrage traite de chaque poison en particulier. Le chapitre IX est plus spécialement consacré à *l'acide arsénieux* dont il étudie avec sagacité les effets sur notre corps. Comme contre-poison, il indique : *le vin*, *le vin d'absinthe*, *le vin opiacé*, l'infusion de *cannelle dans le vin* et autres remèdes analogues.

— Ardouyn-de-Pise propose à peu près les mêmes procédés que Mercurialis dans la plupart des cas d'empoisonnement : faire évacuer le poison par des remèdes dynamiques en agissant *d'après les lois des contraires*. Il trouve au mot venin une étymologie spécieuse : il vient, dit-il, de *vena*, car c'est par les veines et les artères qu'il pénètre dans le corps : *vena*, en effet, d'où nous avons tiré *venelle*, signifie chemin dans la basse latinité.

Parmi les renseignements curieux qu'il fournit sur les poisons minéraux, nous remarquons le suivant, qui explique pourquoi de son temps les empoisonnements soit par les philtres ou tout autre véhicule étaient plutôt causés par l'*orpiment* que par les oxydes d'arsenic. C'est que l'*Orpiment* s'achetait à vil prix en Allemagne, et que l'arsenic *sublimé* (acide arsénieux) était vendu en Orient à un prix bien supérieur. Rapprochement à retenir entre les criminels de l'ancienne Rome qui puisaient en Germanie le *sulfure d'arsenic*. Il remarquait que l'administration de cette funeste drogue se faisait toujours soit au moyen de l'*eau ardente* ou alcool, soit dans l'*eau distillée*. N'oublions pas de citer au nombre des savants de ce temps qui traitèrent de l'empoisonnement par l'arsenic et qui signalèrent les antidotes : *Léonard Fioraventi*, de Bologne, l'inventeur *du baume*, qui tient aujourd'hui encore une place honorable dans nos pharmacies, et employé avec avantage par la médecine actuelle. Il assure avoir opéré des guérisons merveilleuses, en recommandant ce *baume*, auquel il donne différents noms, comme le contre-poison de l'arsenic : il prescrit d'envelopper le patient dans des draps largement arrosés avec cette préparation. Il existe des exemples que ce coup d'œil rapide sur la toxicologie au seizième siècle ne nous permet point de développer ici. Seulement cette observation vient démontrer encore que le contre-poison de l'arsenic employé par tous les savants illustres de ce temps, dont nous avons examiné brièvement les appréciations, étaient les cordiaux soit à l'intérieur, soit à l'extérieur, possédant la plus rapide et la plus sûre efficacité.

Tels sont en partie des faits consignés dans nos précédents travaux, où ils sont, du reste, plus longuement traités. Nous avons cru en ajouter des extraits à ceux qui, ayant pour objet l'étude actuelle, lui appartiennent de droit (1).

Nous pouvons donc, par ce simple aperçu, donner une idée des documents qui, à la fin du seizième siècle concoururent à influer sur la science des poisons au point de vue du raisonnement ; l'intoxication donna lieu à des observations pratiques et positives qui ne furent pas l'apanage des siècles précédents.

Plus encore, le dix-septième siècle par lui-même, en ses commencements toutefois, n'apporta guère de progrès à la *toxicologie.* La fin seulement de cette période donna naissance à des réformes sérieuses solidement établies.

Ce n'est qu'à partir de ce temps que les *poisons minéraux* seuls seront en vogue.

CHAPITRE XIII

DE LA FIN DU SEIZIÈME AU DIX-SEPTIÈME SIÈCLE INCLUSIVEMENT

La chimiatrie. — Thurnyssen et ses laboratoires. — Métallurgie. Michel Grabundter, médecin, essaie l'union des systèmes paracelsiques et galéniques. — Le professeur chimiste Gérard-Dorn. — La chimiatrie fait place à la chimie technique. — Bernard Palissy. — Le galénisme trouve d'ardents défenseurs dans la France et l'Italie. — Résistance de la Faculté de médecine de Paris contre le système spagyrique. — Etat de la pharmacie au commencement du règne de Henri IV. — Les Universités. — Leur influence. — Visites des boutiques. — Garanties qui semblent surgir. — Apothicaires spécialement chargés

(1) *Essais historiques sur les Poisons* (Evénements et accidents qu'ils ont produits), grand in-8°, 150 pages, par E. Gilbert (1867), et *Coup d'œil sur les Poisons et les Sciences occultes depuis l'Antiquité jusqu'au dix-septième siècle*, in-8°, 60 pages, couronnés par les Sociétés de Pharmacie de France. (Concours du congrès de Clermont-Ferrand. Août 1876). — *Philtres ; charmes*, poisons. Antiquité et Temps modernes, grand in-8° de 100 pages, couronné par l'Institut. (Académie des sciences 1882).

du service charitable pendant les épidémies. — Vérification des drogues contenues dans les coffrets que les chirurgiens emportaient sur mer pour les expéditions lointaines, par les doyens apothicaires. — Le secret professionnel. — Sa divulgation punie par les répressions. — Défense aux apothicaires de par la Faculté de délivrer des médicaments sans prescriptions médicales. — Inanité de ces défenses. — Diatribes et injures contre les apothicaires. — Tant valent les hommes, tant valent les choses. — Les apothicaires à la fin du seizième et au commencement du dix-septième siècle concourent au perfectionnement de l'art. — En 1607, la dénomination de *pharmacien* succède à celle d'apothicaire. — Eclectisme dans les auteurs des Pharmacopées. — Les ouvrages de Sylvius (Dubois), de Joubert, de Danot, de Wecker, stimulent l'action. — Pour la première fois les mots : *Pharmacie chimique* osent affronter le titre d'un ouvrage. — La poésie célèbre le galénisme et chante aussi le paracelsisme. — Nouvelle crise de la Faculté contre les chimistes. — Expulsion de son sein du médecin de Henri IV. Opinion de Jean de Renou sur les chimistes. — Les boutiques ou officines de l'époque. — Leur plan, leur contenu. — Etalages. — Mobilier. — Vases et instruments pharmaceutiques. — Disposition de la maison du pharmacien. — Son orientation. — Embellissements des officines de l'Europe. — L'Italie. — La Russie. — La pharmacie des Feuillants. — La pharmacie Geoffroy, rue de Bourthibourg, à Paris. — Luxe d'autrefois, luxe d'aujourd'hui. — Réflexions de M. Grave à ce sujet. — Fin du règne d'Henri IV. — Règne de Louis XIII. — Humiliations et vexations subies par les apothicaires. — Tribulations. — Les hommes et le métier. — Réflexions et considérations. — Visite des pharmacies. — Arrêts nouveaux (1622). — Les gardes apothicaires et les docteurs professeurs de pharmacie. — Nomenclature des préparations médicales devant être exécutées sous les yeux des médecins. — Médicaments chimiques des officines.

La période dans laquelle nous introduisons le lecteur est celle où le dogmatisme spéculatif, concernant les sciences en général, allait disparaître. L'observation va dominer la chimie, la médecine et la pharmacie.

Un savant, François Bacon, ne suivit d'ailleurs à cette époque que l'impulsion donnée bien longtemps avant lui. Déjà, au moyen-âge, Albert-le-Grand, parmi toutes les illustrations de son époque, entouré lui-même de leur glorieuse compagnie, avait reconnu la nécessité d'interroger l'expérience à l'aide de la raison. La méthode expérimentale commença dès lors à produire de salutaires effets, les discussions transformaient les théories, battaient en brèche les pratiques anciennes; et la science commença lentement, il est vrai encore, mais avec plus d'autorité, à ensemencer de nouveaux domaines qui étaient appelés à devenir féconds, sous l'habile direction des travailleurs et génies hardis qui les exploitèrent. C'est aussi dans cette période que les travaux de Paracelse sur les médicaments chimiques vont prendre leur place dans la pharmacopée. Avant que ce nom célèbre eût fait éclater sa renommée en France, un savant badois, Thurnyssen, avait établi dans les voyages auxquels il se livrait de vastes laboratoires dans les villes où il s'arrêtait. Il exploita les mines et donna l'essor à *la métallurgie* et à *la chimiatrie.* Une autre personnalité non moins attachée aux idées de Paracelse, Michel de Grabundten, médecin et poète (ressemblance avec Orphée), s'attachait à mettre netteté et précision dans les travaux et pensées de son maître, et voulut cimenter l'union du système paracelsique et du système galénique. A Francfort, Gérard-Dorn, professeur, chimiste et médecin, et Hoffman, de concert avec lui, réunissaient autour de leur chaire une affluence considérable d'élèves, d'auditeurs et aussi d'enthousiastes admirateurs.

L'Angleterre admirait son professeur Michel d'Anvers. Le Danemarck était fanatisé par Pierre Séverin. Bref, l'Ecosse, la Belgique, l'Italie donnèrent aux travaux purement chimiques des représentants les plus autorisés. Mais par excès d'enthousiasme (ce qui arrive presque toujours malheureusement) les disciples, voulant se lancer en dehors des bornes raisonnables, facilitèrent l'apparition d'idées embarrassées et confuses qui étouffèrent les véritables et justes conceptions.

Toutefois, ce ne fut qu'en Allemagne, à la fin du seizième et au commencement du dix-septième siècles, que la cause des paracelsistes militants et des galénistes récalcitrants fut réduite à de justes et respectives prétentions.

La *chimiatrie* fit place à une science plus explicite encore, la *chimie technique.*

La France, sous la période agitée des Valois, mit en relief dans l'humble potier de Catherine de Médecis qui lui avait conféré le brevet d'« *inventeur de rustiques figulines de Sa Majesté* » un homme aussi dévoué à la *chimie technique*, que Paracelse et Agricola le furent eux-mêmes dans les opérations auxquelles ils se livraient. Bernard Palissy la professa avec éclat à Paris. De ses leçons jaillirent des lumières qui devaient éclairer la route que les savants de nos jours ont suivie sans s'y trouver étrangers. Les teintures, l'usage des sels chimiques en agriculture, la théorie des sels végétatifs (sels ammoniacaux), et tant d'autres importantes investigations paraissent encore jeunes aujourd'hui malgré leur âge de trois siècles et plus. Contraste tout particulier ! pendant que cet esprit extraordinaire ne demandait ni la renommée, ni l'éclat, pendant qu'il se croyait garanti par l'obscurité de son nom des ennuis de la célébrité et de la gloire, une autre personnalité portant elle-même un grand et noble titre, le chancelier Bacon, le créateur de la physique expérimentale, s'occupait lui-même de chimie, ne craignant point de se laisser aller à des rêveries indignes de cadrer avec son caractère. Le simple potier sans noblesse attacha à son nom une renommée qu'on ne peut qualifier d'aussi grande que celle dont le savant chancelier entoura le sien ; mais convenons, pour faire honneur à toute une époque, que la modestie de Palissy est pour lui un titre aussi honorable qu'il est rare !

Cependant en France et en Italie, où le galénisme avait été si puissant, les nouvelles idées s'implantèrent bien lentement. La vieille alchimie, terrassée avec peine par les idées psychologiques des nouveaux chimistes ou *chimiatres*, ne laissera pas le champ libre sans engager une lutte terrible ; elle ne le cèdera aux expérimentateurs qu'après de violents combats. Toutefois, Lyon fut la ville de France qui se montra d'abord la plus désireuse de connaître cette science. Paris et Bruxelles semblaient indifférents à ces surprenantes innovations.

La résistance opiniâtre de la Faculté de médecine de Paris, et de la plupart des médecins du royaume, les idées des chimistes techniques contrariées par celles des paracelsistes, furent cause que la vraie pharmacopée chimique ne put se montrer librement que dans le milieu du dix-septième siècle.

La pharmacie française fut encore entravée dans son avancement par les événements politiques du commencement du règne d'Henri IV. Toutefois, la pacification établie lui permettra de lui procurer un repos relatif et de la mettre à même de choisir avec sang-froid les routes qui la mèneront à une lente mais pourtant progressive transformation.

Les Universités, leur action sinon protectrice ou du moins paraissant l'être, les magistrats, les municipalités, amenèrent insensiblement dès cette époque une amélioration dans l'état de la pharmacie. Les visites des boutiques se firent plus régulièrement, et avec certaines modifications dans le personnel des visiteurs.

En 1597, le Parlement rendait un arrêt, qui prescrivait que les visites chez les apothicaires-épiciers et apothicaires devraient être faites par les médecins de la Faculté, en compagnie des apothicaires.

L'ordonnance, rendue sous Henri III, en 1579, avait réglé l'exercice de la médecine, de la chirurgie et de l'apothicairerie, assujettissant cette dernière à un contrôle plus sévère de la part des médecins.

Enfin, quoi qu'on puisse en penser, l'importance de la pharmacie n'échappait point même aux pouvoirs des périodes que nous venons de signaler. Les rois et princes des différentes nations, malgré bien des entraves, favorisèrent cependant un art dont les services attendus n'étaient point à dédaigner.

Déjà aussi en Allemagne, à l'exemple de la France, les garanties générales tant pour les apothicaires que pour leur art, commencèrent à surgir; des apothicaires chargés principalement des épidémies restaient enfermés avec les malades, et dans les ports de mer, le doyen des maîtres chirurgiens et le doyen des maîtres apothicaires étaient chargés de vérifier la qualité et la nature des médicaments que contenaient les coffres que les chirurgiens emportaient pour les expéditions lointaines. On s'inquiétait aussi des tromperies et des indiscrétions des apothicaires, et en 1599, sous Henri IV, dans le règne duquel nous nous trouvons, un arrêt du 9 juillet condamna un apothicaire coupable de n'avoir pas tenu le secret sur la nature d'un remède vendu à un malade pour une affection honteuse. Le secret professionnel était donc ainsi sauvegardé. Cependant l'aiguillon de la Faculté de médecine de près ou de loin tourmentait toujours les apothicaires. Les Parlements, sur la simple dénonciation de médecins, même en province, instrumentaient contre l'apothicaire convaincu de délivrer des médicaments sans être ordonnés par une prescription. C'est ainsi, qu'en 1595, une défense expresse fut faite à tous les apothicaires de Paris et dans quelques principales villes de France, de n'avoir à délivrer en aucun cas des remèdes sans qu'au préalable ils ne fussent prescrits par les médecins.

Dans tous les temps et dans tous les siècles, les hommes ont été les mêmes. Peut-on croire que dans ces lointaines époques, malgré le costume ou les habitudes d'alors, le caractère des médecins, des apothicaires et des clients fût sensiblement différent de ceux de nos temps modernes et plus nouveaux encore?

Il est permis d'en douter, et ces mesures qui peuvent être qualifiées sûrement de *coups d'épée* dans l'eau, ne tranchaient pas plus les difficultés de cette époque qu'un vigoureux coup de cette arme ne trancherait aujourd'hui le cours de l'Allier pour l'empêcher de se jeter dans la Loire.

On avait même menacé l'apothicaire coupable d'un larcin, de l'amputation d'une oreille, supplice le plus capable, selon nous, de le rendre plus sourd que jamais aux rodomontades de l'autorité. Le plus sage est de laisser les invectives à ceux qui, à cette époque, les lançaient sur les pauvres enfants de Galien, « *réputés ennemis de Dieu et véritables homi-* « *cides, ne se conformant point aux prescriptions des médecins* « *et rendant les cimetières bossus avant leur terme* ».

Convenons cependant que les auteurs de ces injures contre les apothicaires en général auraient pu, s'ils avaient voulu, scruter leur conscience, y trouver dans quelques-uns de ses replis non encore explorés peut-être, l'existence de certains défauts personnels susceptibles de leur recommander la justice et l'indulgence ! Tant valent les hommes, tant valent les choses ! !

II

Il faut constater qu'à la fin du seizième siècle et au commencement du dix-septième plusieurs apothicaires, non seulement en France à Paris et dans les principales villes du royaume, semblent vouloir arriver au perfectionnement de l'art. Toutefois, l'épuration du fatras galénique, épuration si nécessaire, n'aura vraisemblablement lieu qu'au dix-huitième sous l'influence du célèbre pharmacien Lémery, qui combattra sérieusement cette monstrueuse pharmacopée.

Comment donc feront ces intelligents champions, pour amener leur art à la perfection qu'ils désirent vivement lui attribuer ? Ils se serviront des livres, en composeront aussi eux-mêmes ; en un mot, ils feront de l'éclectisme dans les auteurs anciens et dans leurs travaux.

Déjà en 1577, la Faculté avait présenté aux Etats de Blois, des cahiers dans lesquels elle prenait l'engagement de publier une pharmacopée nouvelle, l'ancienne n'étant plus à la hauteur des connaissances du temps. Mais les évènements politiques de l'époque, la Ligue, le Siège de Paris ensuite, et toutes les péripéties malheureuses qu'Henri IV eut à traverser, retardèrent une publication qui ne put paraître en pleine lumière que vingt-sept ans après la mort de ce monarque.

Voilà la raison qui fit que les pharmaciens manquèrent de règles ; mais ce fut sur leur propre initiative que plusieurs publications parurent en rivalité de la seule qui existait alors : L'*Antidotaire* de Nicolas.

Ajoutons cependant que les livres qui existaient en même temps que l'*Antidotaire* n'étaient qu'un assemblage réuni, pour l'ordinaire confus, ou si on aime mieux, un catalogue de remèdes généraux placés dans l'ordre alphabétique. — Quant au *dispensaire de Nicolas*, on pouvait sans nul doute l'utiliser dans les recherches, mais une vraie méthode y fait complètement défaut. — C'est alors que l'on vit un regain de faveur s'épanouir à l'égard des formulaires et des dispensaires des différents auteurs les plus autorisés, en même temps que les plus modernes (1) ; Sylvius Dubois est

(1) Nous croyons bien faire en plaçant ici un extrait de l'intéressant travail : « *Introduction historique et bibliographique à la matière médicale* », par M. L. Braemer, leçon d'ouverture de matière médicale à l'Ecole de Toulouse (1). Nous ne l'empruntons qu'à l'époque de la *renaissance*, car pour l'*antiquité* et le moyen âge nous avons déjà signalé les auteurs les plus estimés et consultés dans le cours de cette période. Le mouvement de la renaissance est le plus intéressant, en ce sens que, suivant M. Braemer, il est remarquable par deux courants en apparence opposés et contradictoires, en réalité corollaires l'un de l'autre.

« Les œuvres des savants grecs sont traduites en latin et chargées « de commentaires. Les discussions violentes, mais oiseuses, des com« mentateurs pouvaient faire croire à une résurrection des disputes « scolastiques. Mais bientôt quelques esprits vigoureux ne se bornent « pas à éditer, traduire ou commenter les anciens, ils veulent contrô« ler leurs assertions. La science moderne est née, d'où les œuvres « originales. Au seizième siècle, dès ses commencements surtout, les « auteurs s'étaient efforcés de rapporter les plantes indigènes à celles « décrites par Dioscoride. Les essais qu'ils tentèrent en ce sens leur « firent connaître les plantes de leur pays, qu'ils décrivirent et figurè« rent. La lumière jetée ainsi sur les choses de la nature rayonna sur« tout de trois foyers : les bords du Rhin (Strasbourg, Bâle et Zurich), « Montpellier et l'Italie, principalement Padoue. Parmi les Rhénans « citons : Otto Brunfels, auteur de l'*Herbarum vivæ eicones*. Valerius « Codrus, *Dispensatorium pharmapocolarum*, etc. G. Rondelet, cé-

(1) *Bulletin de la Société de pharmacie du Sud-Ouest*, n° 8, avril 1888.

l'auteur d'une pharmacopée qui indique la manière *de bien choisir* et de *préparer les simples.*

La Pharmacopée de Joubert, très complète pour le temps, avec des annotations mises en marge, traduite en français, parut en 1588. Citons encore l'ouvrage de Valérius Codrus, *le guidon des apothicaires*, c'est-à-dire la manière de composer les médicaments, écrit en latin d'abord, puis traduit en français en 1552. Mais en l'année 1589, lors de l'avènement d'Henri IV, signalons un ouvrage qui eut un grand et célèbre retentissement : *Le premier discours sur la préparation des médicaments*, contenant les raisons *pourquoi* et *comment* ils devaient être, par Claude Dannot ; cet ouvrage fut pour la première fois imprimé à Lyon. Une autre publication, sortie de l'imprimerie Estienne Grammont en 1576, et intitulée : *Antidotarium generale, nunc primum laboriose congestum, methodice digestum*, fut traduit en français sous Henri IV, par un pharmacien français, Jehan, du Val d'Issoudun... L'auteur se nommait Jean-Jacques Wecker, docteur-médecin à Bâle. Jehan du Val l'enrichit d'annotations multiples et de compositions qui y avaient été omises, et d'une infinité d'autres secrets tous tirés des plus excellents

« lébré par Rabelais, sous le nom de *Rondibilis*, enseignait l'histoire « médicale à Montpellier. Il forma un grand nombre d'élèves et la plu- « part des médecins naturalistes français, flamands et suisses de la fin « du seizième siècle furent ses disciples. On y trouve Daleschamp, « *Historia generalis plantarum*, les deux Bauhin, Jean, l'aîné, mou- « rut avant d'avoir publié sa grande histoire universelle des plantes, « qui fut éditée en (1652) par deux de ses amis. A Gaspard Bauhin, on « doit surtout le *Pinax Theatri Botanici* (1623). En Italie, l'Univer- « sité de Padoue inaugure l'enseignement proprement dit de la matière « médicale par son « *Lectura simplicium* ». Fr. Buonafelde, qui en « fut le premier chargé, fonda un jardin botanique médical (1545) et y « annexa un droguier *Spezicra*. Fallope Anguillara « Degli simplicii « (1565) ». Alpinus, qui avait visité l'Orient (De plantis Egypti (1592), « de *Plantis exoticis*, furent les successeurs. L'impulsion se propagea « sur le reste de l'Italie. Musa Brassavola publie son *Examen médi- « camentorum semplicium*, et Barth-Maranta son *Methodus cognos- « cendi simplicia*. Césalpin fonde la taxinomie végétale ».

Tels sont les documents qui concernent les principaux ouvrages usités à cette période et qui en complètent le bilan progressif.

auteurs de la médecine et de la *pharmacie chimique*. Remarquons que ce n'est qu'en 1607, trois ans avant le trépas d'Henri IV, que les mots *pharmacie chimique* osèrent se montrer en plein jour en France, mis en évidence sur le titre d'un volume. Ce fut grâce aux presses de Bâle, de Genève, de Strasbourg et de Francfort-sur-le-Mein que l'élan fut donné. C'est que dans ces villes outre la pharmacie galénique, la chimiatrie remplaça la vieille alchimie spéculative, et que la future invasion de la pharmacie chimique commençait à supputer l'étendue des limites et du domaine qu'elle devait conquérir. Toutefois, de rares praticiens ne craignaient point de leur accorder leurs sympathies au nez et à la barbe de la Faculté de médecine si récalcitrante à la nouvelle méthode. Nous en trouvons la preuve dès l'année 1607, où *horribile dictu*, un médecin d'un côté et un procureur d'un siège royal de l'autre, célébraient par des sonnets les nouvelles ressources que les malades pouvaient retirer à leur choix des deux méthodes. La manifestation eut lieu à l'apparition du dispensaire et de l'antidotaire de Wecker, traduit en français avec le privilège royal. La prudence, étant la mère de la sûreté, engagea, il est à présumer, le fils d'Hippocrate à ne point faire paraître son nom en entier ; il n'y a que l'initiale suivie des deux lettres D. M. Nous joignons ici les sonnets à titre de curiosité ; s'ils ne sont point dans les règles du Parnasse, ils sont au moins originaux.

« Les plus riches métaux que la mère Cybèle
« Enferme dans ses flancs, ne servent aux humains
« Sinon lorsqu'ils les ont en leurs artistes mains
« Tirés, puis raffinés en l'ardente coupelle ;
« Le TRÉSOR de Wecker contient bien et recelle
« Mille riches trésors qui peuvent des humains
« Conserver la santé et rendre aussitôt vains,
« Les assassins efforts de la Parque cruelle »

T. D.-M.

Voici pour le côté chimique ; oyez maintenant le grave

procureur, maître Jehan-Jacques, chantant de son chef les bienfaits de la *médecine galénique* que contient le même *Trésor*. Quoique ce procureur veuille cultiver les muses, nous sommes dans l'obligation de constater, ne lui en déplaise, que la poésie qu'elles lui inspirent se ressent de la roideur de Thémis! En entendant ce sonnet, les neuf sœurs doivent être peu disposées à faire pencher la balance du Parnasse en faveur de ce poète robin, plus habitué à manœuvrer une autre balance, attribut sévère consacré à dame Justice et dans laquelle les vers et les sonnets ont été et seront toujours d'un poids fort léger! Entendons le procureur, s'adressant au traducteur :

« Ce n'est pas grand plaisir qu'aux montaignes chenues
« Qui ont le chef couvert de nuaux ombrageux
« Et le dos plus souvent d'un grand linge négeux,
« Qui faict que le pays semble n'estre que nues,
» Ce n'est pas grand plaisir qu'aux grandes roches pointues
» Qui menacent le ciel d'un sourcil orgueilleux,
« L'homme aille rechercher les simples merveilleux
« Qui raniment les morts par leurs forces aiguës;
« Mais ce serait plaisir de les trouver à tous coups
« Aux jardins, aux vallons et croistre ainsi chez nous ;
« En ce Val rendu nostre on voit la médecine
« Sans les liures enflés de mil obscurs autheurs ;
« Sera ce pas plaisir d'y prendre la racine
« Qui salubre pourra déchasser nos languours ? » (1).

Galien dut tressaillir dans son tombeau en entendant proclamer aussi solennellement les bienfaits de son système. Les forces aiguës des simples qui raniment les morts, et cette racine (il ne dit point laquelle, cet excellent procureur) lui semblent des ennemis plus sérieux à opposer aux efforts de la Parque cruelle et à ses assassins efforts que tout l'arsenal chimique que la mère Cybèle renferme dans ses flancs! *Tot capita, tot sensus!* Toutefois, reconnaissons le mot de la

(1) Les *u* sont des *v* comme dans *liures*, prononcez livres.

fin ; ce *Val rendu nostre*, dans lequel on peut rencontrer la médecine et l'indication de ses bons effets, est là tout bonnement un compliment à l'adresse de notre vieux confrère qui le méritait bien ! Le procureur n'aurait pu être plus courtois, convenons-en !

III

Nous nous sommes permis cette petite bluette qu'on nous pardonnera, sans aucun doute, non sans faire remarquer, toutefois, que si à Paris, dans ce même moment, s'ouvrait la révolte contre l'introduction des produits chimiques dans la pharmacopée, la manière dont les hostilités commencèrent en province était moins belliqueuse. La guerre s'y allumait non par des chansons, mais par des vers, sans que, toutefois, aucune prescription vienne fondre *ex cathedrâ*, contre les innovateurs. Autrement en était-il à Paris, où la Faculté expulsait de son sein Thomas Mayerne, médecin de Henri IV, de Jacques Ier et de Charles Ier, coupable d'avoir adopté l'usage des médicaments chimiques, suivant le système de Paracelse. Mais au commencement du dix-septième siècle, Baillif de La Rivière, Quereïtan firent retentir énergiquement les échos de l'art médical des noms honnis de Paracelse, d'Agricola et de cent autres chimistes qui étaient nommés même par Jean de Renou, le seul apothicaire remarquable qui ferma le seizième siècle, « *les égouts et l'ossec de toutes les impiétés du siècle.* » On sait que déjà, en 1566, par un décret solennel, la Faculté avait jugé l'antimoine comme poison, et que le Parlement en interdit l'usage ; qu'en 1609 un sieur Paulmier, docteur-médecin de la Faculté, en fut chassé pour avoir contrevenu à cet arrêt. Toutefois, la rigueur de cette conduite causa des murmures ; les empiriques se servaient utilement de ce remède au préjudice de la Faculté et malgré ses défenses. La guerre sourde continua contre la pharmacopée chimique et ce ne sera qu'en 1622 que la grande dispute sur l'antimoine arrivera à son paroxysme, selon M. Grave : la Faculté y perdra une partie de son autorité et la corporation ne récoltera que déboires et humiliations ! Il n'est sorte de taquineries, de mesquineries que les membres de la Faculté ne dirigeront chaque jour contre les apothicaires (1).

Toutefois, nous allons laisser pour l'instant un peu dans l'ombre cette question si grosse de foudres et d'éclairs pour nous occuper un peu de la tournure des officines qui commencèrent, du reste, dès cette époque, à prendre une disposition qui différa peu pour l'ensemble de l'agencement de celles d'aujourd'hui, auxquelles elles servirent sinon de modèle, au moins de plan :

Dès le principe que devaient-elles être ? Certes, si elles répondaient au tableau qu'on peut se faire d'une ville du commencement ou même du milieu du moyen-âge, le confort, le luxe et surtout la lumière ne devaient point être leur apanage.

Dans ces rues étroites, à maisons élevées, aux toits pointus, s'avançant presque en les touchant vers ceux des logis d'en face, là où l'hygiène était lettre-morte, il est presque certain que les boutiques au rez-de-chaussée des bâtiments ressemblent plutôt à des antres destinés aux démons qu'à des locaux consacrés à des débits de remèdes. Comment peut-on alors se les figurer ?

Dès cette période, ces boutiques avaient un auvent. Une porte ogivale sans vitrerie, des bahuts grossiers chargés de balances ; des mortiers de fer ou de bronze, montés sur des billots de bois, souvent pour la coutume mal ou non équarris, des pots, des boîtes de bois, des sacs de peau ou de toile suspendus à des crochets, et qui renfermaient les herbes, donnaient la physionomie d'une apothicairerie. Des réchauds étaient posés sur le sol et sur des rayons ; des amphores de terre cuite et de petites caisses étiquetées en constituaient tout le primitif bagage. Les au-

(1) Grave : *Etat de la Pharmacie en France avant Germinal.*

teurs qui se sont occupés de la description de ces boutiques, soit au moyen-âge, soit à la renaissance, constatent que généralement elles étaient ornées de la statuette du Rédempteur ou de la Vierge; d'autres possédaient les statues de saint Côme ou de saint Christophe. Mais plus tard les catholiques romains furent très scandalisés quand ils virent les apothicaires calvinistes remplacer ces images par celles du dieu Mercure !

Jusqu'à une époque assez lointaine dans l'histoire, la physionomie des boutiques pharmaceutiques était restée grossièrement à peu près ainsi établie. L'Italie cependant, vers la fin du quinzième ou au commencement du seizième siècle, montrait aux voyageurs des pharmacies d'un grand luxe, qui peu à peu s'introduisit en France au commencement du dix-septième siècle. Ce luxe eut lieu aussi en Russie sous Pierre le Grand qui fit bâtir à Saint-Pétersbourg, dit Savary, une pharmacie splendide. Les couvents d'Italie se surpassaient dans cette beauté officinale, et il est à supposer que même à cette époque les pharmacies des monastères français ne leur cédaient en rien. Nous avons dit plus haut que l'époque à laquelle nous arrêtons pour un moment le lecteur, c'est-à-dire en 1610, les physionomies des officines perdirent un peu de l'appareil des *boutiques* connues jusqu'alors.

Elles gardèrent toutefois un aspect commercial indéniable. On constate cependant un changement qui fait différer les officines *proprement dites* d'avec les dépôts où, aux siècles précédents, se vendaient des *condits* et les herbes médicinales. La découverte du Nouveau-Monde, favorisant l'augmentation des plantes exotiques, exigeait de plus vastes emplacements en même temps qu'un ordre plus sévère dans leurs dispositions, leur arrangement et leur conservation.

A cette époque, les pharmaciens étaient moins nombreux qu'ils ne le sont aujourd'hui ; ils prenaient déjà le soin d'ériger leur officine dans un quartier central en même temps que populeux, et surtout près des places où se trouvaient de préférence les marchés. On ne saurait croire de nos jours, où malheureusement nous sommes atteints de la fâcheuse habitude de rire un peu de tout, combien celui qui était passé maître apothicaire se donnait de soucis pour son installation. La maison du pharmacien (1), à cette époque, ne se trouvait pas placée dans une rue ou sur une place comme par le fait du pur hasard; autant que possible elle était orientée pour que l'influence atmosphérique n'agit pas fâcheusement sur les produits que sa boutique devait contenir. Généralement, le pignon du devant se trouvait tourné au levant, et celui de derrière vers le couchant.

La boutique elle-même devait être vaste et aérée, la porte large et haute, placée dans le milieu de la devanture, afin que le jour, entrant facilement dans l'officine, pût permettre de lire avec rapidité les noms des médicaments qui se trouvaient renfermés dans les boîtes et dans les pots. Du côté du nord devait être établie une fenêtre toujours ouverte aux acheteurs dans les cas où besoin serait de leur donner de suite par cette ouverture les médicaments simples préparés d'avance pour pouvoir de cette façon éviter tout l'encombrement dans l'officine les jours de presse ou d'affluence. La devanture était ogivale, et là avait lieu, principalement le samedi, l'étalage ordinaire qui consistait en produits pharmaceutiques : *Herbes, racines, fioles de juleps anodins, violat, rosat, des condits d'angélique, de*

(1) On a prétendu, mais bien à tort, que la dénomination de *pharmacien* n'était pas antérieure au dix-neuvième siècle. Déjà Jean de Renou avait établi la différence entre pharmacien et apothicaire. « Toutefois, dit-il, il y en a qui font la différence entre le nom de phar- « cien et d'apothicaire; car ils disent que le pharmacien compose et « mixtionne les médicaments, tandis que l'apothicaire les entasse en un « lieu propre et les vend en gros et en détail. » François de Verny, de Montpellier, dans son édition de la *Pharmacopée de Brice Baudero*n (Lyon 1672), adresse sa préface : « *A Messieurs les Pharmaciens célèbres et sincères du Royaume* »; affaire de mode, dit M. Grave. Le nom de pharmacien s'est peu à peu substitué à celui d'apothicaire, c'est ainsi qu'avoué remplace procureur, notaire, tabellion, coiffeur, perruquier (E. Grave, *loco citato*).

coings, quelques pots d'électuaires et quelques parfums, enfin, des vaisseaux munis de leurs étiquettes, le tout dominé par des animaux empaillés suspendus au plancher qui se régardaient avec des salamandres aussi empaillées qu'immobiles (1).

Plusieurs mortiers de fonte et de fer, et des réchauds munis de cornues de verre, indiquent aux passants la demeure pharmaceutique. L'officine elle-même est vaste et munie de simples rayons de haut en bas, garnis de boîtes en bois, de vaisseaux de terre et de verre et quantité de coffrets d'étain, de bois, de plomb et même d'airain. Ces rayons sont divisés en certaines classes; sur les plus hauts, distants les uns des autres d'un pied et demi, sont placées les substances dont on se sert rarement. Comme les métaux, les terres et les bois sont renfermés dans des coffrets avec étiquettes. Là sont rangés les opiats et les condits contenus dans des pots de terre longs étroits et bien vernissés. Sur les rayons du milieu sont logés les médicaments d'un usage journalier, tels que sirops, éclegmes, les électuaires tant aromatiques que laxatifs, les pilules, conserves, huiles, on-

(1) A ce propos, l'auteur doit faire remarquer que la tradition de l'exhibition des animaux empaillés, comme ornement ou signe distinctif des officines, n'est point lettre-morte. Dans un voyage au pays bressan nous remarquâmes, dans la principale rue d'un beau chef-lieu de canton, une maison sans l'ornement d'une devanture à châssis vitré ordinaire. Elle ne possédait au rez-de-chaussée qu'une large porte vitrée d'une glace, et une seule fenêtre. Sur son rebord, garanti par un auvent, trônait majestueusement un beau chat angora noir empaillé, faisant le gros dos, considérant les passants avec de gros yeux jaunes. Nulle inscription ne dénotant le genre d'établissement ; on apercevait, en regardant attentivement, quelques bocaux, de grands vases à eaux de couleurs posés en étalage fort propre derrière les vitres de l'unique fenêtre. Plus de doute, c'est une pharmacie très jolie intérieurement et surtout symétriquement et élégamment disposée. La curiosité aidant, nous y fit entrer sous un prétexte quelconque. Naturellement la conversation tombant sur l'*angora*, nous apprîmes que ce *chat empaillé* était pour les paysans surtout l'indice de la demeure du pharmacien, et nous dit un jeune élève : depuis un siècle la pharmacie occupe la même maison, c'eût été compromettre son existence que de faire disparaître *le matou!* A quoi tient la renommée ! Les chats d'ordinaire s'attachent aux murs, ici les clients s'attachent aux chats !

guents, emplâtres et cérats. Les sirops sont renfermés dans des pots de terre vernis en dedans et en dehors. Les électuaires et les opiats contenus dans des pots d'étain. Les pilules préparées d'avance sont logées dans des coffrets d'airain. Enfin, les huiles obtenues par expression sont enfermées dans des pots de terre à anse et à bec, et les huiles aromatiques obtenues par distillation sont conservées dans des fioles de verre à orifice étroit et bien *estouppé*. Les emplâtres et les cérats solides sont enveloppés dans des papiers graissés d'huile ou bien logés dans des boîtes. Les masses pilulaires sont dans des vessies ou dans un morceau de peau de chevreau, et mieux encore, dans des papiers trempés dans de la cire fondue; le tout enfermé dans des boîtes d'étain placées dans un lieu sec. Les eaux distillées dans des fioles de verre, sont logées dans l'endroit le plus tempéré de l'officine, sous les mêmes rayons qui supportent les sirops. Les pastilles sont conservées dans une petite place spéciale, à côté de la case des sirops et sont enfermées dans des boîtes de bois très sec.

Les onguents forment une division à part et sont placés dans des pots d'étain ; près d'eux sont rangés les liniments dans des pots à long col. Les trochisques sont, cotoyant les métaux et les pierres précieuses, sur les plus hauts rayons enveloppés de papier et conservés dans des boîtes. Tous ces médicaments occupent la partie droite de l'officine. Sur chaque pot, boîte ou vase qui les contiennent, sont écrits en grosses lettres, le jour, le mois, l'année où ils ont été préparés. L'herboristerie occupe le côté gauche. Les écorces, les poudres et les fleurs sont dans des vases de bois, les feuilles dans des sacs de toile très serrée pour les préserver de la poussière; elles sont placées dans ces sacs suspendus au-dessous des rayons, mais de façon à ce qu'ils ne touchent point le sol, dont ils sont distants au moins d'un pied ; près de ce compartiment se trouvent les collections des racines, liées en petits paquets et suspendues à la manière des feuilles. Un peu plus loin est une case fermée dans laquelle sont alignés des vases vernissés en dedans où se trouvent les semences. Les écorces ont leur place dans des vases de bois. Vases et boîtes ont l'inscription des substances qu'ils tiennent en réserve. Les gommes résines, les larmes, la mousse, certains animaux ou leurs parties, toute cette catégorie est aménagée dans des coffrets d'airain et placée dans la division de l'officine destinée à l'herboristerie, sur un des plus hauts rayons et en un lieu très sec. Les espèces aromatiques sont l'objet d'un soin tout particulier, et il en est de même pour les épices fines. Les unes et les autres se conservent dans des sacs de cuir bien cousus, ou dans des vaisseaux de verre hermétiquement bouchés. Quant aux poudres, elles sont dans une case à part, contenues dans des boîtes d'airain étiquetées et munies d'une petite cuiller de même métal, pour en opérer la manipulation et le détail.

Telles sont les conditions pour l'agencement des drogues. Il y avait aussi dans chaque pharmacie un *rôle* ou catalogue de toutes les préparations et compositions usuelles. Là étaient inscrits : les noms des auteurs qui en avaient donné les formules, la date et le jour où elles avaient été préparées, pour que le medecin puisse s'assurer qu'il n'ordonnera rien qui ne soit parfaitement exécuté.

Mobilier de l'officine.

Si nous passons l'inspection du mobilier de l'officine, nous trouvons du côté droit, près de la porte d'entrée, un vaste comptoir en forme de bureau où se tient ordinairement le maître pharmacien. Ce meuble est muni de plusieurs tiroirs. Entr'autres le premier communique directement avec la tablette par un *pertuis* qui sert à faire passer l'argent. Sur ce comptoir se trouve un livre où le maître enregistre tout ce qu'il vend, ce qui lui permet de connaître jour par jour et mois par mois le total des recettes, augmenté des mémoires qui ont été payés.

A gauche, une vaste table qui sert à peu près à mettre tout ce que l'on veut, des médicaments préparés à l'avance, des mortiers, des couteaux, des spatules et en un mot toutes les choses que l'on ne veut point *brouiller*. Tout au fond de l'officine on remarque un troisième meuble qui est aussi, à proprement parler, une table où travaillent les *varlets* ou *apprentis*. Cette table ne sert qu'à peser, dispenser les préparations, elle est munie d'un râtelier où sont pendues les balances et accrochés les ciseaux, tant les grands pour inciser les herbes que les petits pour couper les fils, les papiers et autres choses semblables.

Cette table est pratiquée en manière de comptoir avec plusieurs tiroirs et entr'autres un tout spécial pour y ranger les poids *médicinaux* afin de ne point les mêler avec ceux de *Marc* (1).

Derrière le comptoir se trouve une porte qui communique avec le laboratoire proprement dit; là se font les sirops, on y cuit, on y confit les fruits et les condits, et on y distille les eaux. Le mobilier pharmaceutique de ce laboratoire consiste : en alambics, fourneaux, cornues, bains de sable, cribles ou tamis, des moules, chaudrons, bassines et autres

(1) Poids et mesures de l'époque pour les usages médicinaux

Le *grain*. — L'*obole*. — Le *scrupule*. — Le *drachme*. — L'*escu* des *Arabes*. — L'*once*. — Le *semis* ou *semillis*. — La demi-once. — Les *sextaux* ou deux onces. — Le *quadrat* ou trois onces. — Le *triens* ou quatre onces. — Le *quineaux* ou cinq onces. — Le *septunx* ou sept onces. — Le *bestis* ou huit onces. — Le *deunx* ou onze onces. — L'*as* ou *asis* douze onces (la livre de l'époque).

La livre était de deux dénominations et différente comme quantité. — La livre *médicinale* ou *romaine* contenait douze onces. — la livre *civile* ou *publique* en contenait seize. — Le *marc* valait huit onces.

Mesures médicinales et capacités

Le *manipule*, qu'on nommait aussi *petit faisceau*, est la quantité d'une chose aride qu'on peut tenir dans la main. — Le *pugille* ou *petite poignée* est ce que l'on peut prendre au bout des doigts en le tenant doucement.

Mesures pour les liquides

La livre publique, qui pèse seize onces. L'*hémine* d'Italie, qui est le demi-septier d'Athènes, pèse neuf onces. — Le *septier* d'Athènes contient deux *hémines* ou dix-huit onces. — Le *chœnix* contient deux septiers. — Le *chus* deux *chœnix*. — Le *congius* ou *choa* qui contient six septiers, et enfin le *tricongins* qui contient dix-huit septiers.

vaisseaux d'étain, des presses. Des meules d'airain pour broyer les semences, les noyaux et mélanger les compositions comme le *Diaphænix*. Les mortiers sont d'airain, de bronze, de marbre, de plomb, ceux de bronze sont les plus nombreux ; il y en a généralement deux, l'un plus grand que l'autre, qui sert à concasser les substances les plus dures, et en plus grande quantité ; les autres vont en descendant de capacité, le plus petit sert à pulvériser le *musc* et l'*ambre*. Les grands mortiers sont munis de couvercles pour empêcher que le plus subtil de ce que l'on divise ne s'évapore pas. Il y a autant de pilons que de mortiers et ils sont faits de la même substance. En outre un très gros et très grand pilon de bois qui sert à contuser les herbes récentes. Grand nombre de spatules en bois, en fer, affectant la forme de langue, des cribles, des tamis de crin, de drap, de linge fin, à tissu large ou resserré. Enfin des tables de plusieurs sortes, bois, marbre, pierre, les unes servent à tamiser, les autres à y déposer les ingrédients de toutes sortes et en particulier une à rebord, munie d'un couvercle, afin de couvrir, s'il advient que le pharmacien soit contraint d'aller où l'appellent ses occupations extérieures, ou d'attendre la venue des médecins, sans lesquels il ne doit faire ses compositions.

Enfin, et nous arrivons à la fin de cette description topographique, nous trouvons dans le laboratoire, une porte à laquelle on arrive par trois ou quatre escaliers et qui s'ouvre sur une chambre dans laquelle on renferme le sucre, les confitures sèches, etc. De cette chambre on passe dans une autre, où sont rangés les médicaments exotiques, les choses de prix, etc., les boîtes, les coffrets, les vaisseaux de verre, les sachets, etc. En outre ces pièces communiquent entr'elles par un *judas* vitré assez grand ; du laboratoire à la pharmacie, il en est de même ; car, dit l'auteur de cette description d'une pharmacie en 1640, « le pharmacien doit être comme un *Argus à cent yeux, qui voye tout ce qui se passe dans la maison* ». Nous dispenserons le lecteur d'un voyage soit au grenier, soit à la cave, en lui disant que tout, pour l'arrangement, est aussi bien conçu que ce qu'il vient de parcourir.

Déjà plus haut, dans le cours de cette histoire, nous avançons que les pharmacies du dix-septième siècle pouvaient même encore servir de plan à celles de nos jours, nous n'avons pas commis il est à croire une profonde erreur. Sauf les habitudes, sauf le progrès et perfectionnement acquis actuellement, il faut avouer que, l'ordre, la symétrie, les petites précautions toujours utiles n'y ont pas été négligées. Les anciens nous valaient certes, et sans nous froisser, peut être mieux que nous, disons encore en toute sincérité que les pharmaciens du dix-neuvième siècle, instruits, et par dessus tout frondeurs, ne considèrent plus la profession comme la jugeaient leurs aïeux. Pontifes ou grands prêtres-apothicaires peut-on les nommer, types particuliers si l'on veut, ils incarnaient dans leurs personnes la pharmacie même ; non qu'il faille cependant exagérer (l'excès en tout a toujours été nuisible), mais studieux, convaincus, respectables et honorables, ils rendaient un vrai culte à une profession dont l'utilité, la noblesse et l'abnégation ne sauraient échapper à personne.

IV

Les assez longs détails (1) qu'on vient de lire méritaient donc, dans une étude de ce genre, la place que nous leur avons assignée. L'histoire est toujours l'histoire, quelquefois aride par l'exposé plus ou moins didactique auquel

(1) L'auteur doit faire connaître ici comment il a pu avoir communication d'une pièce assez rare et dans quelles conditions. Dans le temps de toutes ses démarches, ses recherches pour tâcher d'obtenir les documents (non inédits, mais épars çà et là), il a pu rencontrer dans une abbaye célèbre par son fondateur et les religieux qui y continuent sa tradition, un document original. En 1614, cette abbaye, voulant fonder une pharmacie dans le monastère, consulta le pharmacien d'*une petite ville voisine* qui, pour être agréable aux Révérends Pères, calligraphia sur parchemin, en français de l'époque et sans oublier une

l'auteur est souvent obligé de se soumettre. Voici pourquoi, en tâchant de dessiner dans la pensée le décor devant lequel on introduit les acteurs, on encadre bien mieux le récit, ce qui permet de donner plus de coloris, en même temps que d'animation, à des événements qui, sans cette précaution, se dérouleraient avec trop d'uniformité.

On peut donc penser que si une pharmacie de petite ville était à cette époque montée sur un plan complet, celles des grandes villes devaient primer encore sur elles.

En effet, Sauval, dans les *Antiquités de Paris*, t. I, p. 485, fait la description de la pharmacie des Feuillants, rue Saint-Honoré, à Paris, fondée en l'année 1637 par le Frère Christophe de Saint-François, et qui attirait les regards des curieux et des étrangers. Ornée d'armoires vitrées, de tiroirs, entourée de tablettes, des cariatides figuraient les séparations et supportaient l'entablement du pourtour, chargé de beaux vases et de livres de pharmacie et de médecine.

Les panneaux des armoires sculptés avec soin représentaient des succès de guérisons miraculeuses. L'armoire du milieu contenait des préparations chimiques, l'*antimoine*, des essences, des *sels*, des *esprits acides* obtenus par Frère Christophe. Les autres armoires remplies de tiroirs ou de tablettes étaient abondamment pourvues « de caffé, de canelle, beaume, camphre et tous autres produits de nature qui nous viennent de l'autre monde, et dont on assaisonne d'ordinaire les médicaments. »

Sauval dit encore : « Notre industrieux chimiste n'a pas donné moins d'agrément et de beauté à ses tablettes qu'à

virgule, ce que devait être *une pharmacie bien agencée*. Le zèle l'emportant, sans aucun doute, il mêla l'élément commercial à l'élément particulier en entrant dans des détails essentiels à *une pharmacie privée*. Mais il faut convenir, toutefois, que rien n'y est oublié, et que ce tableau vivant nous donne la peinture exacte d'une pharmacie à cette époque. Si jamais ce livre tombe entre les mains des Révérends Pères qui ont mis tant de bienveillance à faciliter nos recherches, qu'ils veuillent bien nous permettre de leur offrir ici l'expression de notre respectueuse reconnaissance tant pour leur hospitalité que leur parfaite courtoisie.

« ses armoires. Il a étalé dessus des phioles et des vases de » toutes les façons et de toutes les grandeurs, et le tout « rempli d'huiles, de confitures, d'essences; elles ne sont « fermées que de châssis de verre affin de réjouir la vue « par cette variété de couleurs et de figures si différentes. « Enfin, ce laboratoire passe pour le mieux fourni qu'il y « ait et le seul où on ait encore vu trois mortiers sur un « même pied, et de ces trois mortiers il y en a un en por- « phyre, accompagné de sa meule canelée à côtes de melons « qui porte plus d'un pied de diamètre (1). »

Combien sont distancées les pharmacies du moyen-âge! Nous ne voudrions pas nous étendre trop longtemps sur cette question; mais on citait encore à Paris, rue de Bourthibourg, comme très remarquable la pharmacie Geoffroy, le père de l'académicien. Laissons la parole à notre érudit confrère de Mantes, M. Grave, qui s'exprime ainsi :

« Quelles sont aujourd'hui les pharmacies qui excitent « l'admiration des étrangers? Lesquelles sont notées comme « des curiosités et vantées à ce titre? Il n'en est plus... Les « conditions sont changées, les maisons anciennes ont été « démolies et reconstruites dans de meilleures conditions, « l'industrie a fait d'énormes progrès dont nous avons pro- « fité avec toute la société, et nos boutiques sont devenues « ce qu'elles sont : des officines où l'on voit clair et où le « luxe clinquant a pénétré. Quant au luxe qui tient à l'art « et qu'on trouvait dans les anciens ustensiles, poids, « mortiers, boiseries, sculptures, vases, tout cela fait « défaut et a été remplacé par les produits de la pacotille « industrielle. »

Enfin, ajoute cet auteur avec raison : « Il n'y a pas lieu de s'en féliciter. »

Revenons donc alors, avec une figure triste et toute la

(1) Cité aussi par M. Grave dans l'*Etat de la Pharmacie en France avant Germinal*. Avec une obligeance parfaite dont l'auteur le remercie publiquement ici, M. Grave a bien voulu lui permettre, selon son expression, de citer et de s'aider de son travail.

compassion nécessaire, au récit des déceptions, des vicissitudes, et même des tribulations, qu'ont été appelés à subir nos bien vieux confrères. Tiraillés d'un côté par la Faculté, d'un autre par les Parlements qui les bombardaient d'arrêts, ils étaient sans cesse entre le marteau et l'enclume.

Cependant l'horizon commençait à se dépouiller des nuages qui portaient en eux la foudre et la tempête. Henri IV ne fut point, tant s'en faut, opposé aux progrès qui semblaient en général favorables à la profession pharmaceutique. Les médicaments chimiques et leur emploi, suscitèrent des partisans nombreux et cela malgré l'hostilité patente et l'entêtement de l'Ecole de médecine.

Ce n'était donc point, dit M. Marty (1), dans un terrain vague et inculte que Henri IV, après les désordres religieux et civils qui avaient désolé Montpellier (et on peut y joindre Paris et les principales villes du royaume), vint consacrer de son autorité royale l'enseignement de la chimie dans les Universités. Il créa à Montpellier une chaire d'anatomie et de botanique avec Pierre Dortoman, et en 1597 une seconde de chirurgie et de pharmacie, occupée par Richer de Belleval. Après la génération rénovatrice des Rabelais, des Schyron, des Rondelet, des Daleschamps, des de L'Escluze, des Lobel, allaient venir les Du Laurens, les Varandal, les Ranchin, les Rivière. Devant une telle innovation les pharmaciens des grandes villes ne restèrent point inactifs, ils se procurèrent les règlements de leurs confrères de Paris pour s'en inspirer et se syndiquer comme eux. Henri IV approuva les Statuts par lettres-patentes en date d'Angers, 18 mars 1598, et enregistrés à Toulouse, le 3 septembre de la même année.

Cependant, sauf quelques fluctuations, et aussi quelques circonstances particulières, qu'on pouvait nommer les *acces-*

(1) M. Marty : *La pharmacie à Montpellier, depuis son origine jusqu'à la Révolution.*

soires, il y aura bien encore des controverses ; mais malgré cela la pharmacie, à partir du règne de Louis XIII, se maintiendra pour le fond, et progressera même jusqu'aux temps les plus modernes. On ne peut se dissimuler que, sous Henri IV, certains médecins en vue, attachés à sa personne, comme Duchêne principalement, furent chauds partisans de la médication chimique.

Aussi les novateurs, heureux d'avoir à leur tête et à Paris surtout de pareils champions, voulurent établir le triomphe. Le dix-septième siècle mettra donc en lumière non seulement en France, mais encore à l'étranger, les adeptes de Paracelse, d'Agricola, et de Palissy.

Louis XIII monta sur le trône, ou plutôt le trône lui échut en 1610.

Agé de neuf ans, et sous la régence de sa mère, Marie de Médicis, on ne peut lui imputer raisonnablement l'honneur d'une protection efficace, apte à soutenir les progrès dans les sciences, qui ont pour but de guérir, et la science pharmaceutique tout particulièrement. La pharmacie d'alors n'a pas vu la fin de ses tribulations. Les taquineries ne sont pas encore éteintes, et comme par coups de lance intermittents, elles viendront l'aiguillonner encore (1).

L'histoire nous apprend que le Florentin Concini, depuis Maréchal d'Ancre, gouverna de fait sous le nom de la reine.

(1) Qui croirait que sous Louis XIII, un successeur de Gaultier-Garguille, de Gros-Guillaume et de Turlupin, ces immortels farceurs, était docteur en médecine, et maître en pharmacie ! Guillot-Gorju, dit Bertrand Hardouin de Saint-Jacques, avait étudié la médecine, il devint docteur en médecine et pharmacien. — Il avait renoncé à ces sciences pour embrasser la carrière du théâtre. — Il jouait ordinairement les rôles de médecins ridicules, et les faisait rire eux-mêmes. Il nommait avec volubilité les drogues des apothicaires, et les instruments de chirurgie. Il joua la farce pendant huit ans, puis se retira à Melun où il exerça la médecine, Ennuyé de son nouvel état, il tomba dans la mélancolie. Il revint à Paris ou il mourut en 1648.

N. B. — Peut-être peut-on découvrir dans ce type, l'embryon des farces et des brocards que Molière distribua si largement sous le suivant règne aux médecins et aux apothicaires.

(E. G.)

Les croyances à la magie n'étaient point encore étouffées sous ce règne, loin de là : les atteintes des précédents siècles y étaient parvenues. Sa femme, Léonora Galigaï, s'occupait de sciences occultes et de charmes. On la crut sorcière ; on publia que, par ses maléfices, elle avait ensorcelé la reine ; surtout lorsque on eût trouvé chez elle deux volumes pleins de caractères magiques, des *amulettes*, des *talismans* et des *drogues*. On établit dans le procès qui eut lieu à ce sujet, qu'elle se servait pour *envoûter* des images de cire enfermés dans de petits cercueils, etc. ... Elle fut condamnée à avoir la tête tranchée, et brûlée ensuite, en 1617, et la même année le Maréchal son époux fut tué par la populace.

Cette aventurière, dans sa réponse au président Courtin, qui lui demandait par quel charme elle avait ensorcelé la reine, lui dit ces paroles, qui peuvent servir, pour les temps passés, présents et futurs à définir la magie et les charmes : *Mon sortilège a été le pouvoir que les âmes audacieuses ont sur les faibles !*

Dans ce milieu relativement agité, nous le répétons encore, le vaisseau pharmaceutique fut des plus ballottés. Les tribulations sur lui ne manquèrent point, et la tempête, augmentée par le vent gros d'orage que soufflait la Faculté, n'était pas faite pour rendre les temps calmes. Aux yeux de l'altier aréopage médical, qu'étaient donc les apothicaires ? On voit déjà comment étaient placés aux yeux des docteurs, les chirurgiens.

C'était bien pis pour les apothicaires, lesquels comme ces derniers faisaient œuvre de leurs dix doigts : Toutefois, quoique les docteurs-médecins leur reprochassent d'être des empiriques « sans latin ni grammaire », il faut leur rendre bonne justice en disant que, ils savaient le latin aussi bien qu'eux, et même par dessus le marché, *un peu de grec.*

Cette fâcheuse impression de mercantilisme qui s'épanouissait si bien au dix-septième siècle n'a point terminé même de nos jours, sa complète floraison. On s'imagine que le pharmacien, homme *de métier*, ne possède guère que le mérite que sait lui donner l'intelligence commerciale apte à lui fournir la faculté de rédiger admirablement ce qu'on nomme : « *Les mémoires d'apothicaire* ».

Cela est une profonde erreur. Bien évidemment, comme dans toute corporation, tous les membres sont loin d'avoir la même valeur. Mais, qu'on nous permette de le dire, en général dans notre beau pays de France, la *modestie* est une des causes véritables qui sert de barrière à l'essor intellectuel que pourrait prendre « *le pharmacien* ». Les exemples à citer seraient nombreux et sans parodier l'ancien dicton : Grattez le Russe, vous trouverez le Tartare, on peut en toute sûreté s'exprimer ainsi pour bien des cas : « Grattez le pharmacien, vous trouverez le savant ». Eh quoi ! rougir d'un métier ou blâmer ceux qui le professent, n'est-ce pas le comble de l'impudence et de la plus plate fierté ?

L'exercice de la pharmacie a servi à faire connaître des illustrations dans toutes les branches capables de rendre service à la nation. La science, les académies, le professorat en sont les brillants témoins. L'industrie, les invention utiles au bonheur des peuples peuvent montrer écrits sur leur livre d'or les noms de ces savants modestes qui en sont le plus bel ornement. La justice, les assemblées politiques, ont respecté et respectent encore l'une comme experts, les autres comme instruites et capables des personnalités qui ne rougissent point de leur officine, et qui soit dans les hautes sphères, soit en même temps dans les humbles conseils dont elles font partie, s'y maintiennent avec honneur à la hauteur de la confiance qu'on leur y témoigne, comme aussi toujours dignes de la considération qui leur est due.

V

Revenons au dix-septième siècle, en 1622.

La visite des pharmaciens jusqu'à cette date n'avait été accomplie que par les gardes apothicaires. La querelle au sujet de l'antimoine arrivant à cette époque, aiguisa de nouveau la dispute, et dame Faculté tint à exercer ses droits. Des arrêts précédents avaient spécifié pourtant qu'il était désormais établi que les gardes apothicaires devaient, en cette circonstance, assister les médecins de la Faculté. Ces arrêts étaient eux mêmes tombés en désuétude, ils furent remis en vigueur, les gardes apothicaires s'inclinèrent et des docteurs en médecine, professeurs de pharmacie, les accompagnèrent dans l'accomplissement de leur mission.

De même, soit par négligence, soit par oubli, les médecins délégués n'assistaient que par hasard aux préparations qui devaient être exécutées sous leurs yeux; ils rappelaient en 1634 les apothicaires à l'observation plus exacte des règlements en vigueur. — La liste des médicaments préparés par les pharmaciens sous la surveillance doctorale fut de nouveau dressée, et si par hasard ils en préparaient quelques-uns privés sciemment de la tutelle médicale, il leur était complètement défendu de toucher, non sans redouter la férule de la Faculté, à la confection des préparations ci-dessous, inscrites tout au long dans les documents originaux présentés dans le cours de cet ouvrage. Ces préparations les voici :

Toutes les grandes confections, les *électuaires*, les *laxatifs*, les *opiats*, les *pilules*. Parmi les sirops, celui d'*endive*, le *violat avec miel*, le *sirop de chicorée composé*, de *fumeterre composé*, le *myrtinus composé*, de *menthe grande*, d'*absinthe*, de *calament*, de *stæchas*, d'*eupatoire*, d'*hermodactes*. Les huiles de *mastichinum*, de *nardinum*, de *sampsuchinum*, de *hyperico*, de *capparibus*, les huiles de *scorpionum*, de *castoreum*, d'*euphorbe*, de *costus*. — Les onguents : le *refrigérant de Galien*, l'onguent *pectoral*, l'onguent *stomachal*, l'onguent de *Altanita santalinum*, *apostolorum*, *egyptiacum*, *d'althea* avec gomme. Les emplâtres de *mélitot*, *diaphænicionis*. Les cérats : le *gratia Dei*, l'*oxycroceum*, le *pelle arietina*. Telles sont les préparations qui devaient être accomplies sous la surveillance médicale.

Parmi ces médicaments, il en est que nous ne connaissons encore que de noms; mais il en est d'autres dont la dénomination semblerait être de l'hébreu pour nous pharmaciens actuels, si nous n'en donnions brève explication (1) ; il est de fait qu'une préparation comprise sous le nom de *cérat*, faite avec la peau de bélier, ne cadre plus dans la pratique ; la composition en est très complexe : outre les résines qui le constituent comme *galbanum*, *mastic*, *encens*, et même les *vers de terre*, etc.; la *peau de bélier* n'intervient que par l'eau dans laquelle on la fait cuire *avec son poil*, et cette eau ne sert que de véhicule aux autres drogues, comme la *cire*, la *térébenthine*, les *vers de terre*, le *guy de chêne*, les *gommes*, que l'on remue avec un bâton, et auxquelles on ajoute encore : *poix*, *colophane*, *sang dragon*, *consoude*, *roses rouges*, *myrrhe*, *galles*, *aristoloche en poudre*, ce qui constitue un médicament fort singulier contre les *rompures*.

Certes, on doit le comprendre, l'œil d'Argus de la médecine était bien indispensable à la confection de ce remède, disons-le, bien digne par sa recette du bouillon des sorcières de Macbeth, remède imposé d'office par la Faculté, et que déjà les apothicaires intelligents de l'époque ne devaient préparer qu'avec ennui et quelquefois colère. Mais il fallait se résoudre et ne rien dire ; plus fous paraissaient encore à l'esprit peu endurant de l'aréopage les novateurs de la pharmacie chimique.

La dispute de l'antimoine, reprise en 1622, était déjà célèbre ; guerre à outrance, qui passionnait les esprits ! Les chevaliers qui prirent part à ce carrousel, armés de pied en cap, entrèrent dans la lice ouverte à ces nobles tournois,

(1) *Mastichinum*, l'*huile de mastic; oleum sampsuchinum*, *huile de marjolaine*; *nardinum*, *huile de nard* ; *capparibus*, *huile de cappríer*. L'onguent de l'*Attanita*, ce qui doit être *arthanitas*, l'onguent de pain de pourceaux *cyclamen europeum (primulacées)*, l'emplâtre *diaphœnicionis*, emplâtre de dattes, *oxycroceum*, cerat de safran, *gratia Dei*, cerat avec *galbanum*, *opoponax*, *verdet*, *cire*, *litharge*, *huile commune*, *Bdellium*, *pierre sanguine*, *huile d'absynthe* et de *térébenthine*, etc.

soutenus dans leur ardeur par la dame de leur pensée d'alors : *la plus complète ignorance.*

Le mot de *chimie* faisait pâmer sa noble personne et tout en irritant sa verve, la poussait au paroxysme violent, exprimé par des discours, des diatribes ou des pamphlets d'une inouïe colère.

Malgré tout, les médicaments chimiques traçaient doucement leurs sillons, les officines se peuplaient de ces quelques panacées nouvelles, qui devaient obtenir plus tard une renommée égale à leur puissance curative. En effet, déjà les officines à la renaissance possédaient le *foie de soufre*, l'*éther*, de l'*antimoine*, l'*alcali volatil*, le *précipité rouge*, les *acides sulfurique*, *nitreux*, *muriatique*, etc., et ce fut grâce à Paracelse et à ses disciples. A la période dans laquelle nous sommes, on rencontrait une augmentation dans le nombre des préparations chimiques. En voici à peu près la nomenclature succincte : *Vinaigre de Paracelse*, *teinture de quintessence d'or*, *huile d'argent*, *chaux d'argent*, *vitriol de cuivre*, *eau de sel commun et de salpêtre*, *safran de mars*, *baume de saturne*, *de mercure*, *mercure coagulé*, *baume de mercure*, *huile de vif argent*, *fleurs d'antimoine*, *teinture ou quintessence d'antimoine*, *pilules d'antimoine*, *huile d'antimoine*, *orpiment*, *vitriol*, *esprit de vitriol*, *esprit de vitriol distillé*, *alun*, *soufre sublimé*, *sel de tartre*, *litharge*, *étain*, etc. ; certes, comme on le voit, le vide sera encore long à combler, ce sera le traval de Pénelope pour en arriver à une composition plus normale. Mais patience, la moitié du dix-septième siècle va ouvrir une ère nouvelle, et les travaux des chimistes (que nous ne ferons que signaler en passant), nous démontreront certainement que les voies vont s'élargir, voies qui deviendront triomphales, non seulement pour le *char de l'antimoine*, mais encore pour toutes les préparations chimiques qui seront attachées derrière lui, non en vaincues, comme les généraux romains y fixaient leurs trophées, mais victorieuses elles-mêmes, et reçues avec les honneurs du triomphe (triomphe relatif toutefois, entendons-nous bien !)

CHAPITRE XIV

DU DIX-SEPTIÈME AU DIX-HUITIÈME SIÈCLE

L'antimoine. — Dispute mémorable. — Pamphlets. — Diatribes contre les chimistes. — Arrêt de 1627. — Prérogatives accordées aux apothicaires. — De 1629 à 1632, arrêts et sentences perpétuels, etc. — La querelle au sujet de l'antimoine ravive les animosités. — Défenseurs de ce médicament. — Ses ennemis. — Jean Chartier. — Jean Perrault. — Théophraste Renaudot. — Gazette fondée pour soutenir l'intérêt des apothicaires. — Guy-Patin contre Renaudot. — Cabinet de consultation de la place Maubert. — Avantages pour le public. — Polémique ardente contre les apothicaires. — Quels avantages la science, les médecins, les apothicaires et les malades retirèrent-ils de ces mesquines vexations? — La province n'est point exempte de ces tiraillements. — Le vin émétique et la Faculté de Paris. — Délibérations à son sujet. — Le verdict. — L'antimoine triomphant. — Les apothicaires asservis. — Les novateurs accueillis favorablement par le public. — Les chimistes Van Helmont, Robert Boyle, Robert Fludd, Glauber. — Leur guerre contre le Galénisme. — Nouveaux médicaments chimiques. — Un mot sur le serment légal des apothicaires. — Sa paraphrase comique. — Considérations, réflexions. — Henri IV et Louis XIII favorables aux idées nouvelles. — Création d'une chaire de pharmacie à la Faculté de Toulouse. — Louis XIV et les modifications apportées à l'exercice de la Pharmacie. — Autres substances que l'antimoine déclarées poisons par la Faculté. — La levure de bière et la levure ordinaire dans la fabrication du pain de luxe ou *Pains Mollets*. — Concurrence aux apothicaires. — Les charlatans. — L'*Orviétan*. — La Faculté vaincue par les bateleurs. — Panorama pharmaceutique et médical de l'époque. — Dans toutes les vicissitudes et malgré les obstacles, le progrès agit sans relâche. — La vieille Faculté s'avoue vaincue. — Création en 1653 d'une chaire de chimie à Montpellier. — Clabauderies et fureurs galéniques. — Création en 1705, à la Faculté de Toulouse, d'une chaire de pharmacie et de chimie. — Documents fournis par M. Tujague, secrétaire général de la Société de Pharmacie du Sud-Ouest. — Situation honorable des apothicaires toulousains. — Autrefois et aujourd'hui. — Apparition du célèbre Nicolas Lémery à Paris. — Détails biographiques : son influence sur la pharmacie chimique; ses travaux. — Geoffroy, Bourdelin, Boulduc, Moïse Charras, illustrent la pharmacie du dix-septième et du dix-huitième siècle. — Lefèbvre à l'Académie des sciences. — Pharmaciens académiciens. — L'ipécacuanha, le quinquina. — L'impulsion donnée par Lémery ouvre une voie nouvelle à la pharmacie.

La fameuse dispute de l'antimoine, dont l'issue tourna au détriment de la Faculté elle-même, avait suscité contre les malheureux partisans des médicaments chimiques des pamphlets, des diatribes et même des insultes dont nous pouvons donner ici le spécimen. Ces ineptes colères et ces fausses idées persistèrent jusqu'au dix-huitième siècle. Le nom seul de *chimie*, disait un pamphlet écrit sous l'inspiration des galénistes, semble annoncer la supercherie et la crédulité des hommes! *Homo est animal credulum et mendax.*

La chimie est un art qui peut être ainsi défini : *Ars sine arte, cujus principium mentiri, medium laborare, finis mendicare.* Les chimistes sont convaincus de leur propre ignorance, ils ne cherchent qu'*à duper et à embarquer* les gens riches, ce sont *des imposteurs en général....* Plus loin : ils (les chimistes) se sont enfermés dans des *laboratoires obscurs*, comme les *politiques* s'enferment dans les labyrinthes et se font valoir par le mystère.... *Omnia enim stolidi magis admirantur amant que, inversis quæ sub verbis latitantia cernunt* (1). Enfin : « Si tu veux te venger de ton plus cruel « ennemi, conseille-lui de se lancer dans l'étude de la chimie. »

Toutefois, mesquineries, taquineries, vexations étaient dirigées sur les apothicaires seuls par la Faculté de médecine, comme l'est ordinairement la grêle poussée sur un même point par le vent d'orage. Là furent l'origine et la cause de la guerre allumée contre nos vieux confrères : la défense de se servir des médicaments chimiques dont l'antimoine devint le prétexte. Cependant certains arrêts, qui paraissaient de temps en temps, semblaient tempérer par une douceur relative les rigueurs toujours prêtes à se déchaîner. Mais cela n'empêchait point le Parlement de bannir de son ressort trois physiciens chimistes, et ce à la requête de la Faculté qui leur fit enjoindre de ne jamais hasarder l'enseignement d'aucune théorie contre les anciens auteurs approu-

(1) Extrait d'un pamphlet du temps devenu très rare et attribué à un auteur anonyme.

vés. Ils avaient eu l'audacieuse forfanterie de tirailler le vénérable Aristote ! En 1627, un arrêt donna aux pharmaciens de ce temps une prérogative que les lois modernes leur refusent strictement : ils visitaient les malades (1). Or, ils suivaient les médecins à titre de conseil ; et, dans plusieurs villes de France, on vit des apothicaires accompagner ces derniers chez les personnes que l'on croyait être atteintes de maladies contagieuses. Mais, de 1629 à 1632, quel déluge d'arrêts, de sentences et d'ennuis ! En 1634, survinrent des arrangements amiables qui ne firent qu'augmenter le peu d'entente qui existait entre médecins et pharmaciens. Ceux-ci furent de nouveau assujettis à la plus complète servitude.

Dans un semblable milieu, l'agitation contre les pharmaciens partisans de la nouvelle méthode ne fit que s'accroître : les querelles commencées, et qui jusque-là couvaient sous la cendre, se ravivèrent. Plusieurs médecins s'étant déclarés ouvertement en faveur de l'antimoine, l'usage commença à en devenir très commun, et la question de savoir si on pouvait s'en servir fut considérée par la Faculté comme un véritable problème. Un médecin, du nom de Jean Chartier, s'était posé en défenseur de l'antimoine, en publiant un livre dans lequel il lui donnait le nom de : *Métal des sages.* Un autre médecin, Jean Perrault, s'y montra hostile et publia une dissertation sous le titre de : *Rabat-joie de l'antimoine.* Entre temps, dit M. Marty, dans son : *Etude sur la pharmacie à Montpellier depuis son origine jusqu'à la Révolution,* la chimie prenait toujours plus d'extension à Montpellier. C'était au même moment de la célèbre querelle de l'antimoine. A Paris, on tenait pour les trois S, *Séné, Seringue, Saignée ;* à Montpellier, on prônait les remèdes chimiques et l'antimoine en particulier. Un médecin de cette ville, Théophraste Renaudot, se rendit à Paris, fonda les

(1) Ces visites ne constituaient en rien une infraction à l'exercice illégal de la médecine ; le pharmacien n'était là que pour répondre au médecin, soit sur une question de matière médicale, soit sur un renseignement quelconque.

bureaux d'adresse, les monts-de-piété, le *journalisme* avec ses gazettes, et établit les *consultations gratuites* en traitant, quand il le fallait, ses malades avec des remèdes chimiques. Il fit en outre paraître un travail qui avait pour titre : *Le Panégyrique de l'antimoine justifié et triomphant.* Il obtint grand succès dans sa médecine.

La dispute continua donc jusqu'en 1637, et Renaudot se manifesta ouvertement l'ami des apothicaires. Ceux-ci, sans se montrer trop dans la mêlée, se mirent de son côté. Mais, ajoute M. Marty, Renaudot historiographe du roi (1), protégé par Richelieu, n'en fut pas moins en butte aux persécutions des médecins de Paris, jaloux de ses succès. Ils s'en prirent à Montpellier, et il y eut une polémique violente entre Guy-Patin, Riolant, Turquet, etc. La galanterie ne régnait guère dans leurs répliques. Guy-Patin s'avoua alors aussi ouvertement contre les apothicaires, que son collègue était pour eux. Ces derniers portaient Renaudot sur le pavois, car il avait fondé sa Gazette en leur faveur et de plus avait établi son cabinet de consultations sur la place Maubert.

Là, il se livrait à des consultations publiques en dehors de tout concours des médecins de la Faculté. Si Guy-Patin était homme d'esprit, il n'en montra point la largeur, en

(1) T. Renaudot recherchait depuis longtemps le titre d'*historiographe du Roy* ; une circonstance bizarre le lui fit obtenir. Dans une réunion à Saint-Germain, en présence du Roi, un jeune seigneur racontait une histoire un peu égrillarde, paraît-il ; à force de rire, Mademoiselle de Lafayette s'oublia... Le roi envoya ces vers aux gazettes :

Petite Lafayette,
Votre cas n'est point net,
Vous avez fait pissette
Dedans le cabinet.
A la barbe royale
Et même aux yeux de tous,
Vous avez fait la sale
Ayant pi.... sous vous.

Richelieu, qui avait certaines vues sur Mademoiselle, alla vite chez Renaudot, le priant de lui remettre ce billet et de ne point insérer le contenu, ce que fit Théophraste, mais à condition qu'on le nommerait historiographe du roi, ce qui fut fait. (Reproduit par M. Marty, *loco citato*).

s'associant à l'expansion d'une haine mesquine contre les apothicaires dont il devint l'ennemi juré. Que fit-il alors avec ses conjurés ? il ne prescrivit plus de formules médicamenteuses, il s'en tint à l'eau chaude et à la saignée ! On conçoit aisément que Renaudot eût vogue, car l'économie dans l'emploi des drogues, l'exclusion du latin dans les formules, et enfin le bon marché, eurent bientôt beaucoup de faveur parmi le public, qui, au moins, lui y comprenait quelque chose. Pendant ce temps-là, Guy-Patin bombardait les pauvres apothicaires de suaves et douces épithètes, dont celles de *triacleurs*, d'*empoisonneurs*, de *quiproquoqueurs*, *pharmacopoles*, n'étaient que les plus tendres.

Toutefois, la ruine de Renaudot et de ses amis, nul avancement pour la science, nul profit pour les médecins, pour les apothicaires et pour les malades : telles furent les conséquences de ces assauts homériques, qui ne semblaient pas vouloir prendre fin.

Cette guerre ne fut point seulement limitée à la capitale, elle gagna la province.

Les apothicaires y furent traqués. Plusieurs, qui s'étaient refusés à vouloir exécuter des ordonnances par crainte de les voir devenir funestes aux malades, furent obligés de faire amende honorable sur les places publiques, pour éviter une ruine certaine, que le Parlement leur eût infligée.

L'histoire en conserve la preuve (1).

(1) Au commencement du dix-septième siècle, à Rouen, un certain Duchemin, apothicaire, avait refusé d'exécuter une ordonnance d'un docteur Houppeville, la déclarant de son chef : *audacieuse*, *téméraire* et *mortelle* au malade. Les médecins, irrités d'une telle désinvolture, s'adressèrent aux tribunaux... Notre nouveau Fleurant comprit alors sa faute, on lui promit de lui pardonner, s'il faisait amende honorable en présence de l'intendant de la ville et de deux membres du collège, ce à quoi il se résolut. « Monsieur, dit-il, je suis fâché d'avoir refusé cette « ordonnance, croyez que je l'ai refusée seulement parce que je croyais « que je ne la pouvais faire avant que la porte de la ville fût fermée, « je serais bien navré d'avoir dit qu'elle fût mauvaise. Dorénavant je « vous promets d'exécuter vos ordonnances avec toute l'exactitude « qu'un apothicaire doit faire celle d'un médecin ».

Ce n'était pas assez, Houppeville se montra inexorable, et ne voulut donner son désistement à la procédure qu'à la condition de voir Duchemin renouveler sa déclaration en place publique. L'infortuné dut en

La Faculté, qui avait déclaré l'*antimoine* poison, ne se souciait nullement de se déjuger, elle tenait à conserver son prestige. Elle continuait à parlementer; opportunistes et radicaux de cette assemblée défendaient leurs principes. Guy-Patin inscrivait sur un énorme registre le nom des malades tués par l'antimoine, et l'avait intitulé : « *Le martyrologe de l'antimoine*, ou le *témoignage de la vertu émétique.* » La dispute en arriva à un tel point, qu'on fut obligé d'avoir recours à l'autorité du Parlement, qui ordonna que la Faculté s'assemblât pour en délibérer. Cent douze docteurs-médecins se réunirent, et quatre-vingt-douze furent d'avis de mettre le *vin émétique* au rang des remèdes purgatifs. Suivant leur avis la Faculté rédigea son assentiment pour en autoriser l'usage et le faire inscrire au codex, qui parut en 1637. Sur l'avis de la Faculté, le Parlement rendit un arrêt par lequel il était permis aux docteurs en médecine seuls de se servir de l'antimoine, et en particulier du *vin émétique* (1), d'écrire sur ses propriétés, de les discuter, et défendit à toute autre personne d'en faire usage que par leur avis. Voici donc comment cette querelle toute carnavalesque prit fin. L'antimoine eut raison, mais les apothi-

passer par là. Il y a un autre document caractéristique au point de vue des mœurs, oyez : Il était d'usage (toujours à Rouen), chez les médecins, de se réunir dans un banquet amical; mais pendant plusieurs années il ne put avoir lieu, car, au dire des registres, tout l'argent a été employé en frais de procédure. Se priver de dîner pour plaider, remarquer Mr Raynaud, le fait n'est plus médical, il est normand.

Cité dans la thèse de M. Marty qui en indique les sources. M. Raynaud, Jacques Bovionnier. (*Advis au public sur les différends susoités aux médecins de la ville de Rouen par les apothicaires* (1656). A. Avenel, le collège de médecine de Rouen (1847).

(1) Il est certain que pour le vin émétique, chacun des médecins qui osait le prescrire, le préparait, l'administrait et le vendait lui-même. Guy-Patin ne laisse aucun doute à cet égard. Le médecin Paulmier, élève de Fernel, était normand. et avait été déjà en 1566, chassé de la Faculté pour avoir approuvé cette préparation. Il était l'ami de Duchêne (Quercitan). Or, dit Guy-Patin, de son temps le cidre n'était pas commun à Paris, où le vin était bon marché. Même au temps d'Henri III les Normands semblaient être maudits en ne buvant pas de vin. Paulmier, sachant que le public ne connaissait pas le cidre, en faisait venir à Paris par bouteilles, y faisait tremper le *séné* peu connu alors, et constituait des apozèmes rafraîchissants qu'il vendait un *escu* la pièce ! Donc les médecins n'étaient point fondés à houspiller les apothicaires.

caires eurent le dessous. Guy-Patin était alors doyen de la Faculté, où, malgré son esprit de littérateur et de pamphlétaire, il n'empêcha point le courant des idées nouvelles de rompre la digue que lui et ses collègues croyaient d'une solidité à toute épreuve.

Cependant l'époque où la vieille Faculté allait succomber sous le poids de sa faiblesse sénile, gravement augmenté encore par son fatras d'idées absurdes et étroites, avançait à grands pas. Une phalange de savants fera germer des innovations intelligentes, dont profiteront largement la médecine, la pharmacie et encore mieux les malades.

Nous parlions plus haut d'une phalange de novateurs qui allaient changer la physionomie de la médecine et de la pharmacie; or nous sommes arrivés au moment précis où la science va subir une précieuse influence. Dès lors, le sort en est jeté, la pharmacopée chimique est créée ! Les médicaments actifs employés sous un petit volume commencèrent à être en faveur, même auprès de ceux qui s'étaient déclarés les plus hostiles à l'invention aussi bien qu'à l'application thérapeutique de la chimie médicale. Les médecins novateurs et les pharmaciens-chimistes ne furent plus traités *d'ivrognes* et d'enragés *empoisonneurs.* Ils n'avaient plus beaucoup à se défendre contre les routines absolues de l'ancienne école. Déjà sous la minorité de Louis XIII, Guillaume Davisson, professait la chimie au jardin du roi, il y avait traité des médicaments chimiques et en particulier de la *cristallographie.* Toutefois, le règne encore agité de Louis XIII, la minorité de Louis XIV avaient retardé encore, pour ne parler que de la France, le progrès très marqué dans les sciences. Cependant, hâtons-nous de dire que toutes les nations y apportèrent leur contingent; de tous côtés surgirent des hommes illustres. Le chimiste Wan-Helmont, célèbre par ses observations sur les eaux minérales, par ses travaux relatifs à la chimie technique et à la pharmacie; Robert Boyle, Robert Fludd, Glauber, firent eux-mêmes une dure controverse aux médecins qui refusaient systématiquement de reconnaître la nécessité ou l'importance de la chimie dans l'art de guérir.

On peut considérer Glauber comme étant le Paracelse de son époque. Il fit paraître des ouvrages très importants qui furent traduits en trois langues. De même que Robert Boyle, il alliait partout la physique et la chimie, et disait que : *la médecine, la pharmacie, l'agriculture, aidées par ces deux sciences, doivent se donner la main et se prêter un appui mutuel.* Enfin, Glauber et Kunckel furent les précurseurs des pharmaciens chimistes, Cluzel, Lémery, Geoffroy et Schèelle, qui devaient plus tard eux-mêmes illustrer la science. C'était donc la voie ouverte à la vraie chimie dans laquelle on rencontre aujourd'hui : le *Kermès*, le *sulfate de soude*, le *calomel*, le *sulfate de potasse*, le *phosphore des os*. Ces chimistes mirent en un mot l'ordre, la méthode et la clarté dans toutes les opérations chimiques appropriées à la pharmacopée. On verra plus tard ces humbles apothicaires, très conspués, très abaissés par le dédain puéril de leurs rivaux, essayer de réagir contre le peu de logique de la médecine d'alors ; ils blâmeront la saignée dont l'usage immodéré en même temps qu'irréfléchi prenait des proportions extraordinaires. Ils tourneront aussi en ridicule la polypharmacie galénique, le plus bel ornement de l'ancienne Faculté et de ses adeptes ! Sortaient-ils néanmoins du rôle qui leur était personnel ? Peut-être ! mais il faut convenir, très justement aussi, que l'application de la célèbre parole : *Sortir de la légalité pour rentrer dans le droit*, ne serait pas dans ce cas lettre morte !

II

Avant que de pouvoir énumérer les faits les plus saillants de l'histoire de la pharmacie sous le règne de Louis XIV, époque qui à la vérité ne possède rien de trop particulier, ni de trop indifférent au point de vue de son organisation, mais qui est remarquable pour le côté scientifique, il nous faut cependant toucher au fameux serment des apothicaires.

Cette pièce, non ridicule toutefois au point de vue de l'idée qui lui donna naissance, constitue pourtant par le fond et par l'ensemble de certains propos qui s'y épanouissent, la trame d'un vaudeville dont pourraient tirer parti les meilleurs auteurs comiques du théâtre de notre temps.

On demandait un jour à un acteur fameux (notre contemporain), comment il pouvait se procurer des chapeaux d'une forme inédite, et dont la vue seule était un poème burlesque pour tous les spectateurs qui s'esclaffaient de rire ! A quoi le comédien répondait imperturbablement : « Quand je n'en peux trouver nulle part, *je me les fabrique moi-même !* »

Notre intention, on peut en être assuré, n'est point de vouloir assimiler les respectables apothicaires de l'époque à une personnalité bouffonne ; mais qu'il nous soit permis de dire cependant qu'ils n'auraient rien à lui envier, non pour le burlesque de sa coiffure, mais pour le haut comique qu'ils donnèrent à quelques articles de ce serment en le paraphrasant. Cette fantaisie prit naissance au milieu du règne de Louis XIII et y eut grande faveur, flattant les vieux apothicaires, plaisant aux jeunes, et surtout agréable à leurs épouses, qui y sont considérées comme en étant le plus bel ornement.

Si le lecteur le permet, nous mettrons sous ses yeux le serment officiel, en plaçant en regard et en y ajoutant les commentaires et les additions apportées à cette pièce originale.

VÉRITABLE SERMENT	PARAPHRASE
Je jure devant Dieu, auteur et créateur de toutes choses..... d'aimer et d'honorer mes parents le plus qu'il me sera possible. D'honorer, respecter et faire servir, en tant qu'en moi sera non seulement aux docteurs médecins qui m'auront instruit en la connaissance des préceptes de la phar-	D'être vigilant, bien advisé et de montrer la reconnaissance aux doctes médecins, par une grande confiance en leur art, comme aussi aux maîtres dont j'étais l'apprenti.

macie, mais aussi à mes précepteurs et maîtres pharmaciens sous lesquels j'aurai appris mon mestier.

De ne médire d'aucuns de mes anciens docteurs, maîtres pharmaciens ou autres qu'ils soient.

De rapporter tout ce qui me sera possible pour l'honneur, *la gloire, l'ornement et la majesté* de la médecine.

De n'enseigner aux idiots et ingrats les secrets et raretés d'icelle.

De ne rien faire témérairement sous avis du médecin ou sans l'espérance de lucre tant seulement.

De ne donner aucun médicament purgation aux malades affligés de quelques maladies que premièrement je n'aie pris con-

D'être la main droite du médecin qui ne peut rien faire sans le pharmacien, et veiller que par ma faute, il n'arrive rien de dangereux pour la vie du malade, car s'il meurt, le médecin court le danger de perdre la vie de sa vie qui est sa réputation.

N.-B. *Façon très adroite de ne pas s'humilier complètement.*

A fuir, mépriser les vagabonds, buveurs, *indiscrets*, débauchés, adonnés aux choses déshonnêtes et aux sortilèges.

De ne rien faire à ma fantaisie, ou selon quelques dispensaires non authentiques, mais de me servir des plus approuvés, de montrer aux médecins avant de les dépenser, les médicaments composés, afin qu'ils voyent et examinent les ingrédients, et qu'ils rejettent ceux qu'ils jugeront ne pas être bons.

De ne pas donner des breuvages laxatifs à qui que ce soit, ou de vendre des choses venimeuses sans consentement d'un médecin

seil de quelques doctes médecins.

De ne toucher aucunement aux parties honteuses et défendues des femmes, que ce ne soit par grande nécessité, c'est-à-dire lorsqu'il sera question d'appliquer dessus quelques remèdes.

De ne découvrir à personne le secret qu'on m'aura commis.

De ne jamais donner à boire aucune sorte de poison à personne, et de ne conseiller jamais à aucun d'en donner non pas même à ses plus grands ennemis.

De ne jamais donner à boire une potion abortive.

De ne jamais essayer de faire sortir du ventre de la mère le fruit en quelque façon que ce soit, que ce ne soit l'avis du médecin.

D'exécuter de point en point les ordonnances des médecins sans y ajouter ou diminuer, en tant qu'elles seront faites selon l'art.

approuvé, ou l'aveu d'un magistrat.

De fuir comme la peste les débauchées, les avoir en horreur comme la *paillardise* et les amours *illicites*, car ils me feraient négliger l'art et commettre des fautes irréparables, qui me conduiraient à faire des *philtres*, des *venins* et autres choses abominables, c'est pourquoi je jure de *me marier* et de vivre *modestement* à la *maison avec ma femme.*

De ne point vendre *arsenic*, et aussi narcotiques, soit *simples* ou *composés* aux indoctes, empiriques, *barbiers*, *basteleurs*, *juifs*, *joueurs de passe-passe*, *ni à mes ennemis*.

De ne point donner aussi aux *vieilles* ou *sages-femmes*, aucun médicament pour provoquer les *mois des femmes*, ou pour les *faire avorter* ou tuer leur *fruit*, si ce n'est que quelques docteurs les ait ordonnés.

De ne pas recevoir ni accomplir les ordonnances qui ne sont point signées du médecin ni ajouter ni diminuer à celles qu'il effectue, mais de les faire purement, et avec conscience comme le docteur les à ordonnées : de me donner bien garde d'augmenter la dose de quelques violents médicaments afin de faire croire que ces drogues sont meilleures que celles des autres.

De ne me servir jamais d'aucun succédané ou substitut (quid-pro-quo), sans le conseil de quelque autre plus docte que moi.

De ne point accomplir témérairement les ordonnances que je n'entendrai point et de ne point user du (quid-pro-quo), sans l'avis du médecin, de ne point persuader aux malades de prendre les remèdes autrement que le médecin ne les a ordonnés, comme le font quelques présomptueuxqui, pour paraître bien entendus, diront quelquefois que les remèdes que le docteur aura prescrits sont trop bénins, qu'il faut les changer parce qu'ils sont violents ou nuisibles.

De donner aide et secours indifféremment à tous ceux qui m'imploreront, et finalement de ne tenir aucune mauvaise et vieille drogue dans ma boutique.

D'avoir la douceur, la courtoisie, la promptitude, la miséricorde envers les pauvres et les riches, de ne point vendre *ni cire ni safran falsifiés*, de découvrir au médecin les compositions et drogues trop vieilles, gâtées ou corrompues, moisies en quelque sortes que ce soit.

D'avoir la conscience bonne et ne point faire mon profit au péril de la santé des pauvres malades.

Le Seigneur me bénira toujours tant que j'observerai ces choses.

Je sais que le Tout-Puissant regarde d'un *œil de lynx* tout ce qui se fait ici-bas, et qu'il récompense ceux qui font le bien, plus que ne pourraient le faire tous les opulents de la terre.

Tel est ce serment officiel, qui démontre très largement la domination de la Faculté de médecine, et la lourdeur de la férule des vieilles universités gonflées d'orgueil. A la vérité, ce serment n'a rien qui blesse la conscience, mais la paraphrase de certains de ces articles datant surtout du règne de Louis XIII est, comme on peut en juger, d'un comique achevé. Il ne respire rien de la grandeur antique; copié sur le serment d'Hippocrate, il n'en possède point la plus petite lueur de majesté. Le ridicule, si ridicule il y a, a été systématiquement adopté par des causes connues, et qu'il est inutile d'affirmer davantage. Remarquons toutefois le soin qui a été mis surtout à en faire disparaître, pour cette époque signalée par l'apparition des médicaments chimiques, un article spécial et qui en vise les détenteurs et les partisans : « De désavouer et fuir comme peste, la façon de « pratique scandaleuse et totalement pernicieuse de laquelle « aujourd'hui se servent les charlatans *souffleurs d'alchimie*, « à la grande honte des magistrats qui les tolèrent (1). »

Notons, en même temps, que la paraphrase du serment n'était point officielle, et, connu plus tard sous le nom du *Devoir du pharmacien*, il était platonique pour la plupart d'entre eux. Toutefois le serment officiel a été modifié plus tard au commencement du dix-septième siècle quant à la forme, mais le fond est resté absolument le même. Il est probable que chaque Université, comme Montpellier, Toulouse, etc., avait la formule du sien, que tout candidat admis devait prêter dans les mains du chancelier. Mais le plus connu, l'*officiel*, est le vrai serment des apothicaires de Paris qui dut servir de type aux autres.

(1) Cet article, spécial comme nous le faisons observer, existe dans le serment solennel prêté devant la Faculté par les apothicaires. Ils surent s'en affranchir lors de l'apparition de la pharmacopée chimique.

Les règnes de Henri IV et de Louis XIII ne furent point hostiles aux idées nouvelles tant pour la médecine que pour la pharmacie. La preuve peut en être directement donnée tant pour l'établissement de cours y afférant dans les Facultés de médecine, que par la dénomination des chaires où ils étaient professés.

Toulouse ne fut point en arrière, et nous puisons les renseignements suivants, dans un article trop court pour l'intérêt qu'il présente, et publié dans le *Bulletin de la Société de pharmacie* de la même ville en mai 1882, par son secrétaire-général, notre sympathique confrère et ami M. Tujague. En attendant que dans le cours de cet ouvrage son nom se retrouve sous notre plume, écoutons-le :

« Dès que l'on eut ouvert, dit-il entre autres choses, les « Facultés de médecine, et notamment à Montpellier, au « commencement du dix-septième siècle, Henri IV voulut « que la Faculté de Toulouse procurât le même avantage à « ses élèves; il établit en 1604 une troisième chaire pour « l'enseignement de la *chirurgie-pharmacie*. C'est que depuis « 1215, Toulouse possédait une Ecole de chirurgie et une « Faculté de médecine, après celle de Paris la plus ancienne « du royaume. La bulle de confirmation du 3 mai 1234, « adressée par Grégoire XI, comprend les professeurs de « médecine, alors désignés sous le titre de *physiciens* dans « la Faculté des arts. Cette Université, qui devint vite une « des plus célèbres, avait les mêmes privilèges que celle de « Paris. Ses professeurs étaient enterrés avec l'anneau d'or, « l'épée et les éperons ! » Comme notre confrère nous ne regrettons pas le *bon vieux temps* des apothicaires sans doute, et comme lui nous nous demandons si les pharmaciens actuels ont bénéficié pour une juste part des conquêtes civiles de la Révolution française ? Que chacun examine sa situation et se fasse réponse à lui-même !

Enfin Louis XIII ne changea point les institutions créées par son père Henri IV, et Louis XIV ne sera pas hostile aux progrès réalisés (sans lui bien évidemment), dans l'enseignement de la *chimie* appliquée à la pharmacie (1).

III

Le Grand Roi, comme l'histoire nomme Louis XIV, apporta comme ses prédécesseurs quelques modifications à l'exercice de la pharmacie. Toutefois les événements le servirent à souhait pour le côté commercial, dont l'influence est notoire pour le côté scientifique.

Sous son règne la France fit d'immenses progrès en tous genres, les lois avient été réformées, le canal de Languedoc avait ouvert une communication avec l'Océan et la Méditerrannée. De nombreuses manufactures s'étaient élevées ; elles offraient à la classe indigente du travail, au commerce de précieuses ressources. Un conseil de commerce fut établi, le Roi le présidait lui-même tous les jours. Les ports de Marseille et de Dunkerque furent déclarés francs, bientôt cet avantage y attira le commerce du Levant et du Nord, coïncidence heureuse pour les approvisionnements médicinaux. D'un autre côté cette réunion de grands savants dans toutes les branches de la science, et dans laquelle la pharmacie brilla dignement, apporta un nouvel élan dans l'exercice de l'art, en y suscitant des célébrités. Cependant, il faut le répéter encore, la Faculté de Médecine mettait suivant l'expression vulgaire, « des bâtons dans les roues », et son influence soit sur le monarque, soit sur le Parlement luimême, pesa encore lourdement sur nos anciens collègues les pharmaciens exerçant. L'obssession de la chimie empêchait le sommeil des Galénistes qui, sous l'influence de songes agités, n'en continuaient pas moins la guerre contre les innovateurs du système spagyrique.

L'antimoine qui avait été déclaré *poison* par la Faculté,

(1) La gloire de Louis XIV, en effet, réside dans l'éclat que jetèrent sous son règne les lettres et les arts jamais on ne vit dans un aussi court espace de temps, une telle réunion de génies littéraires et scientifiques. Ces grands hommes avaient élevé l'orgueil de la France.

ne fut pas seul à jouir de la qualité de ce titre. Dans sa *furia* elle ne voulut point s'arrêter en si beau chemin, elle déclara *urbi* et *orbi* : qu'un certain pain de fantaisie possédait aussi bien que l'antimoine des propriétés vénéneuses. On peut dire ici que le *ferment naturel* devint, pour les besoins de la cause, le *ferment de discorde*. Dans des pains de luxe, que les boulangers fabriquaient alors, et connus sous le nom de *pains Mollets*, ils avaient substitué la *levure de bière* au levain ordinaire. Les docteurs régents, auxquels fut soumise la question, déclarèrent *ex cathedrâ* : « que ces « pains étaient contraires à la santé publique, au point de « vue hygiénique à cause *de l'âcreté née de la pourriture de* « *l'orge et de l'eau qu'ils contenaient!!!* » Nécessairement, qui fut blâmé dans la circonstance? ce furent les apothicaires qui maintenaient *mordicus* de leur côté que la *levure de bière* ne pouvait être poison malgré même l'arrêt de la Faculté qui, comme l'antimoine, l'avait déclarée *vénéneuse* avec une solennelle emphase! Les caricatures tombèrent dru sur les apothicaires, mais malgré tout cela et quand même, l'aréopage médical souverain recevait de temps en temps quelques horions, soit dans sa dignité, soit dans son omnipotence. En 1647, les charlatans infestaient Paris, vendant leurs remèdes en plein vent sur la plupart des places. Comme de nos jours, après une parade annoncée par le retentissement ahurissant des hautbois, fifres, clarinettes, grosse caisse et tambour, ces énergumènes, vêtus d'oripeaux fantastiques, offraient à la foule des badauds des médicaments de toutes sortes, destinés et réputés à combattre toutes les maladies (1).

(1) Une longue lettre détaillée, écrite sous le règne de Louis XIV par un étranger qui avait séjourné longtemps à Paris, contient à ce sujet beaucoup de détails et de critiques. Nous en extrayons quelques impressions qui se rapportent à notre travail.

« On rencontre sur le Pont-Neuf une infinité de charlatans, les uns « remettent les dents tombées, les autres font *des yeux de cristal* ; il « y en a qui guérissent les maux incurables, celui-ci prétend avoir dé- « couvert la vertu cachée des simples, ou de quelques *pierres en pou-*

C'étaient Tabarin et Gautier-Garguille, débitant sous les yeux de l'autorité, qui ne les inquiétait point, leurs boniments et leur pharmacie, malgré aussi la Faculté qui s'opposait à la vente de l'*orviétan* et des compositions analogues. Un médecin nommé Courval essaya en vain, de par la Faculté et sur son instigation, d'intenter un procès aux vendeurs, il le perdit; et comme pour narguer davantage encore, s'il se pouvait, cette haute influence, l'*orviétan*, dès la même année, se vendit en vertu d'un privilège de Louis XIV, privilège que confirma Louis XV.

L'autorité, en effet, les protégeait. Le charlatan, que l'on appelait parfois *Opérateur*, désireux de vendre ses spécialités, avait de nombreux devoirs à remplir. Dans les commencements du moins, il en fut ainsi; mais peu à peu on se relâcha de cette sévérité, et la *lettre d'autorisation* devint si facile à obtenir que villes et villages étaient infestés de ces spécialistes. Pour parer à de si criants abus, Louis XIV ordonna en vain : « Que toutes personnes, sans exception, « qui ont cy-devant obtenu des brevets, permissions et pri- « vilèges pour la distribution des remèdes spécifiques et « autres, quels qu'ils puissent être, soient tenus de les rap- « porter ou envoyer dans deux mois, à compter du jour de « la publication du présent arrêt, au sieur lieutenant géné- « ral de police de Paris, pour, après l'examen fait des dits « brevets, permission et privilèges ensemble des remèdes « dont ils autorisent la distribution, être par Sa Majesté « statué ce qu'il appartiendra, tant pour la confirmation « que pour la révocation des dits brevets, permission et « privilèges, s'il échoit; fait Sa Majesté très expresses dé- « fenses à tous ceux qui ne les auront point rapportez ou « envoyez dans le temps de deux mois, de distribuer aucuns

« dre pour blanchir et embellir le visage, celui-là assure qu'il rajeunit » les vieillards, etc., etc.

Il passe enfin aux médecins de cette ville, se récrie contre leur ignorance et dit : « *ce que je trouve d'injuste, c'est que l'on paie également, le médecin qui tue, et celui qui guérit.* »

« remèdes... à peine de cinq cents livres d'amende. »

M. Marty, dans son travail que nous avons déjà eu l'honneur de citer, rapporte que cet arrêt fut aussi promulgué à Montpellier, comme à Paris. Or, malgré les réclamations de la Faculté, des Universités, on faisait l'examen des drogues entrant dans le spécifique, et, si elles étaient trouvées « propres et utiles », on en autorisait la composition et la vente. Un apothicaire et un maître chimiste en ayant fait l'analyse, l'autorisation était accordée, et le charlatan avait le droit de *vendre et de distribuer son orviétan à tous et par toutes les cités*. C'était là, convenons-en pourtant, un renversement des choses ! Les Facultés et les Universités, vaincues par les charlatans, aidés du pouvoir royal, que peut-on voir de plus inouï ? N'est-ce pas là le cas d'appliquer à ces empiriques ce que dit Molière dans la préface de son *Tartuffe* (l'*imposteur*) : « La médecine est assurément un art profi« table, et chacun la révère comme une des plus excellen« tes choses que nous ayons, cependant il y a eu des temps « où elle s'est rendue odieuse, et souvent on en fait un art « d'empoisonner les hommes ! » Triste coïncidence avec les temps actuels, la médecine et la pharmacie y sont ravalées ! Là n'est point cependant une chose futile, ni l'autorité, ni le public raisonnable ne parviendront jamais à trancher la question, aujourd'hui surtout où la spéculation même n'a point honte de paraître dans un centre d'où elle devrait être à jamais bannie ! Car, on ne peut se le dissimuler, le préjudice causé par les médicastres, les marchands de remèdes constitue non-seulement la concurrence, mais une plaie profonde sur les honorables corporations de la médecine et de la pharmacie ! Croirait-on même, dans les temps dont nous esquissons brièvement l'histoire à ce point de vue spécial, qu'on allait conjurer un tel état de choses ? Tout au contraire, sous le règne suivant, en 1741, le privilège accordé aux charlatans leur fut confirmé, et la dynastie des sorciers, rebouteurs, empiriques et charlatans a su résister aux temps, aux événements politiques et aux révolutions plus inébranlables eux-mêmes que les dynasties royales qui les protégeaient ?

Le panorama que nous venons, selon nos moyens, de tâcher de mettre sous les yeux de nos lecteurs, constitue pour ainsi dire un dessin représentant le milieu dans lequel s'agitaient les éléments médicaux et pharmaceutiques. Mais pendant que les spectateurs de la galerie en faisaient des gorges chaudes et que, attirés par le retentissement de circonstances et de faits ridicules et mesquins, ils voyaient la dignité de leurs auteurs compromise; des esprits sérieux travaillaient dans l'ombre à la restauration des anciennes et à l'invention des nouvelles voies susceptibles d'affirmer sûrement la marche de la science. Pour le bien moral de la médecine et de la pharmacie, leurs représentants se trouvaient alors divisés en deux camps. L'ancienne routine allait être vigoureusement ébranlée. La Faculté de médecine de Montpellier d'un côté, les jeunes médecins de la Société royale de médecine de l'autre, combattirent la résistance.

Le bon sens populaire se montra favorable aux idées de progrès, et le défi très courageusement lancé à la face de la routine trônant sur son siège professionnel, vêtue de la robe longue à grandes manches, le rabat au cou, la chausse d'écarlate sur l'épaule et le bonnet carré sur la tête, lui donna l'avertissement que le fauteuil sur lequel elle était pédagogiquement installée commençait à craquer de toutes parts, et que, vermoulu et branlant, il était temps pour elle de le quitter avant son effondrement total.

IV

Ce que l'on est en droit de pouvoir nommer relativement moderne, quant au changement de l'enseignement de la matière médicale, s'opéra à cette époque à la Faculté de médecine de Montpellier. En 1653, une chaire *de chimie* y fut fondée, avec Daguin comme titulaire. Cette innovation troubla la Faculté de Paris, qui s'agita de nouveau furieuse et mécontente comme atteinte dans sa dignité en lançant diatribes sur diatribes, discours et réprobations fulminantes et terribles. Ce sera pis encore, dans les autres grandes villes du royaume qui comme Toulouse elle-même, verront aussi par la même protection royale, l'enseignement de *la pharmacie* aidé d'une façon très efficace par l'enseignement de *la chimie.*

Nous avons ici encore l'agrément de citer le travail de M. T. Tujague auquel nous laissons la parole avec plaisir :

« En 1705, la charge de conseiller-médecin ordinaire de « la ville de Toulouse fut érigée en une quatrième chaire, « qui fut consacrée uniquement à enseigner l'*anatomie chi-» rurgie.* La troisième chaire de la Faculté resta occupée « des leçons de *pharmacie et de chimie.* On y donnait aussi « des cours de botanique, quoique il n'y eût pas encore « d'établissement particulier pour cet objet ; mais le zèle « des professeurs y suppléait. »

De tous les détails puisés dans l'*Almanach historique du Languedoc*, il en est un concernant la pharmacie et que je copie sans rien y changer. Ainsi dit notre érudit collègue :

« De tous les états qui existent dans la société civile, l'art « scientifique de la *pharmacie* et *chimie*, qui embrasse une « des principales branches du commerce et qui compose « encore la seconde partie de la médecine, appelée *dialecti-« que*, est un de ceux qui exigent le plus de connaissances « pour la composition des remèdes : voilà pourquoi le roi « Jean fit un règlement, par son ordonnance du mois de « mai 1355, qui accorda des privilèges à tous les apothicaires « du royaume ; ses successeurs les ont presque tous renou-« velés. Louis XV, par ses lettres-patentes du mois de février « 1751, confirma les statuts des apothicaires de Toulouse,

« dûment enregistrés en la Cour, le 27 du dit mois ;
« ils vivaient sous ce régime depuis l'an 1471, temps « auquel ils avaient également le droit de visiter les *dro-« gues, épiceries et cire* dans toutes les boutiques des mar-« chands qui en vendaient, comme ils l'ont encore.

« Les apothicaires possédaient la qualité de notables « citoyens et ont fourni nombre de Capitouls. Il y a peu de « corps qui jouissent d'autant de privilèges que les apothi-« caires ; la Cour leur a donné dans toutes les occasions les « marques de sa protection, en les dispensant du port d'ar-« mes, tutelles et toutes les actions publiques sans exception ; « et MM. les Capitouls de leur côté les dispensaient de « la garde bourgeoise »

Après avoir dépeint ainsi la situation aussi honorable des apothicaires Toulousains, M. Tujague conclut ainsi avec sa verve et son esprit finement critique :

« Ne rions plus des apothicaires nos aïeux ; décidément « nous les avions trop jugés d'après Molière. D'inspecteurs « nous voilà inspectés ; d'aucuns trouvent la chose natu-« relle, par amour du changement, sans doute et non pour « autre chose, car le Français est né malin. Mais il nous « reste l'honneur de siéger au Capitole et les lois sont faites « par l'Assemblée nationale, dont tout pharmacien a le droit « de faire partie » (1).

Ainsi s'exprime spirituellement le secrétaire général de la Société de pharmacie du Sud-Ouest. Cette Société peut briller au Capitole de Toulouse, elle en est bien digne. Actuellement en pleine voie de prospérité, elle honore la Pharmacie française, non seulement par l'impulsion qu'elle donne aux questions scientifiques qu'elle met en lumière,

(1) Les Pharmaciens de presque toute la France, à cette époque, étaient appelés à remplir des fonctions civiles. En 1662, pour ne pas remonter plus haut, un apothicaire de Paris, N. Souplet, était échevin du quartier Saint-Merry, et en 1629 déjà la ville de Paris concédait aux apothicaires des armes, avec des considérants très flatteurs pour eux et la corporation.

mais encore par tout le souci vigilant qu'elle apporte à sauvegarder les intérêts moraux de la profession. — La patrie de Clémence-Isaure jouit dans ses enfants de toute l'aptitude de leur esprit, qui sait cultiver simultanément la poésie amoindrissant les peines aiguës du cœur et de l'âme, et approfondir les sciences utiles, qui conjurent les souffrances physiques! Ornement précieux de ces vives intelligences illuminées par le soleil des troubadours et par les rayons non moins éclatants d'une solide érudition!

A Paris tout particulièrement, pendant que l'on riait des apothicaires, et qu'à leurs dépens on faisait des gorges-chaudes, la petite rue Galande était témoin d'une animation à laquelle elle n'était point accoutumée. Un jeune homme s'y livrait dans son apothicairerie à un cours de *chimie* et saluait avec enthousiasme l'idée des rénovations scientifiques. Laissons la parole à notre illustre et regretté maître Jean-Baptiste Dumas, qui, dans ses leçons de *philosophie chimique*, fait ainsi le portrait du jeune savant :

« Ce jeune homme sur lequel tous les regards sont fixés, « aux paroles duquel toutes les oreilles prêtent une si vive « attention, vous le devinez, c'est une révolution personni- « fiée, c'est *Nicolas Lèmery*. Pourquoi ce grand concours et « cet empressement? C'est qu'à de profondes connaissances « il sait unir l'art de les exposer d'une manière simple, ac- « cessible à tous et éclairer ses leçons par des expériences « brillantes et précises. C'est que, abandonnant le langage « énigmatique et voilé de ses devanciers, il consent à parler « chimie en français. »

L'humble maison était hantée par tous les amateurs de chimie, et le roturier aussi bien que le duc ou le marquis, dont les équipages brillants et les livrées éclatantes stationnaient devant sa porte, venaient entendre de la bouche du maître l'explication des phénomènes d'une science appelée à une si haute destinée.

Lèmery était né à Rouen le 19 novembre 1645. Un pharmacien de cette ville du nom de Bourdot le reçut dans sa pharmacie en qualité d'élève, où il resta plusieurs années entièrement livré à cette étude et à celle de l'histoire naturelle, en ayant soin de réunir tous les faits qui lui paraissaient curieux et nouveaux. Son apprentissage étant terminé et ayant atteint l'âge de vingt et un ans, il se rendit à Paris et logea chez Glazer, démonstrateur au jardin du roi, dans le laboratoire duquel il travailla. Glazer était un alchimiste très peu communicatif, d'un caractère dur et irascible. Lémery sentit qu'il n'avait pas à profiter à une pareille école, quoiqu'il soupçonnât cependant que cette alchimie décevante était appelée à donner naissance à la chimie, cette science toute de faits et de vérités. Il avait compris de bonne heure qu'en s'écartant des routes que le génie nous trace on s'expose à embrasser des erreurs sans réflexion et comme par instinct ; aussi, loin de suivre des opinions au hasard et par un respect aveugle pour les grands noms qui les ont avancées, il crut préférable de consulter sans cesse l'expérience ; car c'est elle seule qui explique les faits, et ceux-ci restent la vérification d'un principe ; cela convenait bien mieux à la trempe de son esprit que le fatras alchimique de Glazer.

Il le quitta afin de voyager et visiter les savants pour puiser chez eux des connaissances nouvelles et quelques secrets. Il arriva à Montpellier, ville qu'il choisit d'abord, où le pharmacien le plus en renom de la cité, M. Verchant, qui y jouissait d'une notoriété considérable, le reçut chez lui. Là il commença à montrer la chimie à quelques étudiants. Dans ses leçons, Lémery s'attacha à captiver son auditoire par la clarté qu'il portait dans ses démonstrations et les soins qu'il prenait d'en faciliter l'intelligence. Il écartait tout ce qui pouvait jeter quelque obscurité dans ses explications. C'est alors que tout Montpellier retentit des éloges du jeune professeur ; le nombre de ses écoliers s'accrut à un tel point, que les médecins et même les professeurs de cette célèbre Université, dit M. de Fontenelle, accoururent à ses leçons. Lémery profita de son séjour à Montpellier pour y étudier la médecine. Il reprit ensuite le cours de ses voyages, et après quelques années, il revint à Paris où il fit un cours de chimie expérimentale dans le palais du prince de Condé, en présence de ses amis, le célèbre Tournefort, Régis, du Verney et Homberg.

Peu d'années après, Lèmery se maria, prit le titre de maître apothicaire et ouvrit les cours de chimie de la rue Galande; c'est à ce moment que nous le retrouvons. Nous avons dit déjà que l'affluence y fut considérable, et nombre de pensionnaires, qui ne pouvaient tous se loger chez lui, remplissaient les hôtels de cette rue, et l'on avait beaucoup de peine à pénétrer dans le sous-sol où il professait. A la voix du jeune professeur, toutes les théories absurdes, tous les faits mal observés, disparaissaient pour faire place à des explications plus en rapport avec l'expérience qui seule était pour lui *la démonstration* des *démonstrations*.

En effet, l'évidence qui en résultait le mettait à l'abri de tout soupçon d'erreur ou d'illusion.

Les produits de son laboratoire et de sa pharmacie étaient si grands, que le *magistère de bismuth* suffisait seul aux fortes dépenses de sa maison. Lèmery était au comble de sa prospérité quand l'intolérance vint l'en arracher; il appartenait à la religion réformée; il reçut l'ordre de cesser les cours et de fermer son établissement pharmaceutique. Soudain le marquis de Brandebourg lui fit offrir de créer pour lui une chaire de chimie à Berlin; il refusa cette offre bienveillante et continua à faire secrètement des cours. Les persécutions ne faisaient que s'accroître, il passa en Angleterre où il fut bien accueilli par Charles II. Mais les troubles de ce royaume forcèrent Lèmery à revenir en France où, par suite de la révocation de l'édit de Nantes (1), l'exercice

(1) Cette mesure, dit M. Duruy, conseillée au roi par l'implacable Louvois, fut imprudente. Trois cent mille protestants tous adonnés au commerce, puisqu'on les avait exclus des charges publiques, s'exilèrent de France. Ils portèrent à l'étranger, en Angleterre, en Hollande, à Berlin, leur habileté de main d'œuvre et leur haine contre Louis XIV. Cela ne profita à personne.

de la médecine lui fut interdit, ce qui non seulement détruisait sa fortune, mais paralysait son avenir. Dès lors Lèmery, cédant à ses convictions et à la voix de quelques amis, embrassa la religion catholique. Il se croyait désormais à l'abri des coups du sort; il n'en fut pas ainsi. On lui permit, il est vrai, de reprendre ses cours ainsi que l'exercice de la médecine, car il avait pris le bonnet de docteur à Caen, mais non celui de la pharmacie auquel il avait été forcé de renoncer en prenant le titre de médecin.

Cependant, pour le rétablissement de sa fortune, la pharmacie lui ouvrait une plus large voie. Les lettres-patentes qu'il reçut du roi ne purent lui rendre fovorables le lieutenant général de police, ni la Faculté de médecine, ni les gardes apothicaires. Mais la réputation de Lèmery était si grande, et son nom honorait tellement la pharmacie, que les apothicaires de Paris, voulant rendre hommage à un si beau caractère, se désistèrent de leurs prétentions. Dès lors, Lèmery se voua entièrement à la pharmacie et publia, en 1697, sa *Pharmacopée universelle*, qui fut suivie, en 1698, de son *Dictionnaire des Drogues simples*, ouvrage qui est encore lu avec intérêt et consulté avec fruit.

Louis XIV, sous l'impulsion de Colbert, fonda la première Académie des sciences en 1666; le pharmacien qui eut l'honneur d'y siéger le premier fut l'apothicaire Bourdelin, qui fit pendant cinquante-six ans son occupation de la pharmacie et de la chimie; or, ce fut comme chimiste que Colbert en fit choix dans la nouvelle Académie qu'il venait de fonder. Le chemin en était tout tracé pour Lèmery, et ses deux ouvrages, les deux plus marquants de l'époque, lui en ouvrirent les portes, et son admission dans la savante assemblée fut accomplie (1).

(1) Sous ce règne furent fondées, en outre, l'académie des inscriptions, de peinture et de musique L'académie des sciences tenait ses séances au Louvre. Elle s'occupait de cinq sciences principales, Mathématiques, Astronomie, Botanique, Chimie, Anatomie. *Bourdelin* et *Lèmery*, pharmaciens, sont les seuls de cette époque qui y pénétrèrent es premiers comme chimistes.

« Pendant vingt-cinq ans, dit M. Cap, ses cours furent « suivis avec enthousiasme et offrirent le premier exemple « d'un succès populaire attaché à l'enseignement de la chi- « mie. Tous les savants lisaient ses écrits avec une sorte « d'avidité ; il purgea la pharmacie d'une foule de formu- « les indigestes et d'une grande partie du fatras arabesque « qui en faisait un vrai dédale. »

Le dernier ouvrage de cet infatigable chimiste fut son *Traité sur l'Antimoine*, ouvrage où l'on trouve des faits précieux et des observations neuves très curieuses pour ce temps. Ces diverses œuvres furent traduites en presque toutes les langues. Après une série si considérable de travaux consécutifs, il mourut à Paris, le 19 juin 1715. Voici, outre les ouvrages cités, les Mémoires qu'il publia dans la collection de l'Académie des sciences :

1° *Des observations sur une extinction de voix guérie par des herbes vulnéaires*,

2° *Note sur une fontaine pétrifiante*,

3° *Des feux souterrains et des tremblements de terre*,

4° *Examen chimique des eaux de Passy*,

5° *Observation sur le camphre et sa purification*,

6° *Sel ammoniac trouvé près du Vésuve*,

7° *Examen chimique de l'eau minérale de* Vezelay *et de* Cransac,

8° *Du miel et de son analyse*,

9° *Examen d'une eau minérale découverte à Paris, au faubourg Saint-Antoine*,

10° *De l'urine de vache*,

11° *De l'hydromel vineux*,

12° *Observations sur la cire, la manne, le sublimé corrosif et les cloportes.*

A la louange de notre illustre confrère, à la mémoire duquel nous avons consacré ces quelques lignes, disons que Lèmery et son collègue académique Moïse Charas, qui l'avait précédé dans la compagnie, furent les deux pharmaciens savants qui se soient véritablement servis d'un langage scientifique, soit dans sa *Pharmacopée Galénique et Chimique*, soit dans *les Cours de Chimie.*

Ce fut à cette époque du règne de Louis XIV que nombre de publications de *Traités de Chimie* appliquée à la médecine et à la pharmacie parurent. Il ne nous faut pas oublier non plus dans la phalange des pharmaciens qui illustrèrent la profession dans le grand siècle, Lefebvre et Geoffroy.

Lefebvre est considéré comme un des grands chimistes de ce temps. Il fut appelé par Valot, premier médecin de Louis XIV, à occuper la chaire de démonstration chimique illustrée déjà par Davisson au Jardin du Roi. Il composa sur la chimie un ouvrage qui eut cinq éditions, et qui fut traduit en allemand et en anglais. Il établit trois genres de chimie : l'une *philosophique*, l'autre *iatrochimique*, et la dernière *pharmaceutique*. Quand Charles II créa la Société royale de Londres, il fut invité par ce monarque à venir prendre la direction du laboratoire de Saint-James.

Nous ne pouvons passer sous silence l'observation originale que nous relevons dans son *Traité de Chimie*, cinquième édition (1751), page 364, tome I. (Chimie pharmaceutique.) Voici ce qu'il recommande aux pharmaciens qui sont désireux d'accomplir leur profession avec conscience :

« Il faut, quand les apothicaires cuiront leurs sirops de « fleurs odorantes, qu'on ne sente pas leurs boutiques de « trois ou quatre cents pas, ce qui témoigne la perte de la « vertu essentielle des parties des fleurs ou des écorces odo- « rantes, si ce n'est que ces apothicaires veuillent faire « sentir leurs boutiques de bien loin, par une vaine politi- « que, qui néanmoins est très dangereuse et très domma- « geable à la société (1). »

(1) Rien de mieux, pourrions-nous ajouter, de ne point perdre inutilement la vertu essentielle d'un médicament que l'on prépare. C'est là une grande prudence digne d'une bonne conscience. Faire sentir sa boutique de loin, comme réclame, cela parait encore insolite ; si *cette*

Citons encore, avec ces hommes régénérateurs de la pharmacie, Boulduc, professeur au Jardin des Plantes, pharmacien de la famille de Saint-Simon, qui en fait l'éloge, et Geoffroy, rue de Bourtibourg, tous les deux académiciens; l'un en 1699, l'autre en 1707. C'était un homme des plus savants. Chez lui se tenaient des conférences réglées où l'astronome Cassini, appelé en France par Colbert, apportait ses planisphères, Truchot ses machines, Joblot ses pierres d'aimant, Duvernoy les sujets qu'il devait disséquer, et Homberg ses appareils pour servir à des opérations chimiques. A ces conférences assistaient des savants bien connus, des jeunes gens nobles qui voulaient s'instruire dans les sciences. Mathieu Geoffroy père, pharmacien et médecin lui-même, n'avait rien négligé pour l'éducation de son fils, sachant combien demandent de connaissances la médecine ainsi que la pharmacie considérées dans toute leur étendue. Outre François-Etienne Geoffroy, notre célèbre pharmacien et médecin, membre de l'Académie des sciences, son frère, Claude-Joseph Geoffroy, fut pharmacien et attaché à cette savante compagnie.

Avec des représentants semblables, on ne peut douter de toute l'impulsion donnée à cette noble et utile science, la pharmacie. — « L'Académie en ce temps, dit M. Jules Le« fort (1), ne constituait point des réunions où seulement, « comme de nos jours, les membres venaient lire des Mé« moires dont ils étaient les auteurs, ou faire des rapports « émanant de personnes étrangères à l'Académie. C'étaient « de vrais laboratoires, situés le plus souvent même dans « le local des séances, entretenus aux frais du souverain

politique est vaine, évidemment elle n'est point dangereuse, à plus forte raison si elle est de bonne odeur. Quant à être dommageable à la société, c'est là une énigme pour quelque chose d'odorant, à moins qu'une odeur, toute suave soit-elle, cause par sa force et sa trop grande évaporation quelques migraines ou céphalalgies aux voisins de l'officine. Nous ne voyons pas trop ici le but de cette platonique recommandation. — (E. G.)

(1) *La Pharmacie dans les Académies*, lu à la séance publique annuelle de la Société de Pharmacie de Paris (1883).

« et dans lesquels on procédait en commun à des expérien-
« ces ou à des observations ; on y discutait les résultats
« obtenus par des expérimentations collectives et par des
« recherches simultanées : les productions des végétaux et
« des animaux, les minéraux, et surtout les eaux minéra-
« les étaient soumises à des analyses ayant toutes pour but
« de surprendre les secrets de la nature. Dès le début, on
« comprit quel rôle important devait jouer dans ce nouveau
« corps savant la pharmacie, profession essentiellement
« pratique, considérée comme le berceau de la chimie.
« Aussi de modestes pharmaciens furent-ils bientôt appelés
« à l'honneur d'y siéger à côté des notabilités de l'époque. A
« mesure que s'avance le dix-septième siècle et que les dé-
« couvertes succèdent aux découvertes, on constate pour
« l'honneur de notre profession que la majorité des travaux
« communiqués à l'Académie des sciences sortent, non pas
« encore de la pharmacie, mais de l'officine d'apothicaires
« intelligents, héritiers des alchimistes, dont ils avaient en
« partie gardé les méthodes tout en abandonnant les chi-
« mériques espérances ! »

Dire que depuis cette époque des pharmaciens en France ont été et sont encore membres des grands corps savants : Académie des sciences et Académie de médecine, cela dispense de commentaires pour le passé, pour le présent, et l'avenir (1).

V

Avant de quitter le règne qui produisit des illustrations dans la pharmacie, et où les découvertes scientifiques surgirent abondantes et fécondes, il nous faut consacrer quel-

(1) Notre compatriote lui-même M. Jules Lefort, pharmacien et membre de l'Académie de médecine, savant hydrologue, en même temps auteur d'importants travaux dans diverses branches de la chimie, est né à Moulins, et a exercé la pharmacie dans l'Allier. C'est un honneur pour nous, de citer cette savante personnalité.

E. GILBERT.

ques lignes aux remèdes nouveaux, dont s'enrichit la matière médicale, et partant de là : l'*approvisionnement* plus complet des officines.

Nous savons que, dès le principe, le commerce des médicaments avait pour vendeurs exclusifs, Venise ou Gênes. Au dix-septième et au dix-huitième siècles, la prépondérance commerciale de ces contrées avait de beaucoup diminué ; et en 1664 la *Compagnie des Indes Orientales et Occidentales* fut créée et celle du *Nord* cinq ans après (1). Louis XIV fournit des fonds considérables à toutes les compagnies, invita toutes les personnes riches à s'y intéresser, et donna un édit, en 1669, portant que les nobles ne dérogeraient pas en se livrant au commerce maritime. Cette circonstance aidant, les produits exotiques arrivèrent en foule, et pour parler seulement des plus importants, il suffit de nommer le *quinquina* et l'*ipecacuanha*.

L'introduction du quinquina en Europe ne date que de 1640, époque à laquelle la comtesse Del Cinchon, femme d'un vice-roi du Pérou, fut guérie par cette écorce d'une fièvre que nul autre moyen ne pouvait guérir. Le nouveau remède porta d'abord le nom de *Poudre de la Comtesse*, puis celui de *Poudre des Jésuites*, parce que les Révérends Pères furent, en 1649, les premiers qui en firent le commerce en ne le vendant qu'en poudre.

Un Anglais, du nom de Talbot, ayant découvert leur secret, voulut leur faire concurrence d'abord dans son pays, puis en France ; selon Madame de Sévigné, il faisait payer 400 pistoles chaque dose de son remède. Enfin Louis XIV lui acheta son secret en 1679 et le fit publier. Ce ne fut alors qu'en 1738 que, grâce à La Condamine, on eut connaissance de l'arbre qui fournit cette précieuse écorce. « Lèmery, dit à ce sujet M. Grave (2), gardant un petit souve-

(1) Sous ce règne, Colbert fit naître le commerce de *transit*. En même temps une protection efficace était assurée au dehors à nos négociants, qui par la fondation de nouveaux comptoirs en Amérique, au Sénégal, aux Indes, furent appelés sur toutes les mers.

(2) Grave, *Loco jam citato*.

« nir de la vieille loi protestante, lançait un petit coup « d'épingle ranounier à l'adresse des Révérends Pères, à « propos du quinquina. Le trafic qu'ils en firent leur fut « très avantageux et leur procura grand gain, car cette « drogue eut le sort de tous les remèdes heureux et salu- « taires qui commencent à paraître : on la tint rare, difficile « à avoir et on la vendit au poids de l'or ; on ne la trafiquait « guère dans les commencements qu'en poudre, apparem- « ment pour la rendre plus mystérieuse et empêcher qu'on « ne devinât trop tôt sa nature et d'où elle était tirée. Son « nom ordinaire était : *Poudre du cardinal del Lugo* ou *Pou-* « *dre des P. Jésuites.* Enfin, ajoute notre confrère : en ache- « tant ce secret à l'anglais Talbot, le grand roi fit peut-être « sa meilleure action, sinon la plus glorieuse ! »

Quant à l'ipécacuanha, son introduction dans la matière médicale date de 1686. Il faut se souvenir cependant que, sous le nom d'ipécacuanha Pison dans son ouvrage de *Medecinà Bresiliensi*, et Margraff dans son *Historia naturalium rerum Brasiliæ*, indiquèrent les premiers, vers 1638, une racine vomitive dont ils vantèrent le succès dans le traitement d'un grand nombre de maladies. Mais la description vague qu'ils donnèrent de cette racine et de la plante qui la fournissait, fit que la cupidité produisit une foule de racines, de végétaux, de caractères botaniques et de pays différents, n'offrant d'autres ressemblances avec les véritables racines, que de jouir de la propriété plus ou moins énergique de contracter l'estomac et de produire le vomissement. Ce fut seulement au commencement de ce siècle que le professeur portugais Bratero fit cesser cette confusion, en donnant une description exacte de la plante du véritable *Ipécacuanha*, qu'il nomma *Callicocca ipecacuanha*, et Richard, *Cæphælis ipecacuanha*, dernier nom qui a prévalu (1).

Les Brésiliens connaissaient donc déjà depuis longtemps les propriétés vomitives de l'*ipécacuanha*. Il ne fut introduit

(1) Dorvault. *Sur l'ipécacuanha.*

en Europe qu'en 1672, époque à laquelle un docteur-médecin du nom de *Legras* le rapporta d'Amérique (1).

M. Maurice Reynaud, dans sa thèse si originale, les *Médecins au temps de Molière*, raconte ce qui suit à propos de l'*Ipécacuanha* : « En 1686, un marchand français, nommé « Grenier, avait rapporté du Brésil 150 livres d'une racine « particulière qu'il nommait *Ipécacuanha*. Ne sachant trop « qu'en faire, il en confia, sous certaines conditions, une « partie au célèbre médecin hollandais Helvetius, lequel « exerçait la médecine à Paris, et y avait de la vogue en « sa qualité d'étranger. Helvetius, avec sa racine brésilienne, « guérit d'abord le Dauphin d'un flux de sang contre lequel « tous les remèdes avaient échoué jusque-là. Après une « cure aussi retentissante, il obtint l'autorisation d'essayer « son remède sur les malades de l'Hôtel-Dieu. Ces essais « furent couronnés de succès et le roi lui accorda une ré- « compense de mille louis. Mais Helvetius oublia, comme il « était convenu, de partager cette somme avec Grenier ; « celui-ci lui intenta un procès qu'il perdit naturellement « et pour se venger, il divulgua le secret d'Helvétius. » Et voici comme quoi, nous sommes possesseurs aujourd'hui d'un médicament précieux; beaucoup de jeunes praticiens en vendant le sirop d'*Ipécacuanha* au détail ignorent souvent les péripéties par lesquelles passa une drogue d'une renommée si incontestable, et qui eut beaucoup de peine dès le principe à être admise dans la pratique par la mauvaise volonté que montrait la Faculté de médecine à cette époque, en ne voulant nullement reconnaître l'utilité des innovations.

Disons cependant, en terminant, que sous ce règne surgissent les éléments nécessaires à la transformation de la

(1) Ajoutons qu'à cette époque, le café, le thé et le chocolat étaient fort en faveur. Le premier passait comme le meilleur remède contre la tristesse.

L'auteur de cette remarque, qui vivait sous Louis XIV, dit : qu'une dame, qui venait d'apprendre la mort de son mari à la guerre, s'écria : Ah ! malheureuse que je suis ! donnez-moi mon café! et à l'instant, elle fut consolée (Dulaure, *Hist. de Paris*).

vraie pharmacie. Citer les Geoffroy, les Boulduc et surtout Lémery, c'est mettre en avant des noms qui seuls indiquent l'accomplissement d'une révolution dans cet art. Lèmery tout particulièrement doit être seul considéré comme le porte-lumière de la phalange intelligente. Pharmacien distingué, médecin non moins remarquable, il a porté un coup profond à la pharmacie fantastique et à ses errements. Il a soutenu un combat vraiment opiniâtre contre toutes ces préparations polypharmaques, monstrueuses et plus absurdes qu'idiotes. Il a posé les premières pierres et les pierres angulaires, avec intelligence et fermeté, sur lesquelles il a commencé l'édification du monument complètement terminé de nos jours. Sa construction a demandé bien longtemps, mais enfin elle est faite, et si quelque esprit s'avisait de blâmer cette longue durée, qui a été séculaire, nous pourrions lui répéter le vers de Virgile appliqué dans une autre circonstance, mais peut être assez bien ajusté ici :

Tantæ molis erat, Romanam condere gentem !

CHAPITRE XV

LES POISONS

I

Conspectus sommaire de la Toxicologie sous Louis XIV.

Nous avons eu l'occasion, dans le cours de ce travail, de faire remarquer que la question qui touche aux *Poisons* fût sans cesse agitée.

Au moyen-âge, aux dixième, onzième, douzième et treizieme siècles, les Juifs passaient pour maîtres en l'*art* des Venins ; à la renaissance et aux temps modernes, à tort ou à raison, l'Italie en était considérée comme la dispensatrice.

Aussi on eut soin d'en règlementer la vente et toutes les

ordonnances de nos Rois visèrent tout spécialement les poisons ; ce fut le roi Jean qui, le premier en France, en prit l'initiative. Les autres nations suivirent cet exemple et en 1567, la reine Marie d'Angleterre ordonnait aux autorités du collège des Physiciens de « réunir devant elle les « gardes épiciers et tous les apothicaires, et expressément « leur donner charge et commande que de temps en temps « désormais tous et chacun d'eux ne se mettent à vendre, en « gros et en détail, aucunes marchandises, substances ou « drogues contenant aucune trace de *venin*, ou soupçon de « *poisons*, ou autre semblable qui puisse, entre les mains « d'aucune personne ignorante, ou mal intentionnée, ou « malicieuse, procurer, par quelques moyens, de graves accidents et mettre en péril ou danger la vie d'aucuns de « nos subjects, dans quelque état ou position il ou elle puisse « être, à moins que le vendeur d'aucunes des drogues ainsi « désignées ne soit bien assuré de l'honnêteté, de la véracité, des bonnes intentions et du talent de l'acheteur. Et « d'abord, qu'ils interrogent celui-ci sur l'usage et l'emploi « qu'il veut en faire, et qu'en outre, ils notent le nom de l'acheteur le temps de la vente, ou autrement que les dit « épiciers ou apothicaire gardent l'ordonnance (manuscrite) « de quelque médecin discret, instruit, autorisé pour leur « décharge. Voulons et ordonnons expressément que les « dits épiciers et apothicaires, ni aucun d'eux ne manquent « à observer notre bon plaisir, etc., etc.

« Donné sous notre sceau, en notre Palais de Saint-James, « le vingt-troisième jour de juin, dans la quatrième et cinquième année de notre règne (1557).

« MARY D'ANGLETERRE. »

Si nous avons traduit et transcrit en entier cette ordonnance, c'est que à notre avis, elle est rédigée avec tout le bon sens pratique pour les circonstances et pour le temps. La contagion gagne vite ; or en France en l'année 1557, sous le règne de Henri II, les poisons ne jouaient pas un rôle inerte, motif qui pesa, probablement assez dans la balance pour inviter les souverains contemporains à s'occuper de cette importante question.

Dans l'année 1631, sous Louis XIII, à Paris tous les maîtres apothicaires et épiciers de la ville étaient tenus de fermer sous clef toutes sortes de *poisons*, *venins* ou *drogues dangereuses*, sans les vendre ni les donner qu'aux personnes connues, dont ils devaient tenir registre pour y avoir recours en cas de besoin.

Si l'on en croit les documents consultés à l'égard des *poisons*, Louis XIV ne s'occupât qu'en l'année 1682 d'une façon sérieuse de la règlementation des ordonnances touchant leur vente dans le royaume.

Le vieux proverbe connu, et souvent répété : « *Charité bien ordonnée commence par soi-même*, » semble même, quand il s'agit de *poisons*, avoir une application utile.

Suivons donc simplement les faits qui confirment sans aucun doute notre appréciation.

En 1676, nul ne l'ignore, six ans avant que Louis XIV ne règlementât la vente des poisons, Marie-Marguerite Dreux d'Aubray, marquise de Brinvilliers, et Gaudin de Sainte-Croix son amant, avaient appris d'un Italien du nom d'Exili l'art funeste de composer les poisons les plus subtils, et qu'il avait fait périr à Rome, dit-on, plus de cinquante victimes sous le pontificat d'Innocent X. Suivant ses leçons, la sombre marquise fit de nombreuses victimes. Sans motifs de haine et de vengeance, elle empoisonnait époux, parents, domestiques, jusqu'à des pauvres à elle inconnus, et, sous prétexte de charité, elle leur portait des friandises empoisonnées qui leur donnaient la mort. Elle joignait à ses pratiques homicides une apparence de religion, et en *cornette montée*, elle avait droit au banc d'œuvre de sa paroisse, et ses valets portaient la *livrée de Petit-Vert*, suivant qu'il appert des pièces judiciaires. Bref, arrêtée, jugée, condamnée et brûlée, elle termina sa criminelle existence en 1676.

Quels étaient les poisons qui lui servaient à commettre ces crimes ? La commission médico-légale qui fut constituée à ce sujet y découvrit : le *Sublimé corrosif*, l'*Opium* et surtout l'*Arsenic*.

L'auto-da-fé de la criminelle marquise ne servit point d'exemple, car, en 1680, les mêmes drames se renouvelèrent par la Vigouroux et la Voisin. C'étaient des femmes plus que suspectes, dont le manège attira l'attention de la police. Plusieurs décès, furent considérés comme étant le résultat de crimes accomplis dans l'ombre. Leur commerce consistait dans la vente d'essences, de parfums (1), de poudres dites *de successions*, de breuvages, de philtres, et elles se plaisaient à prédire l'avenir. Avec ces talents elles virent arriver chez elles une foule de gens de tous les états, de la cour et de la ville. La plupart des complices de la Voisin devenaient ses confrères ou ses commères à leur insu.

C'étaient les gens les plus considérables de la Cour de France, c'étaient la comtesse de Soissons, la marquise de Polignac, la comtesse de Rouze, la marquise d'Alluye, la duchesse de Foix. De là seulement pouvait provenir la certitude de la sybille empoisonneuse ; car on peut bien présumer que ces dames, un peu moins discrètes chez la Voisin qu'au cercle du Roi, la mettaient au courant de mille incidents bien fournis, qui devenaient la base des horoscopes de la devineresse. Elle tomba entre les mains de la justice, on institua la chambre ardente, et, après un procès d'une

(1) Grâce à la chimie et à ses opérations, et à la distillation entr'autres, les *parfums* et leur industrie devinrent à la mode plus que jamais au dix-septième siècle. Les sorciers et sorcières, du genre de la Vigouroux et de la Voisin, s'en servaient pour rendre de nouveau la jeunesse et faire disparaître « des ans l'irréparable outrage. » Bienheureux devaient se trouver leurs clients, quand le *poison* n'entrait pas comme partie active dans cette parfumerie mystérieuse. Toutefois le grotesque se mêle souvent au dramatique, car, après le procès de ces criminelles, le Roi rendit à la duchesse de Foix un billet qu'elle avait écrit à la Voisin, par lequel elle lui mandait ce mot : « *Plus je frotte, moins ils poussent.* » Sa Majesté lui en demanda l'explication, elle lui répondit qu'elle avait demandé à la Voisin la recette d'un parfum qui lui donnerait de la gorge dont elle était complètement dépourvue.

durée de quatorze mois, la Voisin fut condamnée à être brûlée vive, ce qui eut lieu le 22 juillet 1680. Ce fut là le dénouement de l'*affaire* dite des *poisons*, et la conscience publique fut satisfaite quand elle vit comment ce tribunal poursuivait son terrible office.

II

La chimie, qui allait être mieux connue et mieux approfondie, devenait favorable aux progrès de *la Toxicologie*. La chimie, commençait à fournir de nouveaux remèdes, donnant lieu à d'interminables discussions entre les médecins et les savants. A ce moment, en effet, on n'eut jamais plus besoin de lumières, car le crime trouvait dans les *poudres de successions*, les *charmes* et les *poudres de sympathie* et autres préparations analogues le *poison*, le plus terrible de ses complices.

Le poison le plus actif employé était principalement l'*arsenic*. L'acide *arsénieux* ou *arsenic*, le fait est constant, a figuré dans plus des deux tiers des empoisonnements commis dans des intentions homicides. Cette préférence que les empoisonneurs accordaient à l'*acide arsénieux* avant la vulgarisation d'autres poisons, et surtout avant l'introduction relativement nouvelle des allumettes chimiques dans les usages journaliers, s'explique par l'absence de toute coloration distincte et aussi par l'absence de toute saveur désagréable et forte lorsqu'il est mélangé à des aliments un peu sapides, par l'énergie de son action, et par les petites proportions qu'il s'agit d'administrer. Les recherches des chimistes sur la nature des poisons, n'étaient point élucidées avec autant de précision qu'elles le sont à notre époque; cependant les savants d'alors avaient parfaitement établi que le *sublimé, corrosif, l'opium et surtout l'arsenic,* faisaient la base des *poudres de successions*, destinées à ceux dont on voulait se défaire (1).

On doit comprendre que la crainte résultant d'une science si terrible et parvenue à une telle perfection, sollicita le monarque à réglementer la vente des substances vénéneuses, et à prendre les précautions nécessaires contre cet invisible ennemi : *Le poison*. « *Charité bien ordonnée, commence par soi-même* », avons nous dit plus haut, et ce n'est en effet que lorsque Louis XIV, deux années après l'*affaire dite des Poisons*, eut vu que ni son palais de Versailles, ni la foule des courtisans qui l'habitaient n'en étaient à l'abri, qu'il se décida, en 1682, à entrer dans l'application des moyens préventifs.

Un événement historique, surtout par les causes qui le déterminèrent, le sollicita à réglementer cette branche si terrible de la chimie, et à en réfréner la funeste influence. C'était un an à peine après la mort de la jeune duchesse de Fontanges (mort qui semblait une des conséquences de l'*affaire des Poisons*). On attribuait son décès à une drogue que Mme de Montespan, jalouse des intrigues dans ses amours royales, lui aurait fait tenir. Le roi, voulant alors sauvegarder sa personne et sa cour, rendit enfin son ordonnance.

Défense fut faite sous peine de la vie, même aux *médecins*, *apothicaires* et *chirurgiens*, sous peine de punitions corporelles, d'avoir des *poisons* simples *ou préparés*, qui n'entrant *dans aucune composition ordinaire*, ne peuvent servir qu'à

(1) Toutefois il n'y a rien de nouveau sous le soleil. De tous les temps les crimes commis par le *poison* ont été des fléaux pour les sociétés, aussi les législateurs ont-ils cherché à les frapper des plus rudes châtiments. Les premiers siècles de la République romaine accusent déjà l'existence de lois fortement répressives. D'après Tite-Live, deux cents ans avant l'ère chrétienne, les mœurs y étaient tellement relâchées, et l'art des poisons et la manière de pouvoir s'en servir tellement répandus, que cent cinquante dames furent condamnées pour avoir employé ces substances meurtrières. De plus, l'histoire a conservé le nom d'une matrone, Hyeronima Sparra, qui exploitait le poison sous diverses formes. Ces poisons servaient à ceux ou celles qui trouvaient trop lourde la chaîne du mariage, ou qui ne recueillaient point assez vite et à leur gré les héritages convoités. Sparra et ses complices, dénoncées et arrêtées, furent pendues. La Brinvillers, la Voisin et la Vigouroux eurent, comme on peut en juger, leurs ancêtres et des prédécesseurs.

nuire. L'*arsenic* et le *sublimé* ne peuvent dès lors être vendus par les droguistes qu'aux *médecins*, *apothicaires*, *chirurgiens*, *orfèvres*, *teinturiers* ou *maréchaux*. Les maîtres devaient dorénavant préparer eux-mêmes les compositions dans lesquelles l'introduction de ces substances minérales toxiques est jugée indispensables ; la tenue d'un registre pour y inscrire la vente des substances dangereuses fut prescrite (1).

Bref, grâce à la chimie l'éveil fût donné. La lumière commença à se produire. Les terribles circonstances dans lesquelles s'accomplissaient les empoisonnements déterminaient lentement les médecins chimistes à devenir toxicologues.

La société toute entière et la science ne sauront qu'en retirer un précieux avantage. La chimie, en effet, dès la fin du dix-septième siècle, transformera des éléments pernicieux, usque-là à la discrétion de mains coupables, en puissants auxiliaires de la médecine. Médecins, pharmaciens et chimistes attachèrent en effet une série d'analyses et de recherches aux sciences d'observations, d'anatomie et d'assimilation. Jusque-là, et même bien avant dans le dix-huitième siècle, la science des poisons avait emprunté ses errements à ceux des premiers âges : ici elle se montra franchement. L'histoire et la matière médicale nous en offrent la preuve. Les plantes toxiques comme les solanées sont presque inusitées, c'est l'*opium*, l'*arsenic*, le *sublimé*, la *ciguë*, qui exercent leurs funestes ravages, telle était la formule des *charmes*, des *secrets*, des *poudres de sympathie* qui sortaient des arse-

(1) Les pâtres dans les campagnes s'en prenaient aussi au bétail. Victimes inoffensives de leurs vengeances, les animaux étaient sujets à toutes sortes de maladies : des épizooties sévissaient continuellement, au point que, l'autorité s'en mêlant, on arrêta plusieurs bergers de la Brie, qui, en 1691, furent condamnés pour avoir employé des poisons destinés à faire périr des troupeaux. On cite notamment une famille italienne du nom Trovato qui fut emprisonnée pour avoir vendu des substances toxiques, et avoir divulgué des formules où l'*arsenic* jouait un rôle actif.

naux des trop fameuses Brinvilliers, Vigouroux, Voisin et beaucoup de leurs complices. Enfin, l'édit de 1682 fut rendu, et le public bénéficia de son existence. L'intérêt privé du monarque vint servir à point l'intérêt général. Notons comme un rapprochement historique, que cet arsenal toxique a beaucoup d'analogie avec celui des empoisonneurs romains où les poisons minéraux avaient faveur.

Nous nous arrêtons ici pour ce qui concerne l'histoire de la pharmacie sous Louis XIV. Par lui-même, il ne fit que peu de chose pour le côté professionnel de cet art; dans plusieurs circonstances il créa même en faveur de certains établissements des prérogatives pour la distribution des remèdes et leur vente, nuisibles aux pharmaciens de son temps. Toutefois le point scientifique, apanage des savants (car la science n'est vassale d'aucun monarque terrestre), y prit un brillant essor. Une phalange illustre rayonnait autour du trône, et lui donnait tout son éclat! De même qu'à la tête des armées on vit : *Condé*, *Turenne*, *Luxembourg*, *Villars*, *Tourville* et *Duquesne*, que *Bossuet*, *Bourdaloue*, *Fénelon*, *Corneille*, *Racine*, *Molière*, *Regnard*, *Quinault*, *Boileau*, *Lafontaine*, *Labruyère*, *Malebranche* et *Pascal*, illustrèrent les lettres; que les *Poussin*, les *Lebrun*, les *Mignard*, les *Mansart*, sont l'honneur de la peinture et de l'architecture; de même, les *Lémery*, les *Valot*, les *Maréchal*, les *Fagon*, les *Geoffroy*, les *Bourdelin*, les *Boulduc*, les *Lefebvre*, illustrèrent la pharmacie et la médecine françaises.

Si cette longue liste des grands hommes que nous venons de citer avant les savants qui nous appartiennent, firent des grandes choses, nous avons aussi l'honneur de pouvoir revendiquer une part de gloire pour nos célèbres aïeux dans la carrière nouvelle. Secondés par un homme remarquable, Colbert, qui eut l'idée de la fondation des sociétés savantes, ces érudits sortirent malgré eux de la modestie qui les retenait dans l'ombre de leurs humbles laboratoires, et vinrent au sein de l'académie, apporter leur tribut à une science non moins utile et non moins respectable dans sa noble simplicité, que les lettres mêmes à leur apogée, et que les arts dans leur complet et raffiné épanouissement. Cette science, *c'est la pharmacie!* Dès cette époque l'impulsion fut donnée, et la seconde partie du dix-huitième siècle devait la dégager de toutes les superstitions, qui jusque-là entravaient sa marche et paralysaient l'élan qui devait l'illustrer en lui donnant la place qu'elle occupe au premier rang de tout pays civilisé.

TROISIEME PARTIE

CHAPITRE XVI

DIX-HUITIÈME SIÈCLE (JUSQU'A L'AN XI, 1083, DE LA RÉPUBLIQUE INCLUSIVEMENT)

Etat de la pharmacie sous Louis XV. — Rapports de la Faculté de médecine moins tendus avec la pharmacie. — Réglementations de 1730 et de 1737. — Encore l'*orviétan* (1741). — Ordonnances sur la vente des médicaments. — Formulaire ou Codex ; pharmacopée parisienne (1748). — La réforme contre les médicaments polypharmaques, entreprise par Lémery, porte lentement encore ses fruits. — Conspectus succinct de la pharmacie *galénique* et de la pharmacopée *chimique*. — Préparations usuelles de ces deux divisions médicamenteuses. — Réflexions et comparaisons. — L'éther sulfurique; particularités. — Pharmaciens célèbres : — Influence de Baumé sur l'avancement de la pharmacie; ses cours, ses publications, ses ouvrages multiples. — Le Dictionnaire des arts et métiers. — Les vins factices. — Ordonnance de 1772 qui consacre la naissance de la spécialité. — Commission nommée pour la vérification des médicaments nouveaux. — Registres *ad hoc*. — Encore les préséances. — Coups de pieds de l'âne de la vieille Faculté. — La chimie s'introduit avec vigueur dans la pharmacopée; influences des livres en cette matière. — Réflexions de l'illustre médecin Boërhave sur l'association de la chimie à la médecine; ses ouvrages. — Circonstances qui peuvent être considérées comme atténuantes à la guerre faite à la chimie; son utilité reconnue dans les arts. — La pharmacie marche à son autonomie et à son indépendance.

Sous le roi Louis XV, la science pharmaceutique ne fut ni plus ni moins favorisée que sous son prédécesseur. On peut dire, sans malice, que parmi les dames qui occupaient alors ses pensées, la pharmacie ne fût point au premier rang; car le souci que lui donnèrent les autres ne lui permit pas d'avoir le temps de lui accorder ses faveurs. En un mot, le royal galant ne courtisa point la fille de Galien! Heureux père, qui ne rougit point au moins de ce que tant d'autres regardèrent comme un honneur!

Louis XV, on le sait, fut trop livré au plaisir. Les désordres de sa vie privée répandirent dans toutes les classes de la société, et surtout dans la noblesse, une corruption effrénée. Cependant les lettres soutinrent presque l'éclat qu'elles avaient atteint sous Louis XIV, et l'instruction gratuite dans les collèges de Paris fut un des seuls bienfaits de ce règne. Les esprits sensés prévoyaient que l'instruction était le levier le plus indispensable à l'accomplissement de la complète réussite des sciences en général, et surtout de celles dont le but particulier est de conserver la santé, ou tout au moins d'en garantir les moyens. A cette époque, comme à la précédente, les pharmaciens étaient toujours soumis à la domination de la Faculté de médecine.

Cependant, plus on avance dans le laps de cette période historique, on constate que les rapports entre ces deux professions (médecine et pharmacie) devinrent et demeurèrent moins tendus. Les grossières invectives ne semblent plus de mode, et grâce aux personnalités savantes qui illustrèrent ces corps savants, et aux pharmaciens en particulier, qui y eurent leurs représentants, les partis hostiles réfléchirent, et ne considérèrent plus avec une apparente fierté, et comme bien au-dessous d'eux, des hommes qui par leur enseignement se montrèrent bien au-dessus de l'ordinaire.

Une seule remarque toutefois fera connaître les tendances du roi Louis XV pour le côté pratique de la pharmacie; il ne fit rien pour elle, si ce n'est par hasard en approuvant, des ordonnances de ses prédécesseurs, ou en publiant quelques arrêts nouveaux.

En 1724 il mit à jour une ordonnance qui autorisait les

apothicaires à visiter les malades à défaut de médecins et de chirurgiens. En 1730, il y eut un essai de réglementation des médicaments nouveaux, c'est-à-dire, que ces nouvelles préparations devaient être soumises à une commission spéciale qui les examinait ; mais, la permission de leur exploitation par la vente, ne pouvait être donnée que pour une période de trois années. En 1737, il fut défendu aux épiciers de vendre des préparations pharmaceutiques : *les eaux, huiles* et *sirops*, *le sel végétal*, *le sel de Glauber*, *l'émétique* figurent au nombre de celles dont l'interdiction commerciale avait lieu. Enfin, il leur était enjoint de n'avoir aucun étalage de pharmacie dans leurs boutiques. Toutefois, pour ne pas limiter par trop une corporation encore influente, on laissa aux épiciers la faculté non de préparer de toutes pièces, mais de vendre comme objet de commerce ordinaire les quatre grandes compositions galéniques : *Thériaque*, *Mithridate*, *la confection d'Alkermès* et *la confection d'Hyacinthe* ; mais avec cette restriction : C'est dès que la provision de ces préparations était arrivée dans les boutiques, les épiciers devaient prévenir immédiatement les gardes apothicaires ou les médecins désignés pour accomplir la visite de ces drogues réputées usuelles. Une semblable licence (car c'en est bien une en effet), n'a rien qui doive surprendre ; l'*orviétan*, comme nous le savons, dont la vente avait été accordée publiquement en 1647, fut confirmée sous Louis XV en 1744.

Quoique le célèbre Lémery, sous le précédent règne, ait donné un vigoureux coup de boutoir à la polypharmacie aussi radicale qu'insensée, la vieille habitude d'avaler un grossier mélange de drogues subsistait malheureusement encore.

De ces préparations, dit M. Marty (1), il en existait des milliers, mais la plus importante est sans contredit la *Thériaque* dans laquelle entraient plus de cinquante produits dif-

(1) M. Marty, *loco citato*, thèse sur l'ancienne pharmacie à Montpellier.

férents. Chacun avait lui-même subi une préparation particulière. Il y avait même trois vipères, et ce n'était point une des moindres parties, puisque en 1724, les médecins de Saragosse écrivirent à Montpellier pour demander la façon de préparer *la thériaque*, mais surtout de mode d'emploi des *vipères*. Voici, ajoute M. Marty, la lettre et la réponse que nous traduisons :

Très Révérend et très honoré Maître,

« Les rapports amicaux qu'avaient entre eux les Montpellierains et les Espagnols pendant que votre ville obéissait aux rois d'Aragon, les voyages que font habituellement vos médecins dans notre péninsule, ont décidé vos confrères de Saragosse à s'adresser à vous pour avoir votre avis, que vous nous donnerez vite nous l'espérons, grâce à la sûreté de votre jugement, sur les questions que débattent entre eux les médecins et les pharmaciens à propos de confection de la grande *Thériaque* et de la préparation des vipères.

« Voici l'affaire :

« Vaut-il mieux, pour préparer la thériaque, faire cuire les vipères dans du sel et de l'aneth, et les pétrir pour en former des trochsiques avec du pain, ou de les faire dessécher et pulvériser et quel est le mode qui donne une thériaque plus énergique ?

« La question ainsi nettement posée, nous espérons, en vous conjurant, que vous, Monsieur, qui à juste titre remplissez les fonctions de chancelier, nous ferez connaître l'avis des professeurs de l'Université sur ce sujet, le confirmerez de votre propre main, le ferez sceller, signer par le secrétaire et que vous daignerez nous l'envoyer.

« En attendant, nous prions le Dieu de toutes bontés de vous garder longtemps en santé.

« Adieu, savant illustre, et à moi, Laurent de Arias, pour tous les médecins de Saragosse, donnez vos ordres. »

Vous le voyez, ajoute M. Marty, c'est une grave question qu'il faut trancher. Vaut-il mieux employer la vipère cuite dans le sel et pétrie avec du pain, ou la vipère desséchée et pilée ? Vous riez peut-être ! Comme si le rire était une réponse ! Mais Chicoyneau, chancelier et juge, prit sa plume cicéronienne et écrivit :

RÉPONSE DE L'ALME UNIVERSITÉ DE MONTPELLIER A LA QUESTION PROPOSÉE (1)

« Pour répondre à cette question, nous pensons tout « d'abord devoir vous dire que déjà, depuis longtemps, la « coutume a prévalu parmi nous de se servir de vipères « desséchées et réduites en poudre pour préparer la Thériaque (opération à laquelle assistent tous les professeurs « de l'École) ; c'est l'avis unanime de nous et des pharmaciens de Montpellier et, du reste, cette façon, due à Andromaque, est de toutes la préférable. Il faut se baser surtout sur ce que ce sel de vipères (dont la vertu dans cette « préparation est de première importance), s'en va tout à « coup en vapeurs, lorsque la cuisson est sur le point d'être « achevée. Il en est tout autrement, si l'on emploie les vipères desséchées et réduites en poudre, selon l'habitude « depuis longtemps en usage ici, car le sel volatil doit s'en « aller dans l'air avec plus de lenteur et de modération. « Mais il est bien à remarquer qu'il faut se servir de vipères sèches fraîchement séchées, de peur que, si on les « laisse trop vieillir, le sel volatil s'en aille entraîné peu à « peu par l'humidité et perde aussi sa force. Cependant, « avouons-le franchement, parce que c'est la vérité, dans « l'une et l'autre méthode, il n'y a pas assez de différence « pour donner matière à un procès, car bien que la chair « de vipères soit cuite un peu tardivement, elle conserve « encore beaucoup de sel volatil. Mais comme de juste, les « vipères séchées en ont beaucoup plus ; aussi préférons-nous les employer vives, cette méthode ayant été depuis « longtemps reçue et approuvée.

« Signés : CHICOYNEAU, chancelier et juge,
et BEZAC, doyen, etc.

« Donné à Montpellier, sous le sceau de l'Université, le 11 octobre 1724. »

(1) La lettre et sa réponse que nous empruntons à ce remarquable travail, sont en latin, et M. Marty, qui, nous l'espérons, ne nous traitera pas d'indiscrets en le citant, en indique les sources : (*Archives de la Faculté de Méd. de Montpellier*, liber congregat., 1695, 1721, p. 492.

« Si vous n'avez point saisi toute la subtilité de ce raisonnement, conclut avec esprit M. Marty, vous n'avez pas « l'esprit facilement accessible à la logique. Pour nous cette « lettre nous rappelle la réponse du paysan normand, au- « quel son maître demandait s'il y avait des pommes : — « Bourjoué, des pommes? Oh pour dir' qu'y en a, y'en a pas, « mais pour dir' qu'y en a pas, y en a ! »

Il est indéniable qu'au moyen-âge, à la renaissance et aux temps modernes la vipère a joué dans la thérapeutique un rôle important; c'était une véritable panacée contre tous les maux.

Le vénérable Galien lui-même prétendait que le venin de la vipère était répandu dans tout le corps du reptile, mais qu'il lui montait à la tête lorsqu'il était irrité. De là était venue la pratique de fustiger les vipères avant de leur couper la tête, afin que le poison ne restât point par l'animal et ne vînt gâter la thériaque. Cette pratique existe encore chez les Chinois. MM. Léon Soubeiran, notre maître à l'Ecole de pharmacie de Paris, aujourd'hui professeur à l'Ecole de Montpellier, et Dabry de Thiersant, auteurs d'un ouvrage plein d'érudition, et que nous avons consulté avec fruit : *La matière médicale chez les Chinois* (1874), nous apprennent que les Chinois, employant divers serpents, tels que le *choui-chi*, ont le soin de séparer la tête et la queue, où l'on suppose que le poison est accumulé.

Cette citation sur la thériaque, toute empruntée à un confrère auteur d'un ouvrage plein d'érudition et d'originalité, donne davantage d'attrait à notre travail. Nous tous honorant la Pharmacie, nous nous honorons nous-mêmes en y intercalant les quelques extraits que nous y faisons. Tout en nous félicitant, nous devons aussi exprimer à M. le professeur Léon Soubeiran la gratitude qui lui est due, car il a bien voulu nous communiquer cette thèse qui fait le plus grand honneur à M. Marty. Nous formons des vœux pour qu'une plume plus autorisée que la nôtre fasse connaître à de nombreux lecteurs cet érudit pharmacien.

Abandonnons donc la majestueuse thériaque et revenons à cette période de l'histoire où la pharmacie suit *lento pede* mais sûrement le chemin du progrès.

On était alors en 1748. La Faculté de médecine de Paris, sous le décanat de J.-B. Boyer, dressa : « *Codex medicamen-« tarius, seu Pharmocopea Parisiensis, ex mandato Facultatis « medicinæ Parisiensis, in lucem edita.* » En la même année, un *Arrest* de la Cour de Parlement dit : « Que tous les apo-« thicaires de la ville et de la banlieue de Paris seront tenus « de se conformer au nouveau dispensaire et ce dans six « mois à compter du jour que l'exemplaire en aura été mis « au greffe de la dite Cour en vertu de l'arrêt à intervenir, « Qu'il est défendu aussi aux apothicaires d'exposer en vente « aucunes *autres préparations* et *compositions* que celles qui « auront été décrites par les *suppliants* dans le dit dispen-« saire, tant en leur qualité que quantité sous peine de *500 « livres d'amende*. Comme aussi de leur faire défense de don-« ner lesdites compositions ni autres par eux faites aux « malades et autres personnes sur autres ordonnances que « celles des docteurs de ladite Faculté et sur celles des méde-« cins ordinaires du roy, ou des maisons royales servant ac-« tuellement sans ordonnances datées et signées par les dits « médecins, dont les dits apothicaires seront obligés de tenir « bons et fidèles registres sous les peines portées par les « réglements et arrêts de notre Cour et encore à peine de « cinq cents livres d'amende, applicables moitié au Roy, « moitié à la Faculté de médecine ». Enfin comme dernière recommandation « de ne point donner aucuns remèdes sans « les ordonnances des docteurs de la Faculté ou licenciés « d'icelle, soit dans la *ville*, soit dans les faux-bourgs ».

Malgré toute la sévérité des déclarations et des édits, on a lieu cependant de s'étonner, en voyant le pouvoir enlever d'une main ce qu'il donnait de l'autre, car bien plus tard encore qu'en 1748, les *personnes* des communautés et autres *intelligentes*, conservèrent le droit que leur avait donné Louis XIV, droit confirmé par Louis XV, à savoir : « de

« faire la distribution de certains médicaments, entr'autres « ceux de la composition de M. Helvétius (préparations de « l'ipécacuanha), préparations tout naturellement auxquel- « les on devait en ajouter d'autres. »

Errare humanum est !

Pour ne parler que de Paris, en 1748, le nombre des apothicaires ne s'élevait qu'à quatre-vingt-deux, et celui des docteurs régents à cent trente-quatre. Dans les premiers figurent deux illustrations qui nous appartiennent : Rouelle et Baumé, comme aussi dans les seconds François-Etienne Geoffroy, pharmacien, docteur-médecin, professeur.

Les publications scientifiques peuvent être à juste titre considérées comme les thermomètres indiquant les progrès dans les sujets qu'elles traitent. Par elles on connaît les degrés franchis et la hausse exacte des perfectionnements acquis.

Le *Codex medicamentarius Parisiensis* de l'année 1748 peut, dans le cas présent, donner très exactement un aperçu certain sur la pharmacie de son époque. Déjà la réforme entreprise par Lémery et sa lutte opiniâtre contre la polypharmacie, portaient leurs fruits. Toutefois, s'il existe encore une grande superfétation et un assemblage de drogues plus ou moins extraordinaires, l'ordre cependant s'y établit et la lumière y apparaît plus claire. Un examen approfondi en facilite l'affirmation.

Nous avons sous les yeux une édition, sauvée il y a quelques années de la hotte d'un chiffonnier, dans laquelle nous l'avions rencontrée par le plus grand des hasards. Cet ouvrage, luxueux dans ses caractères et sa reliure, nous frappa, et son titre *Codex medicamentarius Facultatis Parisiensis*, nous engagea par respect à le retirer moyennant une somme bien modique de l'abjection dans laquelle il était tombé. Navrante image des choses ! Avouons que si les livres ont leur destin, celui-ci avait eu le pire pour son propre compte. Aujourd'hui placé dans notre humble bibliothèque, il y jouit d'une place honorable en compagnie d'autres publications, bien plus jeunes sans nul doute, et qui ne semblent nullement incommodées du voisinage tant soit peu solennel de ce doyen des formulaires actuels.

Analysons donc brièvement les divisions de ce *Codex* pour les préparations galéniques. D'abord leur sommaire : *les decocta pro potu et decocta pro clysteribus*, *les cerata et promata et onguenta* forment la première division. Ensuite *les operationes chymicæ*, depuis *les spiritus volatils* jusqu'aux *calces*, *reguli*, *calciformia et magisteria*, forment la seconde.

Dans la première division, notons : *les vins*, *les vinaigres médicinaux*, *les mellites*, *les émulsions*, *les sirops simples*, *les sirops composés*, *les sirops purgatifs*, *les robs*, *les extraits*, *les poudres*, *les conserves*, *les électuaires*, *les pastilles simples*, *les pastilles purgatives*, *les trochisques*, *les collyres*, *les huiles médicinales*, par expression, par infusion et par décoction, enfin *les baumes*, *les cérats* et *les emplâtres*.

En lisant attentivement cette nomenclature, on voit cependant que les principes de Lémery au sujet de la *polypharmacie* ont été suivis il est vrai, mais d'une façon qui fait soupçonner une intention désireuse de pouvoir mieux faire, mais qui n'atteste pas encore l'épuration à son apogée.

Citons dans les sirops, par exemple : le sirop de *tortue*, le sirop de *vipères rouges*, le sirop de *corail rouge*. Mais à côté de ces préparations excentriques, d'autres par leur composition sont marquées de la présence du bon sens et comprises dans les limites de la pharmacologie véritable. Les sirops d'*erysimum*, d'*armoise composé*, le sirop des *cinq racines*, le sirop *anti-scorbutique*, le sirop de *chicorée composé*, les sirops de *violettes*, de *capillaire*, de *fumeterre*, de *guimauve*. Les sirops *diacode*, de *quinquina* à l'eau, au vin, de *baume de Tolu* ont les mêmes formules et le même *modus faciendi* actuel. Les vins médicineux tels que : *vin d'absinthe*, *vin anti-scorbutique*, *vin de scille*, sont identiquement formulés de même, à l'exception d'un *vin aromatique* pour boisson complètement inusité aujourd'hui. Le *miel rosat*,

[library stamp, illegible]

le *miel de mercuriale*, le *miel scillitique* y figurent tels qu'actuellement, sauf le *miel violat*, le *mellite de romarin*, le *mellite de concombres* et de *nénuphar* inusités, tous les autres ont conservé jusqu'à ce jour leur exacte constitution. Ajoutons encore l'*hydromel simple*, l'*oxymel simple* et l'*oxymel scillitique*, qui n'ont pas varié dans leur composition. Choisissons brièvement, pour en avoir une idée générale seulement, les extraits de : *genièvre*, de *fumeterre*, de *rhubarbe*, de *quinquina*, d'*aloës*, d'*absinthe* et de *coloquinte*.

Toutefois, le clan *des pastilles* est curieux : pastilles d'*orge*, pastilles de *pierres précieuses*, pastilles de *terre de Japon*, pastilles d'*yeux d'écrevisses*. A côté de celles-ci apparaissent les pastilles de *soufre simple*, de *soufre composé*, de *consoude*, de *pivoine*, les pastilles de *limaille de fer*. Les pastilles de *réglisse*, *blanches et molles*, les pastilles de *rhubarbe*, etc. Enfin, les pastilles *stomachales* à base de condits d'*oranges*, de *miel*, de *citrons*, de *menthe* et de *santal*.

Les huiles médicinales et les baumes sont encore les préparations les plus empreintes des errements de l'ancienne et bâtarde polypharmacie, sauf les *huiles d'œufs*, de *cacao*, de *laurier*, etc., et l'huile d'*amandes douces*, les autres : huile de *petits-chiens*, huile de *lombrics*, de *scorpions*, simple ou composée, attestent plutôt la cuisine des sorcières de Machbeth que les préparations pharmaceutiques. Heureuse la science d'être délivrée d'une aussi stupide servitude !!

Jetons un coup d'œil sur les *baumes*. Le *baume tranquille*, le *baume nerval* sont immuables. Signalons toutefois parmi eux des inconnus pour nous aujourd'hui, tels que : le *baume histérique*, le *baume acoustique*, le *baume d'aiguilles*. (Baume *chalybé*). Arrêtons-nous, toutefois, en présence du *baume opodeldoch*, d'un emploi si fréquent de nos jours et constatons la complète transformation qui est advenue dans sa formule.

Nos vieux confrères y faisaient entrer : racines de *guimauve*, de *consoude*, de *gentiane*, d'*aristoloche*, d'*angélique*. Feuilles de *sanïcle*, d'*alchimille*, de *piloselle*, de *pervenche*.

Sommités fleuries de *romarin*, de *sauge* et de *lavande*. Baies de *genièvre*, semences de *cumin*, *castoreum* et *camphre*, savon et alcool (1). — Voici, certes, une composition qui, sous le nom même d'*opodeldoch*, a été bien simplifiée de nos jours, et qui n'est plus le produit de nos laboratoires actuels. Sauf le savon et le camphre, l'alcool et l'ammoniaque ajoutée depuis, les essences de thym et de romarin, les autres substances sont rentrées dans des limites où elles occupent plus à propos leur place.

Les *onguents* et les *cérats* se sentent encore des errements les plus accentués de la polypharmacie. Le cérat *réfrigérant* de Galien, le cérat d'*iris* avec *benjoin*, *açore*, *bois de Rhodes* et *girofles*, la *pommade de tabac* et l'*onguent de martiani*, renfermant vingt-sept substances aromatiques, toutes des labiées d'aujourd'hui. Celui-ci pouvait avoir comme pendant l'onguent de *pain de pourceau*, qui ne renferme pas moins de plantes aromatiques, des résines et des baies de différente nature.

Notons enfin l'onguent *Egyptiac*, l'onguent *napolitain*, l'onguent *gris*, l'onguent *populeum* et l'onguent *citrin*, etc. Et terminons la liste bien écourtée heureusement par le *diabotinum de Blondel*, riche de plus de soixante substances appartenant aux *baumes résines*, *terres médicinales*, aux *plantes aromatiques*, aux *fumiers de colombe*, aux *bitumes*, aux *cires* et aux *huiles diverses*, dont celle de *petits-chiens* tient la corde. Monuments typiques en l'honneur de l'absurde et du galimatias !!

II

Nous demandons vraiment pardon à nos lecteurs d'user ainsi de leur bonne volonté, en leur soumettant brièvement

(1) Voici quelle était la manière d'opérer : on faisait macérer toutes les substances dans l'alcool au bain-marie pendant vingt-quatre heures, on filtrait. On ajoutait le savon, et, quand celui-ci était dissous complètement, on livrait le baume à l'usage.

toutefois cet aperçu de la pharmacie galénique à l'époque où nous nous arrêtons ensemble. Ils nous pardonneront, nous aimons à le penser, dans le désir que nous avons de leur faire connaître d'une façon sommaire les élucubrations *polypharmaques* de nos aïeux. C'est ce que nous avons voulu accomplir en notant les plus en vue. Ils voudront bien aussi remarquer que nous avons mis en relief les plus curieuses, et que tout à côté de formules phénoménales on en rencontre quelques-unes auxquelles rien n'a été changé. Citons pour exemple le *laudanum de Sydenham*, l'*élixir de Garus* et tant d'autres, soit dans les sirops, les mellites, baumes, teintures, pulpes, extraits, pastilles, onguents et pilules.

Toutefois, nos aïeux dans la carrière ne nous font pas grâce des électuaires, ces *summum de l'art* rédigés avec soin et soumis avec une rare prédilection aux adeptes, appelés à les admirer ! Pour être agréables à leur mémoire, saluons, encore une fois, avant de les quitter : la majestueuse *thériaque*, la *céleste thériaque*, le *Mithridate*, comme elle de royale origine, l'*orviétan* simple, l'*orviétan præstantius* (inclinons-nous), le *diascordium*, le *repos de Nicolas* et l'*opiat de Salomon*, et... voilons-nous la face !

Solennels monuments, confectionnés, vendus solennellement et absorbés solennellement, guérissant peu souvent ! Chefs-d'œuvre, en un mot, dont toutes les substances alignées à la suite les unes des autres atteindraient la hauteur d'une petite Tour Eiffel (toutes proportions gardées) !

Cette étude ne serait pas complète (toute fastidieuse qu'elle est, il faut en convenir), si nous ne signalions point les commencements de l'emploi des médicaments chimiques. Il faut un tout complet ; or, l'étude d'une science et des progrès qu'elle a été susceptible de faire à *travers les siècles* exige l'exposé de documents nécessaires à son histoire.

Parmi donc les produits chimiques, bornons-nous à l'énumération succincte des suivants : La *pierre infernale*, le *nitrate d'argent cristallisé* (cristalli Luna), le *sel de tartre*, le *nitre fixé par les charbons, la crême de tartre soluble, le sel de Seignette. Terre foliée de tartre, le tartre chalybé, le sulfate de soude* (sal mirabilis Glauberi), *le sel de Saturne, la pierre divine, le safran de Mars apéritif, le safran de Mars astringent, l'éthiops Martial, Gouttes Martial, Kermès minéral, beurre d'antimoine, soufre doré d'antimoine, précipité blanc, précipité rouge, turbith minéral, mercure précipité per se, Poudre d'Algaroth, régule d'antimoine, régule d'antimoine et de fer, régule d'étain* (Jovis), *régule de cuivre* (Veneris), *antimoine diaphorétique, magnésie blanche, alun ærugo, verre d'antimoine, safran des métaux, Bézoard minéral, Alun calciné, Acétate de plomb, Teinture d'Antimoine, Teinture de Mars tartarisée, Fleurs de zinc, Fleurs d'Antimoine, Sublimé corrosif, Sel ammoniac, Eau de Rabel, Muriate d'Etain, Oxydes métalliques, Eau phagédénique, Acides nitrique, sulfurique, chlorhydrique, Ether sulfurique*, dernier produit qui d'après les formules ne s'obtient qu'en préparant la liqueur d'Hoffmann.

Il est dit : *Si liquorem Æther dictum obtinere volueris, secundum liquorem in operationes liquoris Anodyni mineralis Hoffmani elecitum igne lampadis esse distillandum et statim prodibit Æther* (1).

(1) Pour donner l'exemple du *modus faciendi* de cette opération, nous transcrivons exactement le paragraphe qui le traite dans le formulaire de la Faculté en cette année 1748 :

Oleum Vitrioli concentratissimi	de chaque
Spiritus Vini rectificatissimi	une livre

Mêlez avec soin et doucement les deux liqueurs, mettez-les dans une cornue de verre bien lutée, et distillez au bain de sable très vivement. Il en sortira d'abord : *Spiritus vini fragrans*. Recueillez-le, distillez ensuite à la même température, jusqu'à ce qu'il commence à se produire une odeur de soufre? On obtient un esprit volatil des plus suaves. Mêlez ensuite ces deux liqueurs obtenues par distillation, ajoutez douze gouttes *acide* sulfurique doux, et vous aurez la liqueur anodine, (très improprement nommée liqueur d'Hoffmann d'après les formulaires d'aujourd'hui). E. G.

Toutefois, la préparation actuelle diffère en ce que, au lieu d'acide sulfurique, la liqueur anodine d'Hoffmann est constituée par mélange à parties égales d'alcool et d'éther. C'est à cette époque que cette préparation était dénommée *Esprit de vitriol doux.*

C'est, du reste, en cette même période, vingt-huit ans plus tôt, en 1720, que le nom d'*ether* fut donné par Fabrinius à un liquide très fluide et très volatil, qu'il obtint en distillant un mélange d'acide sulfurique et d'alcool ; quelques auteurs prétendent que l'éther *sulfurique* fut découvert en 1540 par Valerius Cordus. Mais il est patent que ce chimiste, d'après la description qu'il en fait, ne découvrit que l'*huile douce de vin.* La vraie découverte de l'éther est donc due à Fabrinius, et étudiée en France par Grosse, en 1734.

Il est donc utile de noter ici que l'Ether, ce médicament si journellement et si efficacement employé, a pris naissance dans ce laps de temps où la médication chimique commença à occuper une place prépondérante dans le Pharmacopée. Son origine, circonscrite dans l'espace écoulé de 1720 à 1734, date où ce produit fut mieux étudié, était encore considérée comme nouvelle en 1748, et attirait particulièrement l'attention des praticiens. Inutile d'ajouter que depuis, quand on vint à savoir que l'alcool, avec d'autres acides, donnait des produits analogues, ce nom devint générique, et chaque éther reçut pour nom spécifique celui de l'acide qui lui donnait naissance.

Pour terminer le bilan chimico-pharmaceutique de l'époque, citons comme produits employés : l'*eau régale,* le *mercure liquide,* l'*esprit de sel commun,* l'*huile de tartre,* les *magistères de soufre et de bismuth,* enfin l'*arsenic blanc et ses sulfures.*

Cependant, on est bien à même d'apercevoir (quoique le progrès se manifeste), ce vieux cachet alchimique imprimé à certaines préparations. En effet, les noms de *teinture d'or* ou *or potable,* la *teinture des métaux,* etc., en sont la preuve irrécusable.

En un mot, il faut pourtant constater que bien des préjugés scientifiques allaient disparaître, et que, malgré,eux, les rédacteurs des nouveaux formulaires étaient obligés dans les recueils publiés par leurs soins, d'y faire figurer ces terribles formules, qu'ils attribuèrent trop longtemps,hélas ! à l'influence de messire Satanas ! Constatons aussi que les substances chimiques,leur prépration et leur emploi,avaient hâte de s'affranchir de la servitude galénique officielle, si chère aux vieux et entêtés praticiens.

Comme sous le règne précédent on voit briller des personnalités remarquables, qui,moins célèbres pourtant, que ne le fut Lèmery pour la pharmacie pratique en même temps que théorique, doivent être considérées comme de véritables lumières. Lèmery fit la révolution dans la profession, et Baumé, cet illustre pharmacien auquel nous aimons à consacrer quelques pages, continua sans secousses l'œuvre de régénération commencée par son savant et glorieux prédécesseur !

III

Baumé naquit à Senlis, le 26 février 1728. Son père, qui était aubergiste, lui fit donner jusqu'à l'âge de quinze ans une éducation soignée en rapport avec les moyens dont il pouvait disposer. Cette éducation, néanmoins, était fort au-dessous de celle que l'on recevait alors dans les Universités. Il commença son apprentissage chez un pharmacien de Compiègne, et au bout de deux ans, il vint à Paris, en qualité d'élève dans le laboratoire de Geoffroy, qui jouissait à justes titres d'une grande célébrité. Placé près de ce savant, il en apprécia bien vite le mérite, et fut frappé de la considération dont il était entouré. De quoi dépendent les choses ! Ce fut l'admission de Baumé à la compagnie de ce savant qui le conduisit à la gloire ! Cette coïncidence n'est pas rare de nos jours encore, et si on étudie la filière par laquelle sont passés les chimistes qui ont acquis la célébrité dans leurs travaux, on voit qu'ils sont sortis des laboratoires *Vauquelin*, des *Gay-Lussac*, des *Thénard* et des *Dumas*.

Placé près de Geoffroy, Baumé fit de rapides progrès, et en 1752, alors âgé de 22 ans, il se présenta devant le Collège de pharmacie de Paris. Il y subit ses examens d'une façon brillante, pronostic de la réputation qu'il devait acquérir plus tard. Etonnés d'un si grand savoir, les prévots de l'Ecole lui offrirent la chaire de chimie. Observateur ardent en même temps que laborieux, doué d'une patience et aussi d'une persévérance infinies, il faisait, refaisait, compulsait et complétait toutes les opérations desquelles il s'occupait.

Comme pharmacien exerçant et comme chimiste spéculateur, rien ne lui coûtait pour donner à toutes les opérations l'étendue dont elles étaient susceptibles; sa pharmacie, ses laboratoires étaient moins des ateliers que de grandes manufactures où il y avait abondance de produits, et un luxe utile d'instruments nécessaires, la manipulation s'y faisait en grand. En effet, dès cette époque, l'*acétate de plomb*, *le muriate d'étain*, *les sels mercuriels*, *les combinaisons antimoniales* s'y préparaient par quintaux; une immense galère était destinée à la rectification de l'*éther*, *des acides minéraux*, *des huiles essentielles*, etc.

Baumé avait beaucoup vu, beaucoup lu, beaucoup observé et beaucoup écrit. Parmi ses travaux, il faut noter: *la cristallisation des sels*, *les phénomènes de la congélation*, *ceux de la fermentation et ceux de la putréfaction*. Les observations qu'il fit sur l'*antimoine*, *le soufre*, *le platine*, *le mercure*, *l'acide boracique*, *l'opium*, *le quinquina*, sont savantes et nombreuses. Il se livra ensuite à l'examen approfondi des principes qui constituent les *plantes dans leurs propriétés odorantes et inodores; les oxydes métalliques*, *les acétates*, *l'émétique*, *les extraits*. n'échappèrent point à ses savantes et minutieuses investigations. Ce fut lui qui le premier fit connaître que le *tamarin* du commerce contenait quelquefois du *cuivre* en assez grande quantité pour qu'il y ait danger de se servir de ce produit. Quand un savant imprimait une erreur il la combattait sous le voile de l'anonyme, soit sous un nom d'emprunt, avec une politesse ironique.

C'est ainsi qu'on vit paraître plusieurs articles conçus en ce sens : « Une dissertation sur le soufre, par *M. Jean Soufré* », une autre observation par M. Jérôme « *Brûle-fer, garçon maréchal* ». Quand les observations étaient suivies de réponses, il signait : *Guillaume le Résolu.* Il conçut le plan du dictionnaire des arts et métiers. Nommé récemment membre de l'Académie des sciences, il fut chargé de la rédaction d'un grand nombre d'articles de ce dictionnaire. On lui doit en outre, les travaux publiés sur l'art du pharmacien, du fabricant d'alun, de l'artificier, du chaufournier, du confiseur, du dégraisseur, du distillateur d'acides minéraux, de l'épicier, du limonadier, de l'orfèvre, du fondeur en cuivre, du parfumeur, du potier d'étain, du potier de terre, et enfin du salpêtrier. Il y traite des sels de plomb : *minium, litharge, massicot, sel de saturne, soude, potasse, sel de Glauber, sel de Sedlitz* et de *la poudre à tirer*, etc. Il fit des travaux sur les *savons* et sur les *argiles* destinés à l'agriculture. Joignant la pratique à la théorie, il s'occupa le premier en France d'y établir une fabrique de *sel ammoniac* et trouva le moyen de blanchir les soies jaunes sans les *écruer*. Il composa en outre :

1° Un *Traité de chimie expérimentale et raisonnée,* 3 volumes in-8° (1773) ;

2° Des *Eléments de pharmacie théorique et pratique,* (1762). Ce livre eut un immense succès, et la huitième édition fut réimprimée l'an V avec un appendice ;

3° Le *Plan d'un cours de chimie expérimentale*, 1757 ;

4° Une *Dissertation sur l'éther* (1) ;

5° Un *Manuel de chimie* (1766).

Baumé honora la pharmacie française; il facilita l'industrie, il perfectionna la teinture *écarlate* des Gobelins. Il

(1) Produit, comme nous l'avons dit, tout récent à cette époque dans la pharmacopée.

s'occupa spécialement aussi de la construction des thermomètres et des aréomètres, indiqua le moyen de préparer une fécule douce et de faire de bon pain avec le *marron d'Inde* (1).

Sa société était recherchée par les grands seigneurs, qui à cette époque faisaient partie de l'Académie des sciences. Quoique sa vie privée, préoccupée de la science, l'éloignât du commerce du monde, le monde essayait de se l'attacher. A ce propos, M. Cadet de Gassicourt, met à jour une anecdocte que nous rapportons ici : « Le baron de Breteuil, « ministre et académicien honoraire, ayant reçu à dîner un « soir une partie du corps savant, parla pendant tout le « repas des mets recherchés qu'il offrait à ses savants collè- « gues, et des vins de Tokai, de Constance, de Chypre et « d'Ithaque, qu'on avait sous la main. Voilà, Messieurs, « disait-il, de quoi *confondre la chimie !* Vous ferez de *bonnes* « *drogues*, mais vous n'imiterez jamais ces divines liqueurs !

« Si Monseigneur le permet, répliqua Baumé, je puis, sans « sortir de table, lui prouver le contraire ! J'ai fait un vin « où il n'est pas entré un grain de raisin, je crois qu'il peut « soutenir la comparaison. »

Piqué, le ministre accepta cette espèce de défi. On envoya chez Baumé chercher le *vin factice ;* puis lorsqu'il fut arrivé on le servit, confondu avec les vins précieux vantés par le ministre qui se flattait de le reconnaître entre tous. Mais en goûtant les vins divers, cet académicien donna la préférence au vin sans raisin de Baumé !

On rit beaucoup de la méprise du baron de Breteuil, méprise toutefois qui lui servit de leçon, car plus tard, en effet, cet académicien *honoraire* traita les savants avec plus d'égards qu'il ne le faisait auparavant.

Nous ne suivrons pas notre illustre confrère dans sa retraite où le malheur vint l'accabler. Les convulsions poli-

(1) L'illustre pharmacien Parmentier, dont l'éloge n'est pas à faire, eut l'idée de la panification de la pomme de terre. (E. G.)

tiques détruisirent sa fortune. La nécessité ranima son courage, il reprit de nouveau une officine après avoir joui d'un repos relatif. Le public vit non sans émotion ce vénérable et savant pharmacien rentrer dans la carrière commerciale. Il eut une noble conduite à l'égard de Lavoisier, accusé de vouloir empoisonner le peuple à l'aide du tabac. Aidé d'autres personnes influentes et de fermiers généraux, malgré son courage, en se servant dans le rapport du nom de *Commissaire du Roi*, le tribunal révolutionnaire envoya à l'échafaud un homme de bien et un savant !

Cet illustre pharmacien mourut en 1805, le 14 vendémiaire an XIV. Il ne dut sa célébrité qu'à lui-même, rarement les événements lui furent favorables. Sa constance, son amour pour le bien, triomphèrent de tous les obstacles. Il vécut non pour ce qu'on est convenu d'appeler le monde, mais beaucoup pour la société. Une grande partie de ses revenus, quand il était opulent, était consacrée tous les ans à son laboratoire. Il jouit de la considération qu'il s'était acquise, car il avait senti tout le bonheur qui existe à être utile à ses semblables et à procurer de nouveaux moyens à la science pour son avancement et ses progrès. Il fut la gloire de la pharmacie sous Louis XV, et sa renommée le suivit sous Louis XVI. En 1785, il fut pensionnaire de l'Académie des sciences et de l'Institut national en 1795, et membre de la Société de médecine en 1798. — Telle est, esquissée à longs traits, l'existence de ce savant et de cet homme de bien. Dans l'abstraction d'un travail comme est celui-ci, il est bon de pouvoir s'y reposer l'esprit en contemplant parmi un grand nombre ceux qui, principalement, font l'honneur de la profession dont nous avons essayé de retracer l'histoire. C'est en même temps leur rendre un juste tribut d'hommages, que de ne pas laisser dans l'oubli les bienfaits auxquels ils se livrèrent, comme aussi c'est leur montrer de la gratitude : n'ont-ils pas ensemencé le champ où beaucoup de moissonneurs en ont retiré profit en même temps que gloire ? Nul ne nous démentira.

Avant de terminer l'histoire de la pharmacie sous Louis XV (terme que nous nous sommes assigné) et avant d'arriver à l'époque où la physionomie de la pharmacie ne sera plus la même, disons que ce monarque, par une ordonnance rendue en 1772, data la naissance officielle de *la spécialité pharmaceutique.*

Une commission, qui avait pour but d'examiner les remèdes particuliers, fut créée tant pour ceux-là que pour les eaux minérales. Cette commission devait délibérer, et comme elle était naturellement composée de docteurs-médecins, chirurgiens et apothicaires, et que tous devaient signer la délibération, il y avait trois séparations différentes où les représentants des trois corps apposaient leur griffe. Les apothicaires fermaient la marche.

« La Faculté de médecine, l'ancienne, dit M. E. Grave, « était à son déclin. » Si notre savant confrère note cette circonstance, c'est simplement pour montrer combien alors les questions de préséance et de prérogatives avaient d'intérêt, et combien l'autorité veillait avec un soin jaloux à ne pas soulever des difficultés entre les diverses professions médicales. »

Toutefois, dans le courant du dix-huitième siècle, au moment où la Faculté de médecine ne tient plus sous la férule les apothicaires, ceux-ci, grâce à l'élan qu'ils donnèrent à la chimie et aux sciences naturelles, acquirent des droits au respect et à la considération.

Le bon sens public les apprécia à leur juste valeur, et le temps n'était pas loin où le pharmacien jouirait dans la société de la place qui lui était due, en attendant qu'elle y fût consacrée par les lois trop imparfaites, toutefois, que lui octroya Germinal. Comment aurait-il pu en être autrement avec les personnalités remarquables, qui déjà, à cette époque, étaient à la tête de la corporation ?

Citons encore, en terminant ce long paragraphe, Guillaume-François Rouelle l'Aîné, de l'Académie des sciences, démonstrateur de chimie au jardin du roi. Moins en lumière, cependant, pour la pharmacie pratique que ne le fut Baumé, il n'en fut pas moins pharmacien savant et premier maître de Lavoisier.

Possédant des représentants auxquels s'attachait un tel prestige, la pharmacie était destinée à atteindre l'apogée qu'elle méritait et dont elle était digne ! Couronne éclatante que lui tressaient des hommes illustres et que le talent de leurs successeurs a su conserver tout en y ajoutant de nombreux fleurons qui, y mêlant leur éclat particulier, en consacrent en même temps la valeur.

Les publications sur la chimie, sur les médicaments chimiques, prirent leur essor, et le livre de chimie qui eut le plus de succès fut celui du savant *Boerrhaave*, qui parut en 1732. Cet ouvrage, en six volumes et traduit du latin, avec approbation et privilège royal, comprend : *la théorie de l'art, les sels, le soufre, les pierres, les métaux, les demi métaux*. L'usage de la *chimie en médecine*, les végétaux, les animaux. L'utilité de la *chimie en physique*, dans les *arts mécaniques*. La description des *instruments* de chimie. Le *traité du feu, ses effets et sa force dans les opérations chimiques*. Le *traité de l'air et de l'eau*. Le *traité de la terre et des menstrues chimiques*, enfin toutes les *préparations de chimie* usitées dans ce temps.

Pour le point principal qui nous occupe, c'est-à-dire la *Pharmacopée chimique* employée par la médecine, l'application de cet illustre savant ne saurait être mieux placée ici. — « Avant que l'on connût la chimie dans son application à « la thérapeutique, dit-il, la médecine, qui ne consistait « presque dans les écoles que dans un jargon vide de sens, « était devenue complètement galénique et uniquement sou« mise à la doctrine des Arabes.

« Ainsi, n'employant que la saignée, la purgation, un « petit nombre de remèdes qui avaient quelque efficacité ; « elle fut hors d'état de dompter bon nombre de maladies, « et fut obligée par là de céder aux remèdes héroïques que

« fournissait la chimie, ce qui augmenta les trophées de « cette dernière science.....

« Par là, la condition de l'ancienne médecine galénique « semble réduite à un état très fâcheux... car les médecins, « après s'être donné beaucoup de peine pour connaître la « nature de l'homme, dans la soif de découvrir par ce moyen « l'origine et la manière de guérir les maladies, voient que « tout ce qu'ils ont découvert avec tant de travail sur les « causes, les signes, les pronostics, l'exposition et la guéri- « son des maladies, est contrecarré par l'introduction de la « chimie dans la pathologie. Il serait à souhaiter que les « médecins qui ont de l'éloignement pour la chimie, vou- « lussent bien réfléchir, et ne pas condamner un art, qui « peut leur être d'un grand secours, sans leur nuire jamais. « J'avoue, poursuit sagement Boerrhaave, que des chimis- « tes ont fait beaucoup de mal en s'avisant de pratiquer la « médecine, sans en avoir une connaissance suffisante, cela « est arrivé par la faute des hommes et non par celle de la « science. »

Ainsi se prononçait en 1722 le savant médecin et célèbre professeur de Leyde, fondateur de l'enseignement clinique. C'était le moment où la médecine et la pharmacie en France, ébranlées par la révolution que la chimie y opérait, et où les préjugés rendaient intraitables contre les novateurs, des médecins qui voulaient être aveugles et sourds. La vogue qu'eut l'ouvrage de ce savant chimiste dessilla bien des yeux et ouvrit bien des oreilles. Toutefois, comme nous avons eu l'occasion de le souligner maintes fois dans le cours de ce long travail, nous répétons encore que, nous tenant strictement à notre rôle de narrateur, il n'est nullement entré dans nos vues de nous livrer à une partiale appréciation sur les choses de la médecine, là n'est point notre but, nous avons simplement raconté des faits.

Quelle est l'époque moderne même qui n'a pas, au point de vue scientifique, deux camps bien tranchés : les détracteurs et les admirateurs ? C'est pourquoi spécialement, et à la période dont nous consignons les faits, on pourrait apporter comme circonstances atténuantes aux médecins qui combattaient à outrance le nouveau système, le motif exposé par le célèbre Boerrhaave lui-même: *Des chimistes se livraient à la médecine, sans en avoir la connaissance suffisante, ce qui constituait un précédent dangereux.*

Là on ne peut voir que la sollicitude de la médecine jalouse de conserver ses justes prérogatives. Aussi, dès que les médecins comprirent que les abus dans la science ne lui sont point imputables, mais que les hommes qui les créèrent doivent être seuls blâmés, les mesquines rivalités cessèrent. En se renfermant dans le cercle médical pour n'en plus sortir, la chimie *pathologique* marcha de pair avec la médecine, et voilà pourquoi, selon nous, l'évidence dans toute son étendue remplaça l'esprit de parti, qui ne fut utile à personne.

Arrivé au but que nous voulions atteindre: faire connaître les phases pleines de fluctuations et de tracasseries que subit la pharmacie avant de parvenir au point où elle en est aujourd'hui, nous croyons avoir intéressé les pharmaciens de notre temps. Ce n'est pas sans une grande satisfaction que nous voyons notre art sortir peu à peu et avec une stoïque tranquillité des embûches, des viscissitudes nombreuses qui à tout moment de son existence vinrent contrarier ses pas, et les détourner de la ligne droite dans laquelle elle voulait entrer. Humble vassale des docteurs, nous la voyons réclamer son autonomie aux seizième et dix-septième siècles, puis se redresser, et, tout en tendant les mains à sa sœur aînée la médecine, elle quitte sa tutelle, pour vivre avec elle tout en grandissant, et se prêtant un appui fraternel en même temps qu'intelligent (1)!

(1) La pharmacie en Europe à cette époque suivit partout la même impulsion. Si les puissances comme l'Allemagne, le Danemarck, la Suisse, l'Espagne et l'Angleterre, furent, au moins dès le principe, inaccessibles à la nouvelle méthode, la pharmacie y subit partout les mêmes fluctuations, en butte aux discussions des chimistes et des galénistes. L'Italie tenait très fortement pour l'ancien système. Prenons

CHAPITRE XVII

Louis XVI donne l'autonomie et l'indépendance de la pharmacie. — Création du collège de pharmacie. — Ses transformations. — Honneurs et privilèges qui y furent attachés. — La Révolution. — La Convention et la pharmacie. — Décrets. — Le passé et le présent de la pharmacie. — Tableau synoptique. — Ses gloires et ses illustrations. — L'avenir de la pharmacie. — Considérations générales, et conclusions.

Le roi Louis XVI allait donner à la pharmacie sa complète autonomie en même temps que son indépendance. *Nous nous sommes réservé*, dit-il dans l'article III de l'Edit royal de 1777, *de nous expliquer particulièrement sur ce qui concerne la pharmacie ; nous avons considéré qu'étant une des branches de la médecine, elle exigeait des études et des connaissances profondes, et qu'il serait utile d'encourager une classe de nos sujets à s'en occuper uniquement pour parvenir à porter cette science au degré de perfection dont elle est susceptible dans les différentes parties qu'elle embrasse et qu'elle réunit, etc.*

pour type le Royaume-Uni. Là, comme chez nous, les vicissitudes viennent fondre sur les apothicaires. Ils étaient les vassaux de la médecine.

Comme en France, l'apothicaire accumulait sur sa tête les rivalités médicales. Comme en France, le médecin considérait peu le chirurgien, celui-ci par ricochet bombardait l'apothicaire.

Les galénistes prétendaient que le vrai secret de la médecine était entre leurs mains, ils reprochaient aux médecins-chimistes de n'avoir aucune connaissance en fait de remèdes que *mercure* et *antimoine*. En un mot ils les vendaient *très cher* sans mesure et sans discernement, comme ceux qui vendent aux femmes les herbes les plus vulgaires.

La pharmacie galénique y suivait les mêmes errements qu'en France. Les aromates de tout genre, *les pointes de corail*, *les feuilles, fleurs, racines, emplâtres de térébenthine*, *des gommes résines*, *les produits animaux et parties d'animaux*, *les vipères*, *l'excrément des lézards*, *les cornes de rhinocéros*, *les dents de loup*, *l'épine dorsale de la lamproie*, etc. Des onguents : *le populeum*, *l'égyptiac*, *le baume opodeldoch*, sont les plus populaires. *Les électuaires*, *les pierres précieuses*, *la poudre de diamants*, *préparations magistrales* qui consistent en une infinité de *loochs* et de *juleps*, toutes compositions semblables aux nôtres, en ajoutant *pilules* et *sirops* de formules diverses.

Quand la chimie s'introduisit dans la pharmacopée, les préparations prirent le nom de *mystérieuses* ; on y rencontre : *le crocus martis*, *le crocus veneris*, *l'orpiment réalgar*, *arsenic blanc*, *cuivre*, *antimoine*, *mercure*, *plomb*, *zinc*, etc.

Cet hommage rendu à cette science, branche si importante de l'art de guérir, est plein de vérité, et donne à la pharmacie le gage sinon d'une complète et entière restauration, au moins l'espérance de pouvoir tenir sa place, et une place honorable, surtout parmi les institutions les plus indispensables à toute société civilisée.

Le Collège de pharmacie allait être constitué ; sous cette dénomination, les apothicaires de Paris allaient se trouver réunis avec ceux qui, en vertu de certains privilèges, exerçaient déjà la pharmacie, pour ne former à l'avenir qu'une seule et même corporation. Ils eurent le droit de prendre le titre de *maîtres en pharmacie*, d'ouvrir une officine, de constituer un laboratoire, à la condition expresse de posséder et d'exercer leur charge par eux-mêmes.

Il leur fut permis en outre de faire, comme par le passé, des cours d'études, des démonstrations scientifiques, et même de les établir gratuitement dans les locaux de la rue de l'Arbalète destinés à cet emploi, et dans les jardins qui en dépendent. Toutefois ils devaient préciser chaque année, au lieutenant de la police générale, le nombre suffisant de maîtres appelés à faire les cours aux jours fixes et aux heures indiquées.

L'installation de ce collège, berceau de l'École de Paris, fut couronnée d'une façon brillante. Au nombre des premiers professeurs on compte : Bayen, de l'Institut national, créateur en quelque sorte de la pharmacie militaire, auteur de divers ouvrages sur les eaux minérales de la France. Il publia, en 1781, un grand travail sur l'étain, qui, en raison de l'arsenic qu'il contient, peut devenir la cause d'accidents

Les aménagements des officines diffèrent peu de celles de France, la manière de dispenser les drogues, la composition de la matière médicale à peu près semblables. Tel qu'il résulte d'un petit livre qui, en 1656 parut à Londres, et qui a pour titre : *Accomplished Physician, Apothicary, and Surgeon*. (Le médecin, l'apothicaire et le chirurgien accompli. A cette date, la pharmacie anglaise, grâce à l'impulsion donnée par les chimistes dont il est question dans le cours de notre histoire, fit comme dans les autres nations, elle acquit *une place honorable*, se délivrant de la doctrine arabe, qui la régissait dans toute l'Europe.

terribles employé dans les usages domestiques. Enfin, on peut le considérer comme le premier chimiste qui établit que les métaux, loin de perdre l'un de leurs principes dans la combustion, acquièrent tout au contraire un de ceux de l'air qui s'y fixe et augmente leur poids. Citons après Bayen, Brongniart, pharmacien du roi Louis XVI, célèbre par ses cours particuliers, et administrateur du collège de pharmacie; professeur en même temps à la chaire de chimie appliquée aux arts du Muséum, et auteur de nombreux et sérieux mémoires sur la chimie, tant en livres estimés qu'en publications périodiques. N'oublions point non plus dans cette savante compagnie les Deyeux, les Demachy, les Valmont de Bomare, Baumé et Parmentier.

Ces noms, illustres dans les sciences pharmaceutiques, recommandables par leur honorabilité et leurs talents, étaient d'un heureux augure. Pour honorer davantage cette nouvelle création, Louis XVI accorda la faveur de la grande livrée royale au suisse du Collège, aux concierges, jardiniers, domestiques, et la petite livrée en temps ordinaire.

Mais le point le plus important dans cette réforme, outre les avantages honorifiques que le souverain accordait à la pharmacie, c'était l'autonomie et l'*at home* qu'il lui concédait. La liberté de l'enseignement lui était acquise. C'était le commencement d'une ère nouvelle (le cas est indéniable), et la suprématie de la Faculté de médecine ne se fit plus sentir d'une façon aussi lourde sur la pharmacie. Le temps était proche où des chaînes lourdes allaient être rompues, et que, devenue libre, cette science, prenant alors son essor, ne serait plus gênée dans ses aspirations. Cependant le pilote le plus expérimenté n'est pas à même de prévoir les tempêtes imprévues qui, par leur déchaînement, viennent assaillir un navire s'embarquant sur une mer tranquille et unie. L'ouragan peut atteindre l'équipage, l'anéantir, le désemparer, et s'il parvient à être reconstitué plus tard, ce n'est qu'à force de génie, de patience et de temps.

Le navire pharmaceutique subit d'analogues fluctuations.

La révolution fond sur la France, et en 1791, on déclara les académies inutiles, et les institutions pharmaceutiques furent un moment menacées ! La liberté des métiers, celle de la pharmacie comme les autres, fut proclamée ; mais des réclamations et de justes demandes se faisant sentir, l'Assemblée Nationale, en 1791, rendit le décret suivant :

« Considérant qu'après avoir entendu son comité de sa-
« lubrité sur un abus qui s'introduit dans l'exercice de la
« pharmacie ;

« Considérant l'objet et l'utilité de cette profession, décrète :

« Que les lois, statuts, règlements existant au 2 mars
« dernier, relatifs à l'exercice de la pharmacie et à l'ensei-
« gnement de la pharmacie pour la préparation, vente et
« distribution des drogues et médicaments, continueront
« d'être exécutés suivant leur forme et leur teneur sous
« les peines portées par les dits Lois et règlements, jusqu'à
« ce que sur le rapport qui lui en sera fait, elle ait statué
« définitivement à cet égard.

« En conséquence, il ne pourra être délivré de patentes
« pour la préparation, distribution de drogues et de médi-
« caments dans l'étendue de la République, qu'à ceux qui
« pourront être reçus pour l'exercice de la pharmacie, sui-
« vant les statuts concernant cette profession. »

La tourmente révolutionnaire respecta le Collège de Pharmacie, ce fut la seule institution à laquelle elle ne toucha pas. Le Collège ne changea que de nom, et se nomma *Société libre de Pharmacie* et, en 1797, sous le directoire, elle fut nommée *Ecole gratuite de Pharmacie,* qui devint encore *Société de Pharmacie.*

Il en fut ainsi jusqu'au moment où Napoléon, au 21 germinal an XI (11 avril 1803), promulgua la loi relative à la création et à l'organisation des écoles de pharmacie. Ces lois et décrets ne furent que les résultats de l'importante déclaration de 1777, ils n'en reproduisirent que les dispositions.

Avant de continuer cette longue histoire, que nous terminons aujourd'hui, histoire dans laquelle notre but principal a été de rendre hommage à la science pharmaceutique dès ses débuts, nous tenons essentiellement à soumettre très brièvement aux lecteurs, l'étendue du panorama que nous leur avons ainsi développé. Ils se rendront mieux compte par ce résumé du long et persévérant travail auquel cette science a été soumise pour devenir victorieuse d'opprimée qu'elle était. Certes, ses efforts ont été courageusement soutenus, si on veut bien considérer l'époque qui s'est écoulée depuis les temps les plus reculés jusqu'aux temps modernes. « Ainsi « que toute science, dit M. Marty (1), la pharmacie a des « origines confuses. Il semble qu'un voile ait été jeté « devant les yeux des chercheurs, pour les empêcher de « trouver la voie qui l'a conduite à sa véritable solution. La « question d'origine est toujours le Protée de la fable qui, « comme l'a dit Rabelais, est *omniforme et échappe sans cesse* « *à la main qui veut la saisir*. »

Cette phrase trouve complètement son application pour les origines de la pharmacie elle-même ! Nous l'avons suivie pas à pas depuis la nuit de l'antiquité jusqu'aux temps modernes. Cette science, égarée dans les brouillards les plus épais des conceptions magiques et dans les méandres des utopies et des rêveries, fut tellement resserrée dans un chaos inextricable, qu'à peine si dès le commencement de ces anciennes périodes fut-il possible de lui appliquer un nom particulier. L'ancienne Egypte, l'ancienne Rome ont été témoins de ses premiers pas. Elle sortit, sans aucun doute, des temples où se pratiquait l'Art Sacré, c'est-à-dire un art qu'on pourrait nommer *collectif*, renfermant dans ses nombreuses divisions l'observation jusque-là possible des secrets de la nature. Les prêtres de l'Egypte, qui étaient les dépositaires des secrets que les profanes ne devaient point connaître, avaient leurs laboratoires dans ces mêmes temples. Aux

(1) La Pharmacie à Montpellier depuis son origine jusqu'à la Révolution. Thèse de M. Marty, pharmacien de première classe (1889).
(Communication faite à l'auteur par M. le professeur Dr Léon Soubeiran).

yeux du peuple, ils passaient non-seulement pour les représentants de la divinité, mais encore ils semblaient participer en quelque sorte à la nature divine. Le vulgaire était persuadé que l'*Art Sacré* pouvait *faire en petit* ce que le Créateur avait *fait en grand*. L'art de préparer les remèdes, comme aussi celui de soigner les malades, faisaient partie, si l'on peut s'exprimer ainsi, de cette vaste et antique encyclopédie.

Nous avons été à même aussi de constater comment les guerres vinrent entraver la continuation et l'enchaînement de ces sciences en Egypte. Des conquérants puissants la possédèrent tour à tour, rarement elle a joui d'une paix durable. On ne doit donc point s'étonner que les dominations diverses, auxquelles les Egyptiens furent soumis, leur fissent perdre le cachet de civilisation antique qui, à cette époque, les distinguait de tous les peuples de l'univers.

Le désarroi des temples, la fuite des prêtres en diverses régions, leur misérable état de dénûment les fit errer sans ressources, et se dispersant de tous les côtés en Asie et en Grèce tout principalement, ils cédèrent dans leur pauvreté, et à vil prix, aux Grecs, les secrets que ceux-ci leur achetèrent.

Curieux, mercantile et avide, le Grec d'Asie revendit ces arcanes au Grec d'Europe qui les exploita à Rome avec non moins de frénésie que son devancier. C'est alors que nous découvrons ces quelques lambeaux de sciences au nombre desquels s'en trouvent quelques-unes que l'on ne peut qualifier que du nom de *Pharmaceutiques*. Là les sorcières de Thessalie, les mages de Chaldée, les saltimbanques, les psylles qui étaient les précurseurs de nos marchands d'orviétan (car la nature humaine n'a pas changé), coudoyaient les Grecs qui exerçaient aussi le fructueux métier de vendre les drogues. Ils s'insinuaient partout et exerçaient sous leur titre de *pharmacopoles* une vaste corruption. Ils avaient sous leurs ordres le *Rhizotome*, esclave ou affranchi chargé d'aller ramasser les plantes médicinales (1). Les Grecs *pharmacopoles* les leur achetaient et en préparaient divers médicaments. Sous cette dénomination, ces intrigants n'étaient, à proprement parler, que des droguistes, des herboristes, des parfumeurs, ou des magiciens, des empoisonneurs !

Avec le relâchement des mœurs, l'établissement du luxe, l'envie de jouir et de bien vivre fit son apparition. C'est alors que le crime puisa ses principaux moyens d'exécution dans les remèdes qui, cependant, n'auraient dû être que le levier le plus puissant pour conjurer la maladie. Nous voulons nommer les *Poisons*, cette branche trop souvent criminelle de l'art pharmaceutique qui, dès ce moment, fut trop en vogue. Toutefois, les médecins et les législateurs du temps s'en émurent et s'efforcèrent, même dès l'apparition de ce fléau, d'en conjurer l'extension, tout en essayant vainement, dans bien des cas, de maintenir la science des médicaments dans son véritable but. Cependant nous ne reviendrons pas sur l'accomplissement d'évènements décrits dans le cours de cet ouvrage, notre intention étant de tracer un tableau synoptique, établissant les différentes phases parcourues par la pharmacie dans l'enfance et par lesquelles elle devait passer encore pour parvenir à son adolescence et à sa maturité.

A ce moment, la pharmacie tomba en désuétude et se traîna de mal en pis, jusqu'à la fondation de l'Ecole de Salerne. L'Empire romain croulait, sa décadence coïncidait avec l'établissement du christianisme, sublime et noble religion fondée sur l'amour universel ! Cette religion était acceptée avec empressement par les peuples dont elle relevait les caractères, en les faisant sortir de cette énervante torpeur où le paganisme les avait entraînés. Mais tout n'était point dit encore ! Les troubles du Bas-Empire et les périodes qu'ils engendrèrent vinrent tout envelopper de ténèbres épaisses !

(1) Voir l'appendice à la fin du volume : « *Ce que l'on pourrait nommer le pharmacien proprement dit dans l'ancienne Rome (Etude sur la pharmacie et le pharmacien romain)*.

Pendant que le monde chrétien était plongé dans les invasions successives des barbares, le monde musulman resplendissait d'une vive lumière. Les arts libéraux d'alors et tout ce qui tenait aux œuvres de l'intelligence se réfugia chez les Arabes qui, tout particulièrement firent fleurir la pharmacie. Ce fut à ce moment qu'elle prit un élan subit, grâce à leur influence. Et plus tard, à partir de la fondation de l'Ecole de Salerne, les Israélites, joignant leurs efforts à ceux des Arabes, lui donnèrent une impulsion plus progressive encore. Cette influence, à Montpellier en particulier, s'y était fait sentir dès le début. Les juifs chassés des écoles qu'ils possédaient sur les bords de l'Euphrate par des califes sanguinaires, passèrent en Espagne et de là en Languedoc où ils avaient de brillantes écoles à Lunel, à Narbonne, à Montpellier, à Béziers, etc., ainsi que le fait connaître Benjamin de Tudèle dans son *Itinéraire au milieu du douzième siècle*. Toutefois les vicissitudes n'étaient encore point terminées. L'époque du moyen-âge fut une époque tourmentée. Elle fut en butte à des chocs nombreux et répétés. Luttes des esprits, luttes à mains armées, luttes privées, rien ne fut épargné comme douleurs à un enfantement si laborieux. Malgré les efforts de Charlemagne pour notre France spécialement, dans le but d'y restaurer l'état intellectuel, rien n'aboutit favorablement, la magie et la sorcellerie remplacèrent et pharmacie et médecine. Alors eut lieu l'avènement des mires, des physiciens et des charlatans.

Cependant l'influence des monastères, refuges alors des désillusionnés du monde, dernière retraite des hommes aimant la science et gardiens de ses prérogatives, allait se faire sentir.

Qui à cette époque pouvait être considéré comme pharmacien ? Quel homme pouvait-il être ? C'était un mythe perdu dans la nuit des temps, et noyé dans un monde, dans lequel il ne comptait pour rien. Ce fut donc dans les monastères devenus asiles de la science que la pharmacie fut alors recueillie, preuve palpable de l'inconnu dont elle jouit longtemps en dehors des cloîtres. C'est dans les monastères, comme dans une nouvelle arche, que les sciences échappèrent en partie au déluge de la dévastation et des cataclysmes.

C'est là que se sont conservés les arts, et c'est de là que sortirent ces ouvriers, qui, tout en défrichant une partie de l'Europe au moment où tout tombait en ruine, furent les préservateurs en même temps que les conservateurs des sciences utiles et de la pharmacie naissante en particulier. Nous ne voulons cependant rien exagérer ; il y eut au moyen-âge des vices privés, de la puérilité, une peu saine crédulité, l'ambition s'agita en tous sens. Les abus en toutes choses sont inévitables ici-bas, mais ces abus furent mêlés à beaucoup de grandeurs. Nous avons suivi les tiraillements, les vicissitudes de notre art, à ces différentes périodes de l'histoire, et nous avons vu que ce ne fut que dès le commencement du seizième siècle, sous l'influence du roi Charles VIII, retour d'Italie, que la base des règlements qui servirent à régir les pharmaciens prit naissance. Non que la pharmacie fût complètement assurée de vivre encore tranquille et calme, mais l'intelligence et le savoir de ses représentants commença à devenir une garantie de succès pour l'avenir.

Les temps vont changer, et quelle situation plus honorable elle obtiendra plus tard ! Cheminant lentement et modestement, dissipant les erreurs, semant les préceptes sains et utiles, faisant surgir de précieuses inventions, elle est arrivée à l'apogée que nul ne saurait lui contester de nos jours.

Quel est donc le pharmacien aujourd'hui, et qu'est donc la pharmacie par elle-même ? C'est ce que démontrera, faiblement toutefois, un rapide coup d'œil sur les temps modernes.

II

De la fin du dix-huitième et durant toute la période du dix-neuvième siècle, des étapes glorieuses ont été parcourues par des hommes illustres, pharmaciens célèbres qui y ont laissé leurs noms. Ce n'est, à proprement parler, du reste, qu'à partir de ce moment que les progrès et les innovations peuvent être signalés, car avant cette période rien à ce point de vue n'est susceptible de mentions spéciales.

Déjà deux substances dont l'emploi est presque journalier en pharmacie et en médecine, l'*acide hydrochlorique* et le *sulfate de soude,* avaient été inventés par Glauber. Mais la pharmacie galénique à son apogée allait entrer dans une ère nouvelle. Déjà le célèbre *Charas* au milieu du dix-septième siècle fit le plus d'honneur à la science pharmaceutique. Il fut un des derniers partisans de la polypharmacie Arabe, et selon M. le professeur Dupuy, auquel nous empruntons ces détails : *l'un des derniers adeptes de l'Alchimie expirante,* enfin le précurseur le plus immédiat de Lémery. Il jouissait de le considération générale, et, suivant M. Cap : il est comme formant la *transition* entre l'époque des Arabes et celle de Lémery. Il eut le mérite d'avoir su quitter la fausse voie dans laquelle les premiers s'étaient égarés si longtemps et d'avoir frayé la route, que le second devait parcourir avec tant de gloire et de succès. En effet, au moment où la chimie allait révolutionner la matière pharmaceutique, fournir ses nombreuses et intéressantes publications, on vit paraître en 1763 un volume in-8° ou un traité de chimie enseignant par une brève et facile méthode toutes les préparations nécessaires.

Viennent ensuite *Lémery,* dont nous avons étudié les travaux et le caractère, sa célébrité et son titre de fondateur de l'enseignement de la chimie en France ; *N. Lefebvre,* d'une réputation incontestable et incontestée; *Glazer,* son successeur dans la chaire de démonstration du jardin des plantes et qui découvrit le *sulfate de potasse* ; *Geoffroy*, qui fut professeur au Muséum, titulaire de la chaire de médecine et de pharmacie au collège de France. On lui doit des travaux importants sur le *vitriol*, le *fer*, les *dissolutions*, les *fermentations*, sur les *eaux* de Vichy et de Bourbon-l'Archambault, et enfin un traité de matière médicale en 3 vol. in-8°. Ce fut aussi un des premiers qui distingua l'*alumine*. Ajoutons à cette pléiade déjà illustre, *Rouelle*, qui d'abord pharmacien par simple privilège, fut sollicité par la compagnie des apothicaires de Paris d'être admis dans son sein. Professeur au jardin du Roi, chimiste illustre du dix-huitième siècle, auteur des plus belles réformes en cette science. Il fit des travaux importants sur les *principes immédiats des végétaux*. Il divisa leurs extraits en cinq classes, fit connaître le *tartre* et ses combinaisons. Enfin la chimie végétale lui servit d'objectif, objectif qui devint le fondement de toutes les découvertes multiples qui immortalisèrent la fin de son siècle. Membre de l'Académie des sciences, il y fit des communications en particulier sur les sels comme groupe chimique, et fit la séparation des sels *neutres, acide* et *basiques*. Nommons *Boulduc*, premier apothicaire du Roi, ancien échevin, ancien juge-consul, démonstrateur au jardin des plantes, membre de l'Académie des sciences, auteur d'observations sur la *cascarille*, le *sel de seignette*, le *sel d'Epsom*, le *sel de Glauber*; Analyste des eaux de Bourbon-l'Archambault, eaux en vogue sous Louis XIV ; Enfin auteur de travaux sur les purgatifs hydragogues, sur le salpêtre et les eaux-mères du nitre (1).

Citons *Baumé*, l'inventeur des *aréomètres* et de l'alcoomètre, Descroizilles, pharmacien à Dieppe, à qui l'on est redevable de l'*alcalimétrie*, de la *chlorométrie* et de l'*alcoométrie*. *Arvers*, pharmacien à Rouen, qui, en 1785, indiqua le moyen de donner plus d'éclat au *rouge de l'Inde* en le traitant par le sel d'étain, et enfin *Courtois*, pharmacien

(1) M. le professeur Dupuy, *Notices biographiques sur les médaillons de la nouvelle École de Pharmacie de Paris*.

lui-même, qui, plus renommé encore comme salpêtrier, et qui découvrit l'*iode* métalloïde, sans lequel le *Daguerréotype* serait encore ignoré. Non seulement la phalange des savants de cette époque rendait des services et honorait la France par ses talents et ses utiles inventions, mais encore elle venait en aide au gouvernement dans les circonstances critiques, dans lesquelles ce dernier n'hésitait point lui-même de s'aider de ses lumières et de ses expériences.

La première République s'adressa à ces savants pour parer à l'invasion de l'ennemi qui s'approchait des frontières ; ils se mirent à l'œuvre et, grâce à leur génie décuplé par le patriotisme, ils procurèrent en peu de temps par leurs connaissances spéciales, les munitions nécessaires, *soufre*, *salpêtre*, de la *poudre*, des armes, et, qui plus est, des vêtements aux soldats !

Titres de gloire pour notre profession, ainsi que pour la France !

Napoléon vint alors occuper le trône ; son génie aimait à s'entourer de savants et à consulter leurs lumières. Déjà, étant premier consul, il avait songé à améliorer la situation de l'institut qui, créé en 1795, aux derniers jours de la Convention, avait une organisation défectueuse. Le nombre des classes fut porté à quatre académies. Or , dans l'Académie des sciences, trois membres sur six qui composaient la section de chimie étaient des pharmaciens. *Pelletier*, *Vauquelin* et *Bayen*. Empereur, il créa, les écoles de pharmacie et Vauquelin resta directeur de celle de Paris depuis cette époque jusqu'à sa mort. Il fut professeur à l'Ecole polytechnique, à la Faculté de médecine et au Muséum d'histoire naturelle. Il est l'inventeur du *chrome*, et auteur de nombreux travaux, qui, par leur multiplicité, leur science profonde, peuvent le faire compter parmi ceux qui ouvrirent la voie aux Pelletier, *Caventou*, *Thénard*, *Robiquet* et *Braconnot*. Enfin aucun savant de son temps n'a mieux servi la science par ses recherches, par les chimistes qu'il a formés, par la direction qu'il a fait prendre aux travaux d'analyse, dans tous les règnes de la nature. Il a beaucoup fait pour la fortune publique, pour celle de l'industrie ; et tout en citant tout spécialement la découverte du *chrome*, on peut se rendre compte combien ses composés variés fournissent tous les jours à la peinture des couleurs riches et nombreuses. Ne laissons point dans l'oubli ses importants travaux sur l'*alun* et le *désuintage* des laines.

En 1816 s'accomplit un évènement capital, nous voulons parler de la découverte des *alcaloïdes*. Un pharmacien allemand, Seztuerner, en commença la série par la *morphine*.

Les découvertes du même genre qui se produisirent appartiennent toutes à la pharmacie ; or en poursuivant cette intéressante revue, saluons Pelletier qui, avec Caventou, découvrit le sulfate de quinine.

Directeur-adjoint de l'Ecole de pharmacie de Paris, de l'Académie des sciences, de l'Académie de médecine, il entreprit le développement de la chimie organique par ses travaux sur les alcaloïdes, avec *Magendie*, et *Caventou*, etc. On lui doit des études sur les matières colorantes qui perfectionnèrent la teinture. L'analyse de la *noix vomique*, de la *cévadille*, de l'*ellébore*, du *colchique*, et par suite leurs alcaloïdes ou principes immédiats : *strychnine*, *brucine*, *veratrine*, etc. Citons *Robiquet*, professeur à l'Ecole de Paris, dont les nombreux travaux, la finesse et l'exactitude dans les analyses se recommandent aussi par leur érudition. Il découvrit, de concert avec Vauquelin, l'*Asparagine*. Il découvrit et définit la *Codeïne*, étudia l'*acide méconique*, et son nom se trouve mêlé aux découvertes les plus importantes de la chimie organique depuis 1828 jusqu'en 1840. Desrosne, qui perfectionna les appareils pour la distillation des alcools et l'évaporation des jus sucrés. *Labarraque*, vulgarisateur des *hypochlorites* et de l'hygiène des etablissements insalubres, en commençant par les boyauderies. La méthode d'épuisement des substances par le déplacement qui rend d'énormes services à l'industrie, est sortie des connaissances si multiples qui sont l'apanage de la pharmacie elle-même. *Boullay* et *Robiquet* y ont attaché leurs noms.

Nous arrivons à cette époque où la pharmacie commençait à briller d'un vif éclat. Là commence cette glorieuse suite d'années où vont se continuer les traditions de *Schéelle* et de Vauquelin. C'était le moment aussi où les élèves des écoles de pharmacie étaient dirigés dans la voie de la chimie moderne. De là naquit aussi le perfectionnement de la *chimie organique* qui, elle-même, est pleine de faits en partie l'œuvre des pharmaciens. A leur tête citons *Dumas* et Robiquet. *Dumas* avait commencé à découvrir dans une officine la voie qui devait le conduire à la conception de si remarquables travaux. Plus tard, *Balard*, jeune élève en pharmacie, découvrit l'un des plus importants métalloïdes, nous voulons parler du *brome*. Sa découverte peut et doit être revendiquée pour l'honneur de la pharmacie. Aussi, si la photographie est arrivée au point de perfection qui lui est attaché de nos jours, elle le doit à M. *Balard*. Or elle ne jouirait pas de la popularité qu'elle possède si le *brome* ne fût intervenu dans ses procédés.

L'iode et l'argent servaient à Daguerre pour fixer dans une chambre obscure les images, cette invention qui fut saluée comme une des merveilles les plus étonnantes de la science contemporaine, ne donnait point comme le *Brôme* la reproduction des images instantanées. Le Daguerreotype n'offrait que des portraits rigides, tandis que le *Brôme*, sous l'influence de la lumière diffuse, laisse à la physionomie son aisance naturelle. La photographie doit donc l'éclat qu'elle possède aujourd'hui à la découverte de ce jeune élève en pharmacie d'alors, lequel, se souvenant toujours de cette origine, fût une des gloires de la science (1).

(1) M. Balard remplaça Thénard à la chaire de chimie à la Sorbonne où il fut appelé de Montpellier. Elu à l'Institut, section de chimie, en 1844 ; maître de conférences à l'Ecole normale, 1845 ; professeur au collège de France, 1851 ; inspecteur général de l'enseignement supérieur, 1867.

Il faut encore citer parmi ces savants qui illustrent notre profession, *Bouillon-Lagrange*, qui fut directeur de l'Ecole de Pharmacie de Paris, ses travaux sur la torréfaction de l'amidon, dans laquelle il vit se former une matière grasse, gommeuse, soluble, connue aujourd'hui sous le nom de *Leio-comme*, sert dans l'industrie des indiennes comme aussi leur apprêt. Bref, la pharmacie peut revendiquer à son actif les découvertes de *Braconnot*, celle du fulmicoton, etc. L'extraction sur une très large échelle des sels de magnésie, de potasse, de soude, des eaux mères des marais salants et tant d'autres procédés aussi savants qu'utiles dans les arts comme dans les sciences.

A cette époque aussi, brilla un nom cher aux sciences, c'est nommer le *Baron-Thénard*. Destiné d'abord à la pharmacie, il eut comme premier maître : Vauquelin. Il a contribué plus que tout autre à multiplier les applications de la chimie aux arts, à l'industrie, au commerce. De concert avec Gay-Lussac, il publia de curieux faits sur le *bore*, l'extraction du *potassium*, du *sodium*, sur la nature du *chlore*, des acides *fluorique* et *fluoborique* et *sur l'analyse des matières organiques*. Et enfin, il est l'auteur d'intéressants travaux sur les *éthers*, *l'acide sébacique*, le dosage de l'*acide carbonique de l'air* (1).

Aucun savant ne fut plus comblé d'honneurs. Outre les titres de Professeur au Collège de France, professeur à la Sorbonne, à l'Ecole Polytechnique, membre de l'Institut, doyen de la Faculté des sciences, et enfin baron de par la volonté du roi Charles X. Fondateur de la Société des amis des sciences, société dont le but humanitaire était de venir en aide aux veuves, aux orphelins des savants et aux débutants pauvres eux-mêmes. Octogénaire, il y fit un legs considérable et y associa tous ses amis. Qu'on permette à l'auteur de ce livre (jeune encore à cette époque), de dire qu'il n'a pas oublié et n'oubliera jamais le cordial et aimable

(1) M. le professeur Dupuy, *Notices biographiques sur les médaillons de la nouvelle Ecole de pharmacie de Paris.*

accueil que tous recevaient à l'hôtel de la rue St-Sulpice. Ses portes étaient toujours ouvertes aux grands comme aux infimes adeptes de la science. Quiconque d'entre eux allait y frapper y était le bienvenu. La générosité en était l'hôte habituel, et les services de tous genres qui y étaient rendus étaient empreints de cette délicatesse et de cette urbanité particulière qui semblent constituer l'apanage des vrais savants. Il en a conservé dans son souvenir une vive reconnaissance, dont il est heureux de pouvoir ici payer le tribut. Il se fait aussi un devoir d'y associer M. le baron Paul Thénard fils, aussi membre de l'Institut (1), digne du nom qu'il portait, lequel continuant les traditions paternelles, a su jusqu'à ses derniers jours conserver l'estime et l'affection de ceux qui l'approchaient.

Il faudrait en réalité, un in-*folio* pour décrire très exactement le rôle des personnalités glorieuses appartenant à la Pharmacie Française. Saluons l'homme illustre sorti de nos rangs, *Jean-Baptiste Dumas*. Il sut conquérir la suprême auréole des sciences et des lettres et entrer tout vivant dans l'immortalité. Orateur, homme d'Etat, savant, écrivain, la multiplicité de tous ses travaux est considérable :

Mémoires de l'Académie des sciences, *Annales de physique et de chimie*, *Traité de chimie appliquée aux arts*, 6 volumes in-8°, *Leçons sur la philosophie chimique*, *Essai sur la statistique chimique des êtres organisés* (3e édition), *Enquête sur les engrais, etc.*

Tous ces travaux lui valurent les hautes fonctions qu'il occupa avec tant d'éclat. Membre de l'Académie des sciences depuis l'année 1832, il en fut élu secrétaire perpétuel en 1868, en remplacement de Flourens. Membre de l'Académie de médecine, élu de l'Académie française au fauteuil vacant de Guizot, il fut, en outre, député, ministre du commerce, sénateur, vice-président du conseil de l'instruction publi-

(1) Section d'Economie rurale.

que, du conseil de perfectionnement, de l'enseignement secondaire spécial, président du conseil municipal de Paris, président de la commission du Codex, grand'croix de la Légion d'honneur.

« La vieillesse pour des hommes semblables, dit M. le professeur Dupuy, n'est pas l'affaiblissement ; c'est la majesté de l'âge ! Vérité incontestable dont le baron Thénard et Jean-Baptiste Dumas sont les exemples frappants. L'un et l'autre ont plus d'un point de ressemblance, et si la science les a mis en relief, leur bienveillance en a fait autant. A la fin de sa vie la même sollicitude que Thénard avait montrée pour les savants malheureux, vint aussi le préoccuper.

Chacun peut avoir encore présente à la mémoire cette lettre pleine de cœur et de bonté, qu'il écrivit le 25 janvier 1881, comme président de la *Société de secours des amis des sciences*, due à la généreuse pensée de Thénard. « C'est un oc-
« togénaire, disait-il, arrivé près du terme de la vie, qui tend
« vers vous une main suppliante, vous ne voudrez point que
« son espérance soit déçue. Vous ne répudierez pas son der-
« nier vœu, et cette prière suprême en faveur du génie
« et du malheur sera entendue, comprise et exaucée !

Le parallèle entre ces savants est complet. Comme Thénard, octogénaire et près de terminer sa noble carrière, une de ses dernières pensées a été de faire un nouvel appel pour étendre l'action de cette société et de venir en aide à ces infortunes rares et exceptionnelles, qu'encourent des inventeurs imprudents, des génies imprévoyants, généreux insensés qui s'oublient eux-mêmes ! Combien, en effet, est-il grand le nombre de ceux qui, ne pensant qu'à la grandeur ou à la prospérité de leur pays, ont accru par leurs découvertes la fortune des industriels, enrichi les grandes sociétés financières et qui meurent en laissant dans le dénûment ou le désespoir leurs veuves et leurs enfants !

Noble langage et sublimes aspirations, bien dignes de ces Français qui ont fait de leur pays une nation enviée par la place qu'elle occupe dans la civilisation, et dont les autres pays, civilisés eux-mêmes, convoitent encore l'honneur d'être associés à la noble émulation qui la dirige !

En un mot, en rendant ici hommage à ce savant auquel la modeste profession de pharmacien avait ouvert sa carrière, nous croyons être le sincère interprète de tous les pharmaciens français !

Nous ne saurions terminer cette glorieuse nomenclature, si à côté des Dumas, des Thénard, des Pelouze, des Balard, nous ne citions aussi les savants, l'honneur de notre profession. Non-seulement les cours entrepris par la plupart de ces érudits attiraient autour de leur chaire un nombre considérable d'auditeurs, mais encore leurs ouvrages et leurs publications, résumés de leurs importantes découvertes, ont fait progresser le perfectionnement et l'avancement de la pharmacie théorique et pratique. A leur tête se trouve notre regretté maître *E. Soubeiran*, professeur à l'Ecole de pharmacie, pharmacien, directeur de la Pharmacie centrale des hôpitaux de Paris, membre de l'Académie, et plus tard professeur de pharmacologie à la Faculté de médecine. Eminent professeur qui, pendant sa vie, a été une des gloires de la pharmacie française. Il a poursuivi la réalisation de tout ce qui peut élever la pharmacie. Vertueux, modeste par excellence, il faisait l'admiration de ceux qui le connaissaient et en était le modèle ! Aussi instruit que serviable, et aussi serviable que bon, il était le protecteur né de tous ceux qui voulaient travailler avec ardeur, et combien sa main discrète et ferme s'est-elle souvent tendue pour soutenir dans les luttes ceux qui se trouvaient sans expérience et sans appui ? Soubeiran est l'inventeur du *chloroforme,* auteur de nombreux travaux sur la pharmacie. D'ailleurs une nomenclature serait trop longue ; il nous suffit de citer son livre. Ce fut lui qui le premier, par la division de son ouvrage, devenu désormais classique, a magistralement traité la Pharmacie galénique et chimique.

Par un heureux privilège, nous avons été à même de le connaître de près et de l'apprécier, et nous considérons comme bien faible, hélas, le tribut de reconnaissance que nous devons à sa mémoire. Sa mort fut pour chacun de nous un deuil, et sa perte nous causa une profonde affliction, tempérée cependant par l'honneur de voir ce nom cher aux sciences pharmaceutiques briller encore avec éclat.

La vieille Ecole supérieure de pharmacie de Montpellier compte parmi ses professeurs actuels M. *Soubeiran*, son fils, qui y soutient sans peine et avec honneur l'universelle réputation dont est entourée la mémoire de son père. Auteur de travaux estimés, il apporte dans son enseignement cette clarté, cette méthode qui a pour résultat de former des élèves instruits et capables ! Si jamais cet ouvrage lui tombait sous les yeux, qu'il ne veuille y voir que l'expression la plus sincère des sentiments que nous sommes heureux de lui manifester. Il fut aussi notre maître ; les étudiants de ce temps se souviennent toujours de l'aménité jointe à la science du jeune professeur agrégé de l'Ecole supérieure de pharmacie de Paris.

Enfin joignons à tous ces savants, honneur de l'Ecole et de l'Académie des sciences, comme Vauquelin, Dumas, Balard et Pelouze, le nom de Bussy. Ancien directeur de l'Ecole de pharmacie pendant plus de trente ans. On lui doit la découverte de l'*acide sulfurique anhydre*, celle du *magnésium* et la liquéfaction de l'*acide sulfureux*. Il a été une des célébrités de la profession, et prouve une fois de plus, qu'à la pharmacie appartiennent en grande partie tous les hommes qui ont fait progresser la chimie et la physique. Il fut agrégé à l'Ecole de médecine, et depuis plus de cinquante ans attaché à son Académie.

En disant que ce savant fit honneur à la pharmacie, et que son successeur, M. Chatin (de l'Institut), continua hautement sa tradition, personne ne nous démentira. Nul, en effet, ne pourra le contester, la pharmacie semble de jour en jour perdre de son prestige. Le souci de M. Chatin, pendant l'existence de son directorat à l'Ecole de Paris, a eu comme objectif de faire retrouver aux pharmaciens, avec la considération, la situation honorable qu'ils avaient dans le monde. Les pharmacies, autrefois, étaient en effet, de véritables écoles d'où sont sortis les noms les plus illustres de la botanique et de la chimie. Il a introduit dans l'enseignement des mesures heureuses et en particulier la *micrographie,* qui, adjointe à la *chimie analytique*, permet de constater la pureté des médicaments. Mais ce qui est d'une portée très importante pour la santé publique, c'est que M. Chatin a su diriger l'enseignement théorique vers un but pratique d'une énorme importance.

De nos jours, en effet, les médicaments simples disparaissent de plus en plus de la thérapeutique pour faire place aux sels et aux produits les plus complexes de la chimie organique et minérale. Or, avant tout le pharmacien doit être analyste, et se rendre un compte exact des produits chimiques qu'il achète tout préparés. Le rehaussement du niveau scientifique de la pharmacie a été, on doit le dire, sa préoccupation pendant la direction d'hier à l'Ecole.

M. Chatin a proposé le premier une très importante réforme, c'est de voir les Ecoles de pharmacie érigées en Facultés, ayant les mêmes prérogatives et la même indépendance que les Facultés de médecine, conférant des diplômes d'un ordre plus élevé et attribuant le titre de *docteur en pharmacie*. Dans sa pensée, ce titre aurait été décerné exclusivement par les professeurs des Ecoles surpérieures de pharmacie après la soutenance d'une thèse originale analogue aux thèses du doctorat ès sciences. C'est ce titre seul qui aurait été obligatoire principalement pour les chaires de pharmacie et de matière médicale, et de toxicologie, qui sont des sciences d'application. Il faut le reconnaître, ces innovations, introduites dans la législation de la pharmacie, eussent assuré l'autonomie, le redressement et la considération d'une profession si utile.

L'Ecole aurait pu se recruter facilement parmi ses propres élèves et il en serait résulté, pour la pharmacie, des avantages sérieux et incontestables pour l'avenir. Le titre de *docteur en pharmacie*, décerné par les Ecoles de pharmacie reconnues par l'Etat, aurait été pour notre profession le gage de la plus heureuse influence, au point de vue théorique comme au point de vue pratique. Ces vœux n'ont pas été complètement réalisés, mais que sait-on ? peut-être ils le seront dans l'avenir.

Ils sont chers, on ne saurait en douter, à tous les pharmaciens soucieux du relèvement scientifique de leur profession. Toutefois, il est une circonstance inconnue peut-être de bien des pharmaciens et qu'impartialement nous devons leur faire connaître. Peu s'en est fallu que cette heureuse innovation eût sa complète réalisation. Ce fut M. J.-B. Dumas, *sorti lui-même de la pharmacie*, qui y fut le plus opposé, étant vice-président du conseil supérieur de l'Instruction publique. Le ministre était favorable à la proposition de M. Chatin, et adoptait les conclusions du rapport qu'il lui avait demandé sur cette question. Ce fait, dont on ne peut contester la véracité, est vraiment regrettable ; nous le signalons ici, car il importe dans l'histoire d'une profession, et dans l'exposé des faits utiles ou contraires à son perfectionnement, de rendre à chacun selon ses œuvres.

Quoi qu'il en soit, la direction de M. Chatin à l'Ecole de pharmacie de Paris a été d'une importance capitale sur le progrès des études, et a donné une noble émulation favorable à l'essor de l'intelligence. Le doctorat en pharmacie étant établi dans presque tous les pays de l'Europe, on peut se demander pourquoi l'Université française ne l'a pas adopté. C'est une anomalie. D'où sont sortis la plupart des chimistes et des naturalistes illustres ? des Ecoles de pharmacie, qui ont été et sont encore les pépinières de savants dans ces branches. A tout prendre, ces écoles sont plus que des Ecoles d'application suivant notre confrère M. J. Mordagne, membre de la Société de pharmacie du Sud-Ouest et correspondant de la Société de Pharmacie de Paris.

« La pharmacie, dit-il, est une science véritable, basée « sur des théories précises et des méthodes indiscutables ; « elle a autour d'elle les sciences accessoires comme la bo- « tanique générale, la physique, la chimie générale, la « toxicologie, la matière médicale, la chimie des falsifica- « tions, la chimie analytique, etc. Ne sont-ce pas des scien- « ces pharmaceutiques professées dans les Ecoles de phar- « macie ; or donc, à cause de cela, elles méritent d'être « Facultés (1). »

Sous prétexte que la pharmacie est un art appliqué à la médecine, les Ecoles de pharmacie, dans l'esprit de bien des personnes instruites même, devraient être des établissements annexes des Facultés de médecine. On a vécu longtemps sous ce régime, et nous nous souvenons de la délégation médicale, très honorable du reste, aux examens des Ecoles de pharmacie. M. Chatin, par son heureuse initiative, a fait disparaître cette ancienne intervention, nos écoles supérieures sont aujourd'hui indépendantes.

Nous disions plus haut qu'une personnalité célèbre mit obstacle au projet de la création du doctorat en pharmacie, elle protesta contre les prétentions de M. Chatin, membre de l'Institut, entraînant dans cette idée les hauts dignitaires de l'enseignement médical, qui ne voulurent point qu'un pharmacien pût devenir docteur.

« Les raisons alléguées, ajoute très judicieusement « M. Mordagne, ne résistent pas à la discussion ; comment » supposer, en effet, qu'un pharmacien, muni du diplôme « de *docteur en pharmacie*, puisse se servir de ce titre pour « tromper le public sur sa provenance et se faire passer « pour médecin ? Il faudrait abolir tous les doctorats et ne « laisser la vie qu'au doctorat en médecine (2). »

(1) *Bulletin de la Soc. de Phar. du Sud-Ouest*, sept.-oct. 87.
(2) *Bulletin de la Soc. de Phar. du Sud-Ouest*, nov. 87.

Le conseil supérieur de l'Instruction publique (c'est regrettable) n'a pas accepté les motifs qu'invoquait très justement M. Chatin, qui n'envisageait le *docteur en pharmacie* que destiné à occuper les chaires des Facultés pharmaceutiques et les places dans les hôpitaux et dans les laboratoires de chimie. Le diplôme qu'il voulait voir créé était un titre scientifique et non professionnel (1).

Si cette tentative n'a réussi qu'à demi, elle n'a été aussi qu'un demi-échec. Il a acquis le *diplôme supérieur* qui n'est que le *doctorat déguisé*, dit encore à ce sujet M. Mordagne. Pour résumer, M. Chatin mérite tous les éloges d'avoir eu la pensée d'avoir créé ce diplôme, car outre le diplôme de pharmacien, on exigeait pour les concours de l'agrégation le diplôme de docteur ès-sciences, il fallait de longues années pour l'acquérir et toujours être tributaire de la Faculté des sciences. Il ne nous convient point ici de discuter cette question. Le diplôme supérieur a-t-il répondu aux espérances? L'avenir seul l'apprendra. En un mot, on ne doit pas oublier que les pharmaciens font partie de l'Université, et que l'Université possède des doctorats pour tous ses élèves, seule la pharmacie en est exclue; c'est, en vérité, extraordinaire.

Avant de terminer, disons que l'enseignement de la pharmacie et la pharmacie pratique y eussent gagné, le recrutement des professeurs se serait très normalement accompli, pris parmi les pharmaciens, l'art en aurait bénéficié, car on a vu et on voit encore des professeurs choisis en dehors du corps pharmaceutique. Nous sommes de l'avis de M. Mordagne (2) quand il expose que le professeur, le praticien auraient un caractère identique à cause de la similitude de leur origine.

(1) Après M. Chatin, la Société de pharmacie de Paris adressa, dit M. J. Mordagne, une pétition au ministre pour demander le doctorat ès-sciences pharmaceutiques. Cette supplique resta lettre-morte. La question est donc toujours pendante.

(2) M. J. Mordagne *loco citato*.

En faisant une telle proposition, qui a malheureusement à moitié réussi par une fausse interpétation que par tout autre motif, il faut l'admettre (car son vice-président se faisait honneur de sortir de la Pharmacie), que le Conseil supérieur de l'Instruction publique n'a pas compris les aspirations des hommes qui, comme M. Chatin et d'autres vaillants champions qu'il est inutile de nommer ici, sont l'honneur de l'enseignement de la pharmacie française.

Il n'a pas saisi la pensée de l'ancien directeur de l'Ecole de Paris, qui consistait à demander à l'Université des privilèges identiques à ceux des autres Facultés : c'est là une déplorable lacune. Mais enfin le jalon est établi, qu'importe !

En jetant un coup d'œil en arrière, n'avons-nous pas déjà vu la pharmacie, dans le cours de cette longue histoire, chercher son autonomie aux seizième et dix-septième siècles, tout en tendant la main à sa sœur aînée l'Université de médecine, la quitter, et enfin se développer seule ! Elle y a mis du temps, mais enfin elle y est parvenue.

Espérons (dans un autre ordre d'idées toutefois qu'au bon vieux temps), que l'initiative juste, louable et opportune de M. Chatin, trouvera plus tard auprès des pouvoirs publics un accès favorable. Nos neveux jouiront alors d'avantages précieux, causes certaines du redressement scientifique tant désiré de la pharmacie dont il a été le promoteur ardent, capable et foncièrement convaincu.

Son nom a été attaché dès le début à la proposition d'une aussi salutaire réforme ; souhaitons qu'à sa complète réalisation, ce qui aura lieu peut-être un jour, on ne saura trop lui savoir gré d'avoir conservé le dépôt des traditions utiles à l'enseignement et d'avoir eu le souci, par ce moyen, de faciliter aux pharmaciens de s'élever encore davantage dans la dignité scientifique et professionnelle.

A ces noms, qui sont les dignes représentants de la science pharmaceutique, ajoutons celui de *Guibourt*, membre de l'Académie de médecine, professeur de matière médicale à l'Ecole. Son existence a été consacrée au bien et à la science.

Savant habile en matière médicale et en pharmacie, dans ses cours il recherchait plutôt la précision que l'éloquence et possédait une variété de connaissances très étendues. Il abhorrait les charlatans et le charlatanisme, et fit partout preuve de l'esprit le plus droit, le plus consciencieux, le plus modeste et le plus bienveillant. Ses ouvrages sur la matière médicale devenus aujourd'hui classiques, ont été répandus et enrichis de nouveaux documents scientifiques par son successeur direct, aujourd'hui directeur de l'Ecole, M. Planchon dont le nom acquis aux sciences pharmaceutiques, soit à Paris, soit à Montpellier, où son frère dirigea l'Ecole, est un honneur pour elles. Saluons encore la mémoire du bienveilant professeur *Lecanu*, celle du savant et modeste Edmond *Robiquet* enlevé trop jeune pour la science, et fils du savant du même nom. Chevalier, Bouchardat, Réveil, Gauthier de *Claubry*, professeurs, ne peuvent que compléter les mêmes illustrations, qui formeront cette savante phalange.

Les progrès immenses autant que merveilleux de la chimie moderne, ne peuvent faire oublier le mérite modeste mais non moins positif des hommes qui laissèrent aux Dumas, aux Wurtz, aux Gérard et aux Berthelot, des matériaux si nombreux à l'aide desquels ils ont agrandi le superbe édifice destiné à la science.

La pharmacie peut revendiquer l'honneur d'avoir vu professeur à son école un des plus grands chimistes des temps modernes. Membre de l'Institut, secrétaire perpétuel de l'Académie des sciences, M. Berthelot, par ses immenses travaux, a étonné ses contemporains.

Certes, il n'entre pas dans notre esprit de donner pour cadre à ce colossal monument un espace aussi restreint que possède notre bien modeste livre, ce serait par trop prétentieux à notre faible point de vue; il suffit de dire que ce maître éminent a su faire ressortir, en englobant dans ses savantes recherches les trois règnes de la nature, des théories surprenantes jusque-là ignorées. En tenant compte des effets de l'air, de la chaleur et des dissolvants sur les corps, soit minéraux, soit animaux, soit végétaux, il a observé les résultats de leur action réciproque, c'est-à-dire qu'il a mis à profit, pour l'avancement de la chimie, les matières et les forces qu'il a fixées pour but à sa vaste science. Maître de la chimie moderne, son nom se trouve d'ores et déjà sur le livre d'or des progrès scientifiques, les plus puissants leviers d'une heureuse et prospère civilisation.

Faudrait-il cependant, en présence de toutes ces personnalités scientifiques, ne pas donner non plus à ceux qui, en province, placés sur un moins vaste théâtre, un large tribut d'honneur en même temps aussi que d'admiration?

Dans les écoles, les facultés et les officines, ils ont été et sont encore nombreux! Les échos de ces différents locaux vibrent encore des noms chers à la science, qui y retentissent encore. Parmi les morts, Filhol, de Toulouse; Lecoq, de Clermont-Ferrand; Aubergier, professeurs et doyens de la Faculté des sciences! Nancy, Strasbourg, Montpellier, Lyon, Bordeaux et Toulouse, n'ont-elles point parmi les vivants des savants et des illustrations? La pharmacie en est fière à juste titre, et leurs écoles sont pour elle autant de titres gloire! Tous ces maîtres ont agrandi et augmenté le champ de cette science, et là les nombreux élèves vont y puiser les saines doctrines et les germes qui peuvent faire d'eux-mêmes, en présence de si bons exemples, des savants distingués, capables de soutenir plus tard le nom de leurs aînés dans la carrière!

A ce propos, qu'il nous soit permis de terminer cette glorieuse nomenclature en citant un fait, ignoré peut-être, de beaucoup parmi nous, il mérite une mention toute spéciale, il encouragera les timides et fortifiera les faibles! M. Balard allait mourir. Près de sa couche, bien près de devenir funèbre, Jean-Baptiste Dumas lui faisait ses adieux! Quand pour la dernière fois ces savantes mains

allaient s'étreindre, par un doux mouvement, le moribond retint son ami ! « N'oubliez pas, lui-dit, avec une expression « touchante, n'oubliez pas que *j'ai été élève en pharmacie !* »
« — Oh ! non, s'écriait à l'Institut en y prononçant son éloge « académique, M. Dumas, son ami, non je ne l'avais point, « ni ne saurais l'oublier, et je comprends mieux que per- « sonne qu'il ait attribué le succès de sa vie à ces modestes « études qui l'avaient conduit d'une marche si ferme au « seuil des grands mystères de la nature ! »

Et il ajoutait : « Sur les terrains du Luxembourg, non « loin de l'observatoire et de l'Ecole des mines, s'élève un « monument (1) consacré à l'Ecole supérieure de pharmacie. « Les élèves qui vont en suivre les cours associeront le « nom de Balard à ceux de Scheèle, de Davy, rivaux en « gloire de Lavoisier, à ceux de Vauquelin, de Pelletier, de « Robiquet, de Sérullas, de Pelouze et de Soubeiran, et, « fiers de ces maîtres illustres qui se souvinrent toujours « de leur origine, ils se montreront fidèles, dans l'intérêt de « la patrie, à leurs nobles traditions de travail, de persé- « vérance et de génie » !

Il n'y a rien à ajouter à un aussi noble langage tracé de main de maître, qui dessine si bien l'auréole scientifique de la pharmacie.

Cependant, dans le monument consacré à l'Ecole, siègent aujourd'hui les successeurs de ces savants qui sont la gloire et l'ornement scientifique de la profession. Continuateurs des traditions léguées par leurs devanciers, MM. *Chatin*, *Planchon*, *Bourgoin*, *Junfleish*, *Riche* et *Moissan* et leurs collègues, complètent cette glorieuse liste. Qu'ils reçoivent ici, avec tous les professeurs de nos écoles, ainsi que ceux qui les y ont précédés, l'expression du respect de toute la pharmacie française.

Avec un tel passé, un semblable présent et l'avenir pro-

(1) On ne doit pas oublier que c'est en partie à l'initiative prise par M. Chatin, qui en était alors le Directeur, que l'Ecole de pharmacie de Paris siège dans ce monument, ou plutôt dire : ce palais *d'aujourd'hui.*

mis, la pharmacie est-elle destinée à disparaître ? Non, certes ! ! ! Réclamant tous les jours aux pouvoirs publics des lois destinées à sauvegarder ses intérêts, elle ne peut se montrer humiliée et timide, revêtue des insignes de la défaite devant la tribune du législateur ! elle ne doit pas, comme le faisaient autrefois au Colysée les gladiateurs devant le *Podium* impérial, prononcer la formule : *Ave Cesar morituri te salutant ! !* Là, n'est pas son rôle, elle doit y paraître noble, ornée de l'appareil du vainqueur, et, comme la mère des Gracques, y étalant ses trésors, car ils sont opulents et nombreux, elle peut s'écrier, avec fierté :

Sera-t-elle entendue ainsi !

« Je ne peux, ni ne veux mourir, je dois vivre pour
« l'honneur de la science, dans l'intérêt de la patrie, pour
« le bonheur de l'humanité ! ! »

Ajoutons à ce bien long et modeste travail, écrit dans l'ancienne capitale du Bourbonnais, un dernier mot, qui fut la devise de ce beau duché, et souhaitons le voir appliqué à des souhaits ardemment formulés :

ESPÉRANCE !!!

CHAPITRE XVIII

LE THÉATRE, LES MÉDECINS ET LES APOTHICAIRES

Qu'il nous soit permis d'ajouter à cette longue étude un détail qui lui appartient tout spécialement. Ce détail, il faut le qualifier : ce sont les *ridicules* que le théâtre et la statuaire ont accordés avec tant d'abondance aux médecins et aux apothicaires du dix-septième siècle. Nul n'ignore, en effet, que M. Purgon et M. Fleurant (1), sont passés, grâce à Molière, à l'état de types immortels. Il est cependant utile de remarquer que si un reproche a été adressé à Molière, reproche qui consiste à faire ressortir combien il a exagéré souvent le comique de ses personnages, autant que le comi-

(1) Dans une intéressante notice : « *La Pharmacie à Lyon à partir du seizième siècle* », notre érudit confrère M. Vidal d'Ecully rapporte une circonstance touchant cette personnalité. — Molière était à Lyon en 1653, et le *Malade imaginaire* fut représenté pour la première fois en 1773. — Dans une histoire lyonnaise, un auteur prétend que, passant dans la rue Saint-Dominique, ce grand comédien avisa sur la porte d'un apothicaire un homme dont la figure lui parut *pharmaceutique !* — Comment vous appelez-vous, bonhomme ? lui dit Molière ? — Pourquoi, Monsieur ? — Molière insista. — Je m'appelle Flurant. — Eh bien ! je le pensais, voilà un nom qui fera bonne figure dans une de mes pièces. -- Selon M. Vidal, cette légende ne peut être accréditée. L'apothicaire se nommait Flurant, le *Malade imaginaire* fut joué pour la première fois en 1673, et l'apothicaire lyonnais ne fut admis en qualité de Maître qu'en 1690.

La véritable entrevue de Molière et de l'apothicaire Fleurant eut lieu à Guéret (Creuse). Elle se passa à peu près de même, mais voici, d'après le témoignage le plus certain, la circonstance : Molière se trouvait à Guéret avec sa troupe, il pleuvait ce jour-là. En traversant une rue, il fut aperçu par un apothicaire flanant sur la porte de son apothicairerie. Celui-ci l'engagea à s'y mettre à l'abri. Molière causa avec lui *incognito* et, frappé de ce type, il lui demanda son nom. — « Je me nomme Fleu-« rant, Monsieur, pour vous servir ! -- A quoi Molière répondit: Eh bien, « Monsieur, votre nom passera à la postérité. »

On voit que l'horoscope a pleinement réussi. Notre confrère M. Vidal donne complètement tort à la légende lyonnaise, et il a raison.

que de la situation, il n'a pu être articulé que par des esprits nullement à la hauteur de la critique qu'ils osèrent entreprendre. On doit comprendre aisément que, pour retracer énergiquement et le plus souvent véhémentement des types et surtout pour les rendre saillants, il est indispensable pour le peintre, le statuaire, l'auteur dramatique principalement, qu'ils fassent un choix le mieux approprié à leurs desseins. Du temps de Molière, la chose est évidente, la bourgeoisie elle-même qui, comme la cour d'alors, ne cachait point ses défauts et ses ridicules sous les dehors séduisants du bon ton et de l'élégance, n'avait encore point complètement perdu la simplicité dans les paroles de ses conversations, cette pratique naïve dans le caractère et le maintien, laissait apercevoir, juger et qualifier sûrement, les idées, le sentiment, et, allant plus loin encore : les pensées de chaque personnage. Nul amateur du talent de ce grand comédien auteur, n'est pas là sans avoir observé que le choix de tous les personnages qui figurent dans ses pièces prennent leur origine dans la classe mitoyenne, c'est-à-dire la *bourgeoisie*, classe qui touchant par ses rapports à la noblesse et au peuple n'avait ni les défauts élégants de l'une, ni les intérêts et les appétits grossiers de l'autre. C'est donc alors dans la classe bourgeoise plus spécialement qu'il a puisé les types des médecins et des apothicaires. Chez eux il excelle à montrer *les ridicules* ni trop crus, ni trop exagérés, et dans leurs discours et leurs répliques, la grossièreté et son affectation s'y trouvent complètement éliminées. Toutes ces circonstances néanmoins n'en n'excluent pas le comique, vif, animé, pénétrant et énergique, qui domine dans son chef-d'œuvre immortel : *le Malade imaginaire*, qui ici peut nous servir d'exemple.

Toutefois, dira-t-on, Molière s'est plu à renforcer et à multiplier même les traits déjà saillants des personnages qu'il nous montre sur son théâtre. Cela est évident : la perspective théâtrale exige de ces exagérations, d'autant mieux, que tel ou tel sentiment dans son ensemble, ne dirait rien au spectateur, qui le trouverait exprimé comme à la ville, si l'auteur ou l'acteur n'en faisaient voir comme à la loupe l'exagération qui en devient comique.

Et c'est précisément là le talent de cet homme remarquable, d'avoir su relier, fondre en un tout des formes exactes peintes avec les couleurs, et rendues avec les gestes et la physionomie véritable de l'homme pris sur le fait. Voici en thèse générale une des causes du succès dans les choses de ce genre, c'est de pouvoir intéresser celui qui vient au théâtre, en lui montrant des hommes autres que ceux qu'il rencontre tous les jours.

C'est aussi ce qui caractérise Molière, auteur comique, d'avoir individualisé sur la scène les ridicules et les difformités tout en leur donnant, sans exagération frappante, une perfection presque idéale. Et c'est ainsi que des proportions exagérées, si bien combinées entre elles, sont à la comédie, ce que sont à la peinture, des couleurs quelquefois heurtées qui plaisent pourtant à l'œil, malgré leur brusque opposition, ce qui constitue l'effet vu de loin surtout.

Toutes les professions, cependant, n'ont pas servi de cible à sa fougue comique ! Il faut remarquer que les plus particulièrement soumises à sa moqueuse critique, sont celles qui semblent disposer de la santé des hommes toujours accusées malgré le désintéressement ou le savoir, d'ignorance on d'avarice.

Si d'autres cependant ne lui échappent pas, il les effleure et les ménage. Ses brocards, en général, atteignent davantage la médecine que les apothicaires, qu'ils ne le font pour le barreau ou les procureurs. L'apothicaire, cependant, placé dans une sphère plus modeste que celle où rayonnait le médecin, tenait d'une façon trop directe à ce dernier pour ne pas recevoir une partie des éclaboussures qui lui étaient malignement destinées. Toutefois, si, comme on le pense généralement, Molière déclara aux médecins une guerre satirique pour se venger de n'avoir pu être guéri par leur savoir de la maladie dont il était affligé, il faut avouer qu'il n'y alla pas de main morte en leur infligeant jusqu'à cinq batailles rangées. Nous ne compterons point ici les différentes parties de *guérillas* qu'il leur livra, mais on peut dire qu'il est mort, les armes en mains, en combattant contre eux. N'est-ce pas, en effet, sa dernière comédie : *le Malade imaginaire*, écrite contre la médecine et les médecins, qui est comme le corollaire de son malicieux entraînement contre cette science et ses adeptes ? Nul n'ignore que la première comédie dans laquelle Molière entreprit sa campagne contre la Faculté de médecine, fut celle de : *l'Amour Médecin*. Il faut avouer aussi que, malgré tous les services éminents qu'ont rendu et que rendent encore la médecine et la pharmacie, nulles sciences ne sont plus aptes à être atteintes par le charlatanisme qu'elles ne le sont elles-mêmes !

Il est impossible de pouvoir le nier : au siècle de Louis XIV, le pédantisme et l'emphase étaient le principal cachet des fils d'Hippocrate ! Aussi combien prêtaient-ils le flanc au ridicule, et voici pourquoi Molière y a puisé les types sous les vives couleurs qui les mettent si bien en relief. Ce n'est là certainement qu'une question de surface, de décorum plus ou moins extérieur primant tout. Ces préjugés, ces travers, retenus par l'observation spirituelle de ce célèbre auteur, constituent le faisceau immortel de mots heureux pour la plupart passés en proverbes qui, on peut le constater, trouvent encore de nos jours une signature de vérité aussi neuve qu'elle l'était de son temps. Mais il faut ajouter aussi que cette critique, parfois carnavalesque, n'entachait en rien ni le talent, ni la réputation méritée dont jouirent les habiles médecins de l'époque. On rapporte que, lors de la première représentation de : *l'Amour Médecin*, en 1665, cette comédie-ballet en cinq actes, commandée exprès par Louis XIV, faite et apprise en cinq jours, d'après l'aveu de Molière, ce fut un coup terrible qui blessa les médecins. Quatre d'entre eux, appartenant à la cour, y figuraient. Dans sa remarquable thèse : *Molière et les Médecins de son temps*, le regretté M. Maurice Reynaud dit que le roi répondit à ceux des médecins qui venaient lui exprimer leur mécontentement : « Les médecins font assez pleurer « pour qu'ils fassent rire quelquefois. » Il ne nous appartient pas de commenter cette boutade, ni d'en établir la justesse ou l'à-propos; mais médecins ou apothicaires, ou actuellement pharmaciens, prêtent souvent matière à la critique de ceux qui sont en bonne santé, comme aussi à la taquinerie moqueuse de ceux qui ne peuvent se guérir. Ce sont là des côtés inhérents à la faiblesse humaine et aux mesquineries introduites, en raison de cette même faiblesse, dans l'exercice professionnel. Lizez *le Médecin volant*, et vous verrez que cette pièce, l'une des premières en ce genre du maître, contient déjà une raillerie qui vient complètement justifier les arguments que nous développons plus haut. Scène II, acte 1er, n'entendez-vous point Sganarelle avouer « qu'il fera aussi bien mourir une personne qu'au- « cun médecin qui soit dans la ville. » Il ajoute encore : « Après la mort, le médecin; mais vous verrez, si je m'en « mêle, on dira : « Après le médecin, gare la mort!.... » Cependant ne croirait-on pas aussi que, regrettant pourtant de frapper ainsi à coups redoublés sur la Faculté, il s'efforce de mettre dans la bouche de l'avocat les louanges sur le mérite et le savoir qu'il adresse à la médecine : « Ce n'est « point, dit ce dernier à Sganarelle (le pseudo-médecin), « qu'on doive mépriser un médecin qui n'aurait pas rendu « la santé à ses malades, puisqu'elle ne dépend point abso- « lument ni de ses remèdes, ni de son savoir, etc... » Là ce n'était, en cette pièce, qu'une espèce d'hommage rendu par opposition à l'art de guérir et à ses représentants, la bile du poète n'étant pas échauffée au point de composer en ce moment même la pièce : *l'Amour Médecin* qui fut le premier gant lancé en plein visage de la Faculté elle-même! Le ridicule, la chose est palpable, est déversé en plein sur les médecins et les apothicaires. Depuis la seringue, dont il arme constamment ces derniers, jusque aux noms pleins d'harmonie imitative et de couleurs locales données aux fils de Galien et d'Hippocrate, *Clistorel*, *Diafoirus* et *Purgon*, rien n'y manque !

Convenons toutefois que les ridicules ne prirent point naissance à cette époque; leur origine est plus ancienne, les comiques, les satiriques latins nous en offrent la preuve, et le moyen-âge lui-même est l'auteur d'un fabliau qui porte titre : *Le Vilain Mire.*

Tout, nous l'avons dit, favorisa Molière dans sa campagne satirique; mais, en toute justice, si par contre-coup les médecins du dix-septième siècle firent le ricochet contre les apothicaires du même temps, ceux-ci pouvaient comparer de bonne foi les ridicules médicaux aux ridicules pharmaceutiques. Ne nous dissimulons point cependant, en parlant tout principalement de nos anciens confrères, que leur serment professionnel tel qu'on l'exigeait d'eux alors, était un monument d'un aspect de haut comique. Il y a là cependant une circonstance atténuante : c'est que le serment des apothicaires, pâle et chétive copie du serment d'Hippocrate, leur fut imposé par la Faculté, qui voulait toujours les considérer comme ses vassaux. Si Molière a plaisanté les apothicaires, soit dans les désopilantes parties du mémoire de M. Fleurant ou dans d'autres multiples circonstances, on peut lui rendre cette justice : C'est que nulle attaque n'a été dirigée de sa part contre les cérémonies de réception des apothicaires, quand il s'efforce au contraire de couvrir du burlesque le plus accentué celle des médecins. Comme tous nos devanciers qui se sont plu à considérer ces faits, bien plus comme étude de mœurs que comme un acte de mesquine question de préséance, nous sommes obligé de reconnaître que quelques particularités de la cérémonie faite à la réception des médecins, furent les premières fusées qui enflammèrent le ridicule. Ne citerait-on que la promenade des bacheliers entre deux rangées de maîtres et de disciples, distribuant une volée de coups de poings aux récipiendaires, ainsi que tout l'encens brûlé sur l'autel de la *Foorme!* Car, avant toutes choses, les docteurs régents et professeurs de la Faculté juraient et promettaient solennellement de faire leurs leçons en longue robe à grandes manches, ayant le bonnet carré sur la tête, le rabat au cou et la chausse d'écarlate sur l'épaule! Malgré les brocards lancés par Molière, les satires et les farces dont il se plaisait à la bombarder, cette mise en scène continua son programme avec plus de vigueur suivant les pays et les lieux. Il est probable qu'en composant l'intermède du *Malade imaginaire* Molière s'est rappelé les détails des cérémonies alors en usage et dont il avait été témoin pendant un séjour à Montpellier.

Ici le badinage ne surpasse guère la vérité. Qu'on nous permette de citer à l'appui de l'opinion un passage fort curieux du voyage de *Locke* à Montpellier, en 1676, *trois ans* après la mort de Molière; il est ainsi conçu: *Recette pour faire un docteur en médecine.* « Grande procession de doc-« teurs habillés de robes rouges avec des toques noires, des « violons jouent des airs de Lulli. Le président s'assied, « fait signe aux violons qu'il veut parler, et qu'ils aient à « se taire; se lève, commence son discours par l'éloge de « ses confrères, et le termine par une diatribe contre les in-« novations et la circulation du sang. Il se rassied, les vio-« lons recommencent, le récipiendaire prend la parole, le « chancelier complimente les professeurs, complimente l'Aca-« démie. Encore les violons. Le président saisit un bonnet « qu'un huissier porte au bout d'un bâton et qui a suivi « processionnellement la cérémonie, coiffe le nouveau doc-« teur, lui met au doigt l'anneau, lui serre les reins d'une « chaîne d'or et le prie poliment de s'asseoir... tout cela m'a « peu édifié.. » (*Life of Locke,* by Lord King), traduction d'Aimé Martin.

Qu'ajouterons-nous à cela? Citons les paroles de M. Maurice Reynaud dans sa remarquable thèse, paroles dites avec une rare sagacité et une impartialité excessive: « La Fa-« culté, à cette époque, sacrifiait tout à la forme et à son

« aveugle jalousie tout ce qui se faisait en dehors d'elle ; « elle proscrivait avec une dureté inflexible tout ce qui « n'était point le fait de ses membres. Elle sacrifia la « chirurgie à ses mesquines colères, elle proscrivit la « circulation du sang, parce que la théorie de celle-ci « venait d'Angleterre et le quinquina parce qu'il venait « d'Amérique. »

Tel est le tableau qu'on doit envisager dans toute son étendue. Quand on considère attentivement soit un monument, soit une œuvre quelconque des temps passés, on y rencontre des détails qui jurent avec la mode actuelle, mais ils eurent leur jour de célébrité. Ainsi peut-on en faire autant pour la médecine et la pharmacie, cette dernière ayant aussi sa large part dans les escarmouches du ridicule.

Que l'une et l'autre profession soient vilipendées ou raillées (elles l'ont été de tout temps), tout esprit judicieux y verra avec raison, que quoique la Faculté fût ridicule ou ridiculisée en partie, elle a fourni au pays des caractères remarquables et célèbres dont les noms vivent dans les souvenirs, et ne périront jamais ! Si nous jetons un coup d'œil sur notre honorable profession, nous y constaterons aisément que les apothicaires les plus modestes par leur science et par leurs découvertes commençaient à doter la France de nombreux bienfaits en y attachant leur nom. Il nous suffirait pour l'époque de Molière, et pendant que Versailles riait des apothicaires, et des ridicules qui leur étaient attribués, de citer Lémery, qui commençait à poser dans les cours de chimie de son humble officine de la rue de Galande à Paris, les fondements de cette pharmacie qui continue de nobles traditions.

Terminons ce résumé par une appréciation philosophique empruntée encore à la thèse de M. Maurice Reynaud :

« Des ridicules que Molière a flétris, dit-il, la plupart « sont morts, grâce à lui, et nous l'en remercions, quel- « ques-uns subsistent, et subsisteront toujours. Nous n'y « pouvons rien vraiment, et ceux qui se porteront bien se

« moqueront de nous... Mais patience ! Attendons-les, *nous* « *aurons notre heure !* »

Vérité d'autant plus plausible, ajouterons-nous, que si la santé permet de pouvoir se moquer de la médecine, des médecins et des pharmaciens, la maladie, bien au contraire, sait implorer leur secours en leur demandant *humblement* souvent le soulagement et la guérison qu'elle espère en obtenir, et qu'elle serait heureuse de posséder, même au prix du ridicule !

Il faut en rire largement ! Et non seulement nous aurions tort de regarder de sang froid les rieurs, mais encore médecins et pharmaciens manqueraient d'esprit, en ne se mêlant point à leur parti.

Enfin, qu'à cette débacle de plaisanteries lancées sur eux par le dix-septième siècle, soit opposé l'éclat de rire le plus sonore qui ait jamais retenti au dix-neuvième !

Toutefois, comme conclusion à ce que l'on vient de lire, on peut ajouter ces quelques réflexions : — Enthousiastes hier, quand les malades réclamaient les soins des médecins, en même temps que les remèdes préparés par les pharmaciens, ils deviennent dénigrants, lorsque la santé leur est revenue aujourd'hui. — Semblable versatilité n'a pas le droit de surprendre quiconque connaît le cœur humain !

Corneille, qui en avait fait une si profonde étude, parle ainsi des sentiments dont la reconnaissance est l'unique base :

Si d'un péril pressant la terreur vous fit naître,
Avec ce péril même on vous voit disparaître.
Semblables à ces vœux dans l'orage formés
Qu'efface un prompt oubli quand les flots sont calmés (1)

Il en a été toujours ainsi, d'interminables plaisanteries sont édifiées sur ce sujet dès la plus haute antiquité. Or, il y a longtemps aussi que les médecins et les pharmaciens en ont fait leur deuil..... et qu'ils s'en réjouissent !!!

(1) Corneille, *Rodogune* ; acte II, sc. 1.

CONCLUSION

Arrivé aujourd'hui au terme de cette longue étude, commencée il y a six ans, l'auteur avoue qu'il n'a nullement la prétention d'avoir accompli *un travail nouveau.* Déjà entrepris par des personnalités remarquables et érudites, bien plus autorisées qu'il ne l'est lui-même, son seul objectif a été de constituer un tout complet à l'aide de documents se rapportant à l'histoire de la *Pharmacie*, jusqu'à la période qu'il s'est fixée. Il est à la connaissance de tout le monde que beaucoup de faits qui touchent la profession ont été publiés ; mais cela sans suite, sans coordination, et épars çà et là dans quelques journaux, bulletins et chroniques scientifiques. Cependant, il y a dix ans, un remarquable ouvrage : « *l'Etat de la Pharmacie en France avant Germinal, Etude sur* « *une corporation de marchands* », a été composé et publié par un de nos érudits collègues, M. E. Grave, pharmacien à Mantes, et lauréat de l'Ecole de Pharmacie. Dans ce livre original et parfaitement conçu, avec l'obligeante autorisation de son auteur, nous avons extrait certains renseignements précieux, quoique l'étude que nous osons offrir à nos confrères soit traitée à un autre point de vue tout spécial. D'un autre côté, nous avons été heureux de puiser, à d'autres sources non moins intéressantes, des documents presque inédits.

Nous avons voulu aussi siècles par siècles associer les progrès des sciences zoologiques, botaniques et minéralogiques, appliquées à la Pharmacie, et c'est pourquoi nous avons résumé, au commencement de ce livre, un panorama bibliographique succinct touchant l'évolution de l'histoire naturelle *simple* et *médicale.*

Nous n'avons pas oublié de retracer brièvement l'origine de la *toxicologie* à ces diverses périodes de l'histoire et les causes qui tout en présidant aux développements de son embryon, sont inséparables de la pharmacie elle-même, et qui lui ont en partie procuré l'avancement dont elle jouit aujourd'hui.

L'influence des évènements historiques a agi sur le caractère de la pharmacie elle-même qui en subit les fluctuations et le reflet direct. C'est pourquoi nous avons mis en lumière la lutte du bon sens contre la superstition, et les noms des hommes généreux et courageux qui ont combattu les inepties captieuses, les erreurs et la fausse science qui en découlent.

Dans un travail de ce genre, il est très difficile de pouvoir esquisser l'*histoire de la Pharmacie* sans toucher de près la *médecine*. Nous avons agi en historien fidèle, exposant les faits dans toute leur vérité, tels que nous les livre la tradition sans y ajouter aucun commentaire. En un mot, nous avons essayé de combler une lacune en donnant à cette longue coordination de faits réunis, une tournure et un aspect susceptibles d'en permettre la lecture sans ennui. Aurons-nous réussi ?

Nous l'offrons à nos confrères, aux jeunes gens qui se destinent à l'exercice d'une si honorable profession. Il est bon de connaître l'illustration de ses aïeux, cela encourage et rend plus cher encore l'honneur d'appartenir à une famille dont les membres ont su tenir haut l'étendard de la science jointe à la modestie.

Ce n'est pas trop dire en terminant, que, passant de mains en mains, cet étendard n'a rien perdu, jusqu'à nos jours, ni de sa noblesse, ni encore moins de l'éclat de ses couleurs.

Moulins (Allier), janvier 1886, mars 1892.

FIN

APPENDICE A L'HISTOIRE

DE

LA PHARMACIE A TRAVERS LES SIÈCLES

APERÇU HISTORIQUE SUR LA PHARMACIE DANS L'ANCIENNE ROME

Comme pour l'histoire de la médecine, il est nécessaire, pour l'histoire de la pharmacie, au point de vue de son existence dans l'antiquité, de faire la part de la fable et celle de la tradition. — En parlant d'exercice, nous voulons faire tout particulièrement remarquer qu'il existe des documents; mais ces documents sont pas eux-mêmes si nébuleux, que rien de bien positif sur ce que l'on pourrait nommer le *pharmacien praticien* ne semble en ressortir. — Cependant, le pharmacien, ou ce qui pouvait lui ressembler de loin dans l'ancienne Rome, a dû exister, puisque toutes les sciences et tous les arts venaient de Grèce dans la Rome des Césars, et qu'elle n'en était que le reflet. Or, Celse dit que les Grecs divisaient la médecine en trois parties, et qu'une de ces parties était la *pharmaceutique*. — Dès les premiers temps, et dès l'origine de l'empire romain, il y avait à Rome deux branches d'industrie. Ces branches, à la vérité, se rapprochent très intimement de l'*exercice* de la pharmacie, mais sont loin de la constituer elle-même. — C'était la *Rhizotomie* ou *Apothicairerie* et la *Pharmacopolie*.

Le *Rhizotome* était l'esclave chargé d'aller ramasser les plantes médicinales.

Le *Pharmacopole* les achetait à l'esclave et en préparait des médicaments.

Enfin, le *médecin* les achetait directement de ce dernier, et les administrait à ses malades.

Donc, l'exercice de la pharmacie dans l'ancienne Rome était nul, puisque le *Pharmacopole* ne remplissait aucune ordonnance. Cependant le luxe augmentait dans la ville, et les mœurs s'y relâchaient. Les pharmaceutes s'établirent, préparaient des remèdes, et allaient les appliquer suivant les ordres qu'ils avaient reçus.

C'était une mode qui venait de la Grèce, comme le font connaître Hippocrate et Platon. Enfin, il est positivement établi que jusqu'au sixième et même jusqu'au septième siècle, à Rome, le médecin était *pharmacien*, et le *pharmacien* presque toujours médecin.

Pour rester dans le vrai, il faut s'attacher à découvrir le *pharmacien* de cette période de l'antiquité dans la personnalité du médecin lui-même. La difficulté qui existe dans la traduction de certains mots pour leur donner une dénomination exacte en en faisant mal interpréter le sens peut devenir la cause de profondes erreurs. Or, ni le nom, ni la qualité de *pharmacien*, comme nous l'entendons aujourd'hui, n'a aucune raison d'être.

De tout ceci, il semble résulter que les commentateurs et même les traducteurs d'anciennes chartes, ont donné aux mots, soit de *Pharmacopoli* ou de *Pantapoles* très injustement la signification de *pharmacie*.

Un exemple vient à l'appui. Dans un de nos précédents ouvrages (1), nous avons cité un passage de la comédie de *Plutus* ou un pharmacopole du nom d'Eudamus parle ainsi à un des acteurs :

« Je n'ai plus rien à craindre, je porte un anneau que le » *pharmacopole* Eudamus m'a vendu lui-même. » Le commentateur d'Aristophane explique alors qu'Eudamus vendait et fabriquait des anneaux qui guérissaient de la morsure des serpents.

(1) *Essai historique sur les Talismans* depuis l'antiquité jusqu'à nos jours. Page 17, chap. 1er, in-octavo, 100 pages, E. Gilbert.

Peut-on tirer de là que *pharmacopole* signifie vendeur ou préparateur de médicaments? Non, très certainement ! Ce n'était qu'un simple marchand, qui, comme ceux de nos jours, vendent sur les places publiques des chaînes, des bagues ou des bijoux électriques, et rien de plus.

Cependant, les médecins grecs devaient avoir des notions sur l'étude et sur la pratique de la pharmacie. Héraclite qui était médecin, mais dont très malheureusement les ouvrages ont été anéantis, voulait, à ce que signale Galien dans un commentaire sur ce traité, que celui qui s'occupait de botanique médicale connût les simples et les vertus des médicaments. Il y avait un livre qui fut le premier des codex en Grèce, perdu aujourd'hui, dans lequel il était recommandé aux médecins de tenir toujours prêts : les *topiques*, les *breuvages incisifs*, les *drogues purgatives*, etc

Il devait, lorsqu'il était en voyage, porter dans des boîtes (comme le barbier du moyen âge), ses instruments, sa charpie, ses purgatifs, ses collyres et ses onguents.

En fait d'instruments pharmaceutiques, ils avaient des mortiers d'airain. Ils se servaient d'*étamine* pour passer les liquides.

Certains médicaments, comme les *collyres*, étaient renfermés dans des petits vases de terre cuite, ayant pour étiquettes de petites pierres portant le nom du médicament et du préparateur.

Enfin, Nicandre de Colophon, contemporain d'Attale, dans ses deux ouvrages de *Theriacâ* et *Alexipharmacis*, donne, sous la forme séduisante de la poésie, des renseignements sur les remèdes connus, et dont les pharmacologues égyptiens avaient donné la nomenclature.

Voici pour la Grèce. Or, comme ses médecins vinrent à Rome, et qu'ils y étaient fort appréciés (malgré le vieux Caton qui redoutait leur influence), les médecins romains, après le règne de Jules César tout principalement, les prirent exactement comme modèles. Le médecin romain devint exactement comme le médecin grec, c'est-à-dire qu'il préparait les remèdes. La pharmacie antique était donc le fait du seul médecin.

Celse, le fameux médecin, dit que les médecins romains composaient les médicaments qu'ils avaient ordonnés, et que le même homme était à la fois médecin, chirurgien et apothicaire. Ces deux professions, suivant Vossius, n'ont été séparées que vers la cent dix-septième olympiade, au temps des médecins Hérophile et Erasistrate, qui, Grecs eux-mêmes, étaient venus s'établir à Rome.

Pour tout résumer en quelques lignes, on peut dire très simplement ceci : que ce fut un médecin du nom d'Archagathus, originaire du Péloponèse, qui vint à Rome, vers 535, et qui fut reconnu citoyen romain. Il eut d'abord faveur comme médecin, mais réputé bourreau comme chirurgien. Titre qui lui fut donné, sans nul doute par les ignares. Il fit fortune à Rome ; d'autres médecins grecs, envieux de faire comme lui, y arrivèrent. Il y eut un plus grand nombre de médecins dans cette capitale. Auguste montait sur le trône, et tout en leur donnant le droit de cité, les combla d'honneurs. On peut dire que la médecine officielle commença sous son règne. Il y eut les médecins des *empereurs*, les médecins *municipaux*, les médecins des *collèges médicaux*, et les médecins des *gymnases*. Les autres médecins qui surgirent créèrent différentes sectes, parmi lesquelles les *Méthodistes* dont Galien fut le chef, les *Dogmatistes* et les *Empiriques*. Galien fut à la tête de la première, et est remarquable comme *pharmacien* dans toute l'acception du mot. Il méprise souverainement les *pharmacopoles* et les parasites étrangers à cette science. Il fait remarquer que le mot *medicus* signifie aussi bien *pharmacien* que *médecin*. Donc, en terminant, disons ce que nous avons dit dès le début : le *pharmacien exerçant* n'existait point à Rome. Malgré Plaute, qui les place dans des boutiques, *Tabernis*, ce n'étaient que des *affranchis* qui s'occupaient de médecine, et que Cicéron, dans son plaidoyer, *Pro-Cluentio*, montre comme des empoisonneurs. Le *médecin*, chose établie, était aussi *pharmacien*, et ce n'est qu'à tort que certains commentateurs ont traduit par *pharmacien* les mots de *pharmocopoli* et de *pantapoles*, qui ne s'appliquent qu'à des *mimes*, des *charlatans* ou des *sorciers*. A leur sens, les pharmaciens, s'il en existe, comme on pourrait le croire, n'auraient été que des *empoisonneurs*, des *marchands de philtres*, des fournisseurs *d'incantations*, émules, en un mot, de l'affreuse Locuste. Insulte grave à la mémoire des Androммachus et autres disciples fameux de Galien.

En dernier ressort, la médecine gréco-romaine ne révèle rien de positif sur le *pharmacien*, comme nous l'entendons aujourd'hui, dans l'acception du mot.

Ce n'est comme, on a pu s'en convaincre dans le cours de ce travail, qu'après la chute de l'empire romain et les troubles du bas empire au moyen âge, en un mot, que celui qui devait être le *pharmacien* commença à se dessiner, pour graduellement parvenir, dans les siècles suivants, à une personnalité indépendante et parfaitement reconnue.

L'HYDROLOGIE

AU SEIZIÈME ET AU DIX-SEPTIÈME SIÈCLES

Les médecins des seizième et dix-septième siècles ne dédaignèrent point les eaux minérales dans la thérapeutique. Les eaux minérales étrangères comme les eaux françaises étaient déjà en vogue.

Entre les eaux de Baden, Ems, Gastein, Abach (Alsace), Bohême, Wiesbaden, Merterdo, Neubad, Léonstein et Krouenberg, qui étaient désignées suivant les cas comme *aluminenses*, *soulphreuses*, *bitumineuses*, *ferrées*, *nitreuses*, *cuivrées* et *plastreuses* ; il y avait comme reste de *l'italianisme* du règne qui précéda celui d'Henri IV les eaux minérales suivantes, vantées plutôt comme bains que comme boissons.

C'étaient les stations d'*Aponi*, de *Corseno*, de *Sancta-Maria*, de *Pétriolio*, de *Monte-Aito*, de *Sicile*.

Toutefois, la naissance de la chimie, l'attrait de cette science, l'ardent désir des souverains et des médecins novateurs, de voir les eaux minérales utilisées dans l'art de guérir, fut ce qui les soumit à l'attention générale.

Après les désordres religieux et civils qui avaient désolé le commencement de son règne, Henri IV consacra de son autorité l'enseignement de la chimie appliquee à la médecine et à la pharmacie.

Les eaux minérales, remèdes naturels, tout particulièrement par leurs propriétés, sont déjà considérées comme médicaments chimiques, et leur analyse occupa les médecins qui, par système, ne s'attachaient point au côté purement galénique.

Déjà Ortmann, médecin de ce monarque et professeur à l'Ecole de Montpellier, était auteur d'un *Traité sur les eaux de Balaruc*. Un de nos compatriotes, le médecin Jean Banc, qui commençait à jouir d'un certain renom dans cette branche de la médecine, fut emmené en qualité de médecin à Bagnères par le duc d'Epernon. Le médecin moulinois put apprécier lui-même l'heureuse position des richesses thermales.

Un peu plus tard, le comte et la comtesse d'Auvergne le firent venir à Vic-le-Comte pour les soigner et analyser les eaux de leur petite capitale. Il visita même la plupart de nos villes d'eaux, aimant à juger par ses propres expériences à bien se rendre compte non-seulement de la valeur thérapeutique des sources, mais aussi de leur facile accès et des soins que les malades pourraient y recevoir.

Dans sa préface, il s'excuse d'avoir embrassé un sujet aussi vaste; ce qui l'y a déterminé, c'est son devoir d'être utile « tant en la satisfaction des curieux qu'au soulagement de la vie des hommes contre la tyrannie des maladies. »

Il fait remarquer, avec une certaine satisfaction, qu'il écrit en français « afin d'être plus facilement compris de tout le monde », ce dont se souciaient peu la plupart de ses confrères; en cela il prétend « imiter » la coutume des anciens qui n'ont « traité les disciplines et sciences en autre langue que la leur. »

Il divise son ouvrage en trois livres : le premier est une dissertation théorique sur les eaux avec la description générale des eaux de la France, froides ou thermales; le second traite des propriétés de chaque catégorie d'eaux et des précautions qu'il faut user en les prenant; le troisième renferme la monographie des sources avec l'indication des maladies qu'elles peuvent guérir. Par son énumération, il nous sera facile de nous rendre compte des eaux et des stations thermales de cette époque.

Les eaux *d'Auvergne, du Forez, du Bourbonnais, du Nivernais : Pougues, Saint-Pardoux, Saint-Myon, Pontgibaud, Besse, Vic-le-Comte, Saint-Alban, Bourbon-Lancy, Bourbon-l'Archambaud, Néris, Evaux*, le *Mont-Dore, Vichy, Encausse,*

Balaruc, *Bagnères*, *Barbotan*, *Royat*, *Saint-Mart*. A propos des eaux pétrifiantes de Saint-Allyre de Clermont-Ferrand, il combat le préjugé alors accrédité qu'elles ne pétrifieraient pas *l'estomach* de ceux qui en feraient usage. Vichy était alors éclipsé par Bourbon-l'Archambaud et n'avait qu'une bien modeste fortune : « Les bains étant mal fournis de « maisons propres à la réception des malades, la ville se « trouvant à plus d'une arquebusade. »

En résumé, à cette époque on voit déjà que la science nommée aujourd'hui *l'Hydrologie* sortait de l'embryon, et, pour l'honneur de son pays du Bourbonnais en particulier, l'auteur tient à cœur de citer ses compatriotes : Jean Banc, Jean Aubery et Pierre Perreau, de Moulins, qui composèrent des *Traités sur les eaux minérales* en 1586, 1604, 1605 et 1620.

INVENTAIRE D'UNE PHARMACIE EN 1439

L'auteur est pénétré de l'opportunité de joindre, dans l'étude qu'il termine aujourd'hui, le point de vue historique au point de vue pratique. Voici pourquoi il a jugé à propos de se servir comme terme de comparaison de l'inventaire particulier d'une officine au moyen âge et au XVIIe siècle. Il croit, en outre, qu'il sera plus facile, de cette manière, de se rendre compte des progrès acquis, lesquels, grâce aux croisades, aux expéditions armées, aux conquêtes guerrières, scientifiques, pacifiques et commerciales, se sont manifestés dans la matière médicale, base de la pharmacopée. Il pense ainsi mieux compléter son travail. Ces matériaux ne peuvent que servir très utilement à l'*Histoire de la pharmacie*, que des personnalités savantes et plus autorisées, reprendront avec plus d'érudition et surtout plus de talent, qu'en est susceptible sa modeste et bien incapable plume.

M. le Dr *J.-L. Soubeiran*, professeur à l'Ecole supérieure de pharmacie de Montpellier, avec une obligeance parfaite dont je le remercie, a bien voulu mettre à ma disposition des documents aussi intéressants qu'utiles. Parmi ceux-ci, se trouve l'*Inventaire d'une pharmacie de Dijon au moyen âge*, curieux tableau de son intérieur, qui fut communiqué il y a une vingtaine d'années par M. le professeur Flückiger. D'autre part, d'après les documents dont nous avons eu l'occasion d'indiquer la source dans le cours de cet ouvrage, une bonne fortune nous a fait échoir la nomenclature complète des *drogues, substances, préparations* et *instruments* d'une pharmacie d'une ville voisine en 1607. Voici donc les deux termes de comparaison que nous voulons soumettre à l'attention de nos lecteurs, tout en respectant complètement l'ordre qui y est établi. Le fatras qui semble régner au moyen âge s'éclaircit largement deux siècles après. C'est pourquoi pour la période de 1607, nous signalerons avec plus d'ordre la *droguerie*, l'*herboristerie*, les divers *produits minéraux*, *végétaux* et *animaux*, complétant l'approvisionnement des officines. Tout y est mieux combiné, et surtout plus clair qu'en l'année de grâce 1439, en plein moyen âge. Nous passerons en revue, en même temps, les préparations officinales les plus en vogue, leur nombre témoigne de l'influence de la *Polypharmacie* que commençait déjà à battre en brèche l'apparition de la pharmacopée médico-chimique.

Nous sommes convaincus certainement qu'avec quelques notes explicatives, ces documents seront bien accueillis, au point de vue archéologique. E. G.

Gingembre blanc.
Gingembre noir (Grabeaux).
Sandal muscal (Santal musqué).
Sandal rouge (Santal rouge).
Jambes de girofles (Clous de girofles ou Griffes de Girofles).
Poivre.
Carvi.
Sclery montain (Lacerpitum latifolium).
Calami aromatice (Calamus aromaticus).
Gomelat (Gomme laque ?)
Bois de lorier (Baies de Laurier).
Cyre blanche [Cire blanche].
Cyre commune [Cire jaune].
Coton.
Scenevey [Chènevis].
Ocres d'orenges [Ecorces d'oranges].
Verpol [Serpolet].
Coriandre crue.
Terre rouge [Terre de Lemnos de Dioscoride et Galien] E. G.
Vert-de-Gris.
Glue de noue.
Semence de lin.
Samenduc [Marjolaine].
Litharge d'or [Oxyde de plomb 1|2 titreux].
Saffran.
Varnis mol [Vernis mou].
Uille d'olives [Huile d'olives].
Soffre en canons [Soufre].
Tomentine fine [Térébenthine]
Oignement des apôtres.
Uille de Lory [Huile de Laurier].
Unganton galeni.
Unganton marciatori.
Agrippe (1) ?
Paupition [Populeum].
Unganton calidon [Chaud].
Soffre vif [Soufre].
Graines de paradis.
Clots de girofle [Clous].
Conserve de roses.
Couraud ??? [Poivre d'Inde carive E. G.]
Coppe rose [Couperose].
Repoutisse ???
Uille roset [Huile rosat].
Boliarménie [Bol d'Arménie].
Vert-de-gris [Sous acétate de cuivre].
Orpimant [Sulf jaune d'arsenic].
Vif argent [Mercure].

(1) Agripaume, cardiaire, herbe aux tonneliers (E. G.)

Draeris [???].
Diadragant [Gomme adragante].
Amydon [Amidon].
Agary [Agaric].
Antymoinne [Antimoine].
Or party [Or battu].
Feuilles d'argent,
Diasenicon ??? Electuaire de séné.
Cytual [Zédoaire].
Gera, picra ??? [Hiera picra avec aloës].
Noix d'Inde [Noix de coco].
Benedicte ??? Peut-être le chardon-bénit ou électuaire bénit.
Anis [Anis].
Colophone [Colophane].
Métridaton [Electuaire mithridate].
Myè rosat [Miel rosat].
Noys muguorti ???
Vernis sec.
Massis [Macis].
Triffera Mangna ???
Alouat éparti ???
Gome arabique.
Liton tripon (1).
Cequinanti ???
Conserve de Borroiches [Bourrache].
Sirup de raddicibus [Sirop des 5 racines].
Cepyssy nardy [Spica nardy.
Dia laqua [Electuaire de laque].
Cubèbes [Cubèbe].
Sèné [Séné].
Coloquinthides [Coloquintes].
Vermillon.
Cardamomi [Cardamome].
Soye cruye.
Mille campane [Aunée, inula campana].
Myne de plomb.
Inde Perse [Indigo].
Galingat [Galanga].
Poivre long.
Diaprunis [Electuaire diaprun e]
Conserve de citrons.
Conserve de buglosse.
Arsenit blanc [Arsenic].
Ryaga [Realgar], Sulfure rouge d'arsenic.

(1) Electuaire Brise-calcul de la vessie (E. G.).

Seruze [Céruse].
Conserve de lingorum [Peut-être de Ligustic de Dioscoride].
Thuris [encens fin].
Spica costica [lavande mâle].
Mastic [mastic].
Aurea alexandrina [Séné ?]
Cyre rosat [cire rosat].
Mirobolains québus.
— anguil.
— indy.
— cytry [citrin].
— bellerey.
Osiacra composita ???
Conserve d'anthos...? [avec camomille romaine] (E. G.)
Cyrop d'andlyne [endive].
Gegembre vert [gingembre].
Oxymal dur [oxymel diurétique].
Cèdres rouges.
Cyrop acceptosy compositi.
Dragye colorée [poudre digestive].
Pierre d'Inde [œil de chat].
Cyrop de Visentiis ???
Cyrop de rigalice [réglisse].
Uille de lys [huile de lys].
Cyrop de calamant.
Cyrop de buglosse.
Cyrop de violet [sirop de violettes].
Cyrop de coing [sirop de coing].
Cyrop de fumoterre [de fumeterre].
Cyrop de stricades [stœchadas].
Dya curcuma [Electuaire de curcuma].
Gera ruffini [hiera rubini].
Anacardi [anacardes].
Amarauldc [émeraude].
Lapis Iudayci [pierre de Judée].
Mercositra crupea [???]
Porcelaine.
Jassins ?
Lapis sanguinaris.
Storacy liquide [storax].
Catunia argenti [boite en argent].
Ematistes [pierre hématite].
Mumbe lyci marini (1).
Grena [grenat].
Saffis [saphir].
Rubis [rubis].

(1) Lycium suc retiré d'un arbre analogue au frêne, à feuilles semblables au tamaris.

Poz à brosserons de morte matière
Boites d'espiceries en fin étain.
Boites de morte matière.
Boites rondes et carrées.
Pox de terre.
Petites liectes.
Aumoles faulcées [vases d'étain ou de cuivre].
Emplastre de genne.
— Gratia Dei.
Deaculon [Diachilon].
Emplastre dyvin.
Apostolicum.
Tria fromacon [Trypharmacum].
Emplastrum pro stomacho.
Oxi-croceum [Safr. au vinaigre].
Trabuchet de bois et garni de bois taxés.
Pille de 2 mars taxés.
Pille subtive [soutive] de 4 livres de cuyvre taxées.
18 livres de cuivre en masse.
15 livres de plomb en masse.
Un petit sizeaul [ciseaux].
Une grande balance à fléau de fer, portant 25 livres.
10 pères de balances de deux livres au dessousb.
Ung marteau de fer et ung cousteau à coppé cyre, fleurs, racines et semences.
1 porte-pièces, un compas.
Petit dispensent [dispensaire].
Petit coffret à mettre l'argent.
Cire rouge et verte.
Coffre à mettre espèces.
Petite bassine d'airain.
1 cent de carreaux poincturiés.
1 livre de médecine appelé Nicolas (1).
Grabel à poivre [pour le grabeler].
Hostiaire.
Croichons de fer et de bois.
Tables.
Feuilles d'estain blanc.
— d'estain noires.
Unganton mercaton.
Oignements chaults.
Cyre ouvrée [cire travaillée].
Arain brullé [oxyde de cuivre].

(1) C'était, sans doute, le fameux Antidotaire de Nicolas Prepositus de l'école de Salerne.

Une grille d'apothicaire.
Ung Goys ? ?
Ung passeur à poudre fine.
Ung rifflard, viez à faire boistes.
Ung presseur.
Une escuelle de bois et ung pestot [pilon], à faire lectuaires.
Masepain à mettre coignarde (1).
Ung livre en parchemin couvert d'Aiz rouges, ainsi désiné au premier feuillet :
Cy commence le prologue de Boëce : de consolascione.
Ung autre livre en parchemin de lectre batarde couvert d'ais et figure en plusieurs lieux, commençant :
« Aucunes gens dient que en songe, etc. ».
20 aunes toile de lin.
Fiente de lésart [excréments de lézard].
Oz de cueur de serf [os de cœur de cerf].
Canfre [camphre].
Dia drag. [électuaire dit sang-dragon].
Scamonée [scammonée].
Iria sandali [les trois santal].
Mux d'Espaingne [d'Espagne].
Aymant mauvais.
Or clinquant.
Flemée de gros azur ?
Mux [musc].
Ambre gris.
Une coustelesse [couteau].
Une escriptoire [écritoire].
Ung bézicle [lunettes].
Semence de perles.
3 mortiers de cuyvre.
Une père d'orizons en parchemin enluminées d'or et d'azur esquelles sont contenues plusieurs orizons de Notre-Dame et les heures de St-Jehan. Et à l'encommencement desdites heures : Quicumque vult servus etc., et finit par une oraison :
Deus qui conspicis qua nulla, etc.....

(1) Coignarde (espèce de presse avec coins).

Quemin [1].
Sucre de deux cuites (E. G.).
Sucre de trois cuites.
Lamproye.
Castort [Castoreum ?]
Manne.
Pouldre de coral rouge.
Zedouard [Zédoaire].
Mort à vers.
Aciament ??
Noix muscades.
Triacle [Thériaque].
Glasse de Genefvre [Sandaraque].
Pillules aurée [pilules dorées].
Pillules cordiales.
Pillules communes.
Pillules d'Agary [Agaric ?]
Pillules glorieuses.
Sequinairt ?? [Squine ??]
Lectuaire de roses [électuaire].
Ry [riz].
Pouldre de diarodon Albacy ? [2]
Pouldre de diamargueriton (sans doute poudre de pierres précieuses).
Pouldre de diacameriton [poudre de pierres précieuses plus active. (E. G.).
Pouldre aromaticon rosat.
Pouldre diaentoz ??
Pouldre dianysi [anis ?]
Pouldre diacastort [castoreum].
Pouldre diassimigny ??
Pouldre rose nouvelle.
Pouldre diagallangey [poudre de Galange ?]
Pouldre Ducy [électuaire du duc Ducis].
Pouldre Irifère mane [poudre composée sans doute de trois substances : manne, tamarin et casse]. (E. G.).
Pouldre diayzopi [hysopel].
Pouldre dialacte. Gomme laque ?
Pouldre ygie ???
Pouldre diacully [sans doute mélange d'aloës, myrrhe, assa-fœtida, safran en poudre]. (E.G.).

(1) Quèmin ou Quèmot (épine de cerf, raisin de chèvre, noirprun). (E. G.)

(2) Poudre pour électuaires de roses de l'Abbé. (Lisez : Diarodon *Abbaci*, au lieu de : *Albacy*, faute d'impression.) (E. G.)

Pouldre stomatissy rosaci [stomacale à la rose ?]
Crocidian [safran anisé]. (E. G.).
Crocidiarhodon [poudre composée, apéritive, formule de Mésué].
Ossirocrosseon ?
Seronèon [ceroène].
Inde de Bagadey [noix d'Inde ?]
Argent scirlime ???
Aloës cycotrin [aloës succotrin].
Sang de dragon [sang dragon].
Tamaryn [tamarin].
Conserve de violettes.
Osiacra composita ?
Silot balsamy ?
Rebarbe [rhubarbe].
Lapyarmyniey [pierre d'Arménie]
Cyrop de nenuses ?
Cyrop de murties ? [mûres] ?
Cyrop de bourroiche [bourrache] ?
Cyrop de papaver [pavots].
Uille de tamarin [h^le de tamarin]
Uille de coq [huile de coq].
Uille de Genefvre [huile de Genève].
Uille de muserlin [huile de rat].
Uille de mercies [de mérisier, de cerises] ?
Uille amandies amères.
Uille de laurine [laurier].
Savon mol [savon mou].
Savon dur.
Ongant fustum [enfumé].
Iace [chrysobatum] prune confite à l'eau-de-vie ?
Eau-de-vie.
Uille de caramielle [huile de caramel].
Uille de violet [huile violat].
Uille de neysel [huile noisettes].
Uille de castort [huile castorée].
Uille de coings [huile de coings].
Uille d'amandes douces [huile].
Uille de Ban [huile de Ben].
Uille de rue [huile de rue].
Uille de fleur, de feu ?
Uille d'anet [huile d'Aneth].
Uille ispicanaridi [huile de spicanard].
Eau de roses.
Bistorte [bistorte] ?
Vinaigre.
Escorce de mandragore.

En la cuisine du costé de l'ouvreur :

Quatre poz de cuivre, ung seaul à laver les mains, ung chauffeur à chauffer eau, cinq poelles grandes et petites, quatre poelles à queue, deux bassins, une dressure, ung escreymoire, trois couvercles de poz, une trappe, le tout en arain. Trépiers, hastes, chienne, soufflot, pœlle grosse, grilles rondes, paulotte, barraul, monectes, grapin, crochet en fer.

Grand fourneau à faire eau de roses, en plomb. Anaps de madre, de cailler et de bruyère à clox d'argent. Plaz, écuelles, quoquasses, cymares, pintes pintaz, aiguières, mesures à vin, le tout en étain. Molin à motarde, deux mortiers avec leurs pestoz (pilons).

Tel est l'exposé des substances garnissant la pharmacie de Maître Guillaume Lefort, jadis apothicaire, demeurant à Dijon, et dont l'inventaire fut fait en 1439, juillet et novembre de la même année, lors de son décès. Quoiqu'il s'y trouve un certain nombre de drogues oubliées aujourd'hui, et des médicaments inusités, cette liste est encore intelligible. Toutefois nous avons pu, grâce à nos recherches bibliographiques, ajouter encore quelques nouveaux éclaircissements, que ne contient pas la pièce originale, que nous avons entre les mains. Celle-ci a été fidèlement imprimée, sur une copie très exacte, remise par M. Garnier, archiviste, à M. le professeur Flückiger, qui le fit paraître en 1878 (Schweizerischen Wochenschrift für pharmacie), en français.

On pourra faire une étude comparative, avec la liste suivante, sur l'approvisionnement d'une pharmacie en 1604.

(E. G.).

COMPOSITION D'UNE PHARMACIE AU DIX-SEPTIÈME SIÈCLE

SOUS HENRI IV ET LOUIS XIII

Déjà on remarque dans les officines de la Renaissance, et dans les éléments qui les constituent, un certain ordre et une certaine méthode qui ont laissé des vestiges jusqu'à notre temps. L'ordre, en effet, est la qualité la plus indispensable. Et quoiqu'il en faille toujours beaucoup aujourd'hui même, on se demande comment à une époque où, de par la volonté de la Faculté, la polypharmacie régnait en souveraine, l'apothicaire pouvait suppléer à tout ? Mais Lèmery, plus tard, y pourvut et une bonne partie de cette matière médicale macaronique servit plutôt d'aliment à la critique, que de ressources sérieuses aux malades.

Nous allons constater l'apparition, quoique *timide*, de certaines préparations chimiques, qui peu à peu finiront par anéantir le fatras des drogues combinées d'après les formules de Mésué et de Sérapion, etc... Mais en attendant, nous exposerons avec fidélité la composition et l'approvisionnement d'une pharmacie, d'après les documents certains que nous avons à notre disposition. Ils émanent d'une abbaye voisine, où ils avaient été remis en 1607, lors de la création d'une pharmacie. Un apothicaire du nom de Jehan Strappieret, exerçant peut-être alors dans le pays, et ami particulier des moines leur envoya, comme si c'eût été pour la fondation d'une pharmacie complète, toute l'énumération de la sienne, pour pouvoir aider à l'agencement. C'est donc là que nous avons puisé les renseignements, en les transcrivant dans l'ordre où ils se trouvent. On pourra dès lors établir le terme de comparaison entre l'époque du moyen-âge et la fin du dix-septième siècle.

E. G..

DROGUERIE ET HERBORISTERIE

Préparations officinales, Produits animaux, végétaux et animaux composant une pharmacie en 1607.

Feuilles ou plantes suivantes :

Absynthe, accacia, ache, aconit, acore, adianthum, agaric, alkékenge, anacarde, amome, angélique, aristoloche, arrête-bœuf, asclépias, asperges, aulnée, aurone.

Bétoine, bistorte, basilic, bourroiches, bouillon-blanc, bourse de berger, bryone, buglosse.

Cabaret, calament, camphrée, cannelle, carthame, centaurée, cerfeuil, chamomille, chardon bénit, chardon Notre-Dame, chèvre-feuilles, cheveux de Vénus, chou, chien-dent, chicorée, consoulde, ciguë, cresson, cresson alénoys, cubèbes.

Dictame, doulce-amère.

Ellébore, eupathoire, euphorbe, euphraise.

Filipendule, fraxinelle, frêne, fumeterre.

Germandrée, gratiole, guimauve, groseilles.

Herbe à foulon, herbe au charpentier, hépatique, hermodactes, hyèble, houblon, hypericum, hysope.

Jusquiame.

Laitue, langue-de-chien, lierre, linaires, lys, lysimache.

Mandragore, marrube, matricaire, mécoachan, mélilot, mélisse, menthe, mercuriale, mille-feuilles, millepertuis, mauves, muguet, mouron, myrthe, myrobolans.

Narcisse, nard, nénuphar, nicotiane, niel.

Oranger, orseille, origan, orme, ortie, œnanthe.

Pariétaire, pavots, pivoine, persil, pêcher, pimprenelle, plantain, polypode, pouliot sauvage, pourpier, prunier, prunelles, pyrethre.

Quintefeuilles.

Raifort, ronces, roses, romarin, rue.

Saffran, saffran bâtard, saule, scabieuse, scordium, sceau de Salomon, séné, séné sauvage, sertula-campana, solane des jardins, solane furieux, sabine, suzeau (sureau).

Thym, troëne, tormentille, trèfle d'eau, tilleul, tussilage.

Verveine, valériane, violettes.

Spicanard, stœchas, chamœpythis, aneth, saxifrage, vigne, tanaisie, endive, zédoaire, serpoulet.

FLEURS DES PLANTES

Bourroiches, bétoine, buhthalame, ou œil-de-bœuf, mélilot, chamomille, stœchas, espicanard, lavande, jasmin, romarin, agnus-castus, chevre-feuilles, mauves, roses, violettes, anémone, hyacinthe, endive, nénuphar, balaustes, jusquiame, buglosse, chicorée, anémone, houblon, guimauve, lys, centaurée, bouillon-blanc, bétoine, aneth, oranger.

RACINES

Guimauve, buglosse, réglisse, azarum, acore, dictame, fenoil, galanga, persil, raifort, pyrèthre, ache, aulnée, costus, mauves, mandragore, chicorée, buglosse, satyrium, garance, ellébore, bryone, rhubarbe, rapontic, fougère, polypode, sureau, turbeth, mecoachan, pivoine, aristoloche, asperges, frêne, gentiane, souchet, asphodèle, iris, consoude, chélidoine, dringe (ou panicaut), drancunculus, zédoaire, persil, nard, galanga, tormentille, chien-dent, zalze-parille (salseparcille), doronée, carline, hyacinthe, plantain, cappres.

ECORCES

Macis, gajac, tamarise, cinamomme, macis, thymiame, fresne, oranges, citrons, calices de glands, grenades, noix vertes, cappres, mandragore, ezule, concombres sauvages, sureau, yèble.

BOIS

Agallochum ou bois d'Aloës, aspalathe, buis, casse, ébène, cyprès, guy de chêne, sassafras, bois aromatic, lotus, larix, figuier, santal blanc, rouge, jaune, tamarin.

GOMMES-RÉSINES

Cancamum ou lacca, gomme élémi, tragaganthum, tragalium, gomme de lierre, galbanum, myrrhe, styrax, belzoin (benjoin), camphre, colophone, sandaracha, sarcocotte.

AXUNGES, GRAISSES ET SUIFS

AXUNGES

Humaine, de porc, d'oye, de chapon, poule, canards.

SUIF

Veau, cheureau (chevreau), taureau, bœuf, bouc, cheure (chèvre), cheureuil (chevreuil), daim, cerf, lyon, ours, renard.

REMÈDES MARINS

Sperma-céti, ambre gris, corail, perles, coquilles de cancres (1), huitres, moules, os de sèche.

TERRES MÉDICINALES

Arménienne, lesmienne, ochre, de Chios, cimolienne, terre de vigne ou ampelitis.

DES PIERRES

Hyacinthe, saphir, émeraude, rubis, escarboucle, grenat, sardoine, diamant, pierres : belzoartique, sanguine, de feu, asius, crystal, ponce de Phrygie, samienne, naxe, alabastre (albâtre), gagatès, pierres de Memphe (Memphis), de couleuure (couleuvre), de Thrace, de morocthus, de lynx, judaïque, d'aigle, d'éponges, jaspe, aimant, pierre de limaces, lazuli.

(1) Ecrevisses.

FRUITS

Figues, noix de pins, pignons, dactes (dattes), sebestes ou myxarin, raisins de cabat, amendes douces, iuiubes (jujubes), noix de Cyprès, noix vertes, raisins meurs secs, ben, cappres, noix muscades, pistaches, noix sèches.

Bayes de geneuvre (genévrier), gyrofles, anacardes, poivre long, noir et blanc, citron, poires, prunes (sèches), oranges, grenades (sèches), pommes du Pérou, amendes amères, cubèbes, baies de laurier, coings, alquèkanges, baies, bayes de berberis.

FRUITS PURGATIFS

Casse, myrobolans, citrins, tamarins, raisins de cabats, coloquinte. Myrobolans : chèbules, bellixiques, emblíques.

SEMENCES

Coriandre, feugrec, Tim, gremil, riz, aneth, roquette, ortie, ache, anis, amome, ammi, fenoïl, cumin, daucus, nielle, persil, carvi, agnus castus, cresson, halénois, moutarde, ciguë, jusquiame, pavot, psyllium, thrapsus, carthame ou saffran batard, ricin, genest, lathyris, marjolaine, basilic, graines de paradis, séséli, de bourse de berger.

DES ANIMAUX ET DE LEURS PARTIES

Cervelles de passereaux, têtes de lézards, yeux de cancres (écrevisses), tête de milan brûlée, Poulmons d'agneau (calcinés), foye de loup, de canard, de grenouilles, de hérisson (calcinés), *couillons* de jeunes coqs qui n'ont point couuert (couvert) les poules (calcinés et en poudre), castorée.

DES OS

Os de licorne râpés, ivoire râpé, os de ioup, dent de sanglier, corne râpée de bizons, os de cœur de cerf pulv., usnée du crâne humain.

DES MOUELLES (MOELLES)

Mouelle de cerf, mouelle de bœuf, mouelle de taureau, mouelle de bouc.

EXCRÉMENTS UTILES ÈS BOUTIQUES D'APOTHICAIRE

Fientes de pigeons, d'oye, de cigogne, d'asne, de chien (Album-Græcum), de vautour, de cheuvres (de chèvres), de poulles, de loup, de brebis, musc, civette, fiente de rats, de lézards.

ANIMAUX ENTIERS

Les clouportes (cloportes), scorpions, verres de terre (vers de terre), les limaces, les fourmis, les vipères (toutes sèches), cantharides et buprestes entières, cochenilles.

PRÉPARATIONS OFFICINALES

Les eaux distillées suivantes :
Eaux de laitue, de pourpier, de violes, de nymphæa, d'endive, de chicorée, tilleul, de *chapon*, de *limaces*, de plantain, de cerises noires, de sauge, de marjolaine, camomille, calament, de romarin, de consoulde, de canelle, de mélisse, d'armoise, d'aulnée, de pariétaire, de raifort, de pouliot, de bourrache, de roses, d'alicacabus, de pavots, de lys des vallées, de chardon, de scabieuse, de sureau.

DES SIROPS QU'ON DOIT GARDER PRÉPARÉS DANS LES BOUTIQUES

Sirop de nenuphar simple, composé, sirop de pavot, composé, Sirop de violes (violettes) par infusion, sirop de suc de violes (violettes), sirop de jujubes, de grenades douces, sirop acéteux composé simple, sirop d'infusion de roses, de suc de roses, sirop de suc de myrtille, sirop du suc de citrons (limons), sirop d'oranges, sirop de chicorée, sirop de chicorée avec rhubarbe, sirop de rhubarbe, sirop de bryone, sirop dianicu (1), sirop de houblon, sirop de fumeterre, de pommes, de buglosse, sirop de stœchas, sirop des deux racines, sirop des cinq racines, sirop d'absinthe sirop de menthe, d'endive, sirop d'hermodactes, sirop d'armoise, sirop de fl. de pêcher, sirop de canelle, sirop de scolopendre, sirop de bourrache, sirop d'hysope, sirop de marrube, sirop de cheveux de Vénus, sirop sucré (sirop de sucre), sirop de réglisse.

MELLITES ET OXYMELLITES

Oxy sacchara simple, oxy sacchara de agresta, miel rosat coulés, oxymel simple, oxymel composé, oxymel scillitic, oxymel elleborin, oxymel de Julian. (Cet oxymel est composé exclusivement de toutes plantes aromatiques des labiées.) (E. G). Miel de mercuriale.

SUCS

Suc de ribes, de berberis, de cornoëlles, de verjus, de noix, suc de citron, de violes.

SUCS DURCIS

Opium, méconium, aloës, assa-fœ-

(1) Carthamme.

tida, sang-dragon, scammonée, acaccia, opoponax, manne.

VINS ARTIFICIELS

Vins de bétoine, euphraise, romarin, stœchas, souige, fenoil, borrache, buglosse, mélisse, hippocras, hysope, marrube, absinthe, aulnée, d'anis, d'alquékange, de tamarys, de roses, de scilles, de scammonées, d'ellébore, de coings, de cerises noires, de prunes sauvages, d'yèbles, vin d'opium, vin cuit ou sapa.

VINS LAXATIFS

Hippocras laxatifs, de gajac purgatif, de scammonée.

HUILES MÉDICINALES EN BOUTIQUES

Huiles de menthe, absinthe, mastic, nard, amandes amères, cappres, aspic, lys, behen, aneth, chervy, castores, soufre, de poivre, pavot, rosat, amandes douces, sésame, safran.

HUILES

Nicotiane, d'œufs, de liquidambar, d'œnanthe, styrax, de millepertuis, de sureau, de scorpions, de raifort, de camomille, de renard, de fourmis, de marjolaine, de noix, d'olives, de camphre, d'or, d'argent, de perles, d'aspic, huile de tartre, de vitriol, de gérofles, de corne de cerf, de noix muscades, de térébenthine, huile de crâne ou teste humaine, huile de noyaux de pêches, huile d'euphorbe, huile de lentisque, huile de pistaches, huile de laurin (laurier), huile de nénuphar, huile de persil, de genièvre, huile d'encens, de bayes de laurier, de coraux, huile de jusquiame, huile de froment, huile de rue, huile de concombres, huile de romarin.

POUDRES (1)

Séné, coriandre, turbith, anis, les trois santal, dictame, tormentelle, canelle, gingembre, fenouil, camomille, fenouil, bois aloës, réglisse, gérofles, myrhe, roses, muscades, calamus aromaticus, écorces de citron, galanga, poivre, valériane, calamenth, hermodactes, rue, castoreum, rhubarbe, macis, ambre, stœchas, mecoachan, coraline, romarin, abrotana, dictame, absinthe, poudre cordiale (avec tous les aromes en partie cités et augmentés de feuilles d'or et d'argent).

Semen, contra, schœnanta, bétoine, sauge, pivoine, centaurée cumin, encens, mastic, rhubarbe, pyrèthre, scabieuse, pilosèlle, aneth, saxifrage, poudre de scorpions, poudre de gomme arabique, poudre de marjolaine.

(1) Toutes les poudres, que les Arabes nommèrent *suffu*, sont composées de substances aromatiques; on les qualifiait dans ce temps sous le nom de *Tragées*, soit qu'elles soient finement ou grossièrement pulvérisées. Il faut bien noter encore qu'avant l'apparition du Codex, tout était retiré des formules de Mésué, d'Avicenne et de Serapion, bien plus que de celles de Galien.

Il faut ajouter aussi que toutes ces substances mélangées alternativement et à des doses différentes, et tournant toujours dans le même cercle, constituaient en général des *Tragées* ou poudres consacrées par l'usage et de par la Faculté, soit comme toniques, laxatives, échauffantes, cordiales, vermifuges, purgatives, antipituitaires et le plus souvent anodines.

Comme elles étaient employées comme stomachales et contre les flatuosités, on peut voir ici la mode, au moyen âge, pour les *aromates*.

E. G.

ÉLECTUAIRES

Les Electuaires, que les Grecs nomment *Antidotes*, et le vulgaire *confections* ou compositions, jouirent, près des Arabes et dans leur pharmacopée, d'une faveur considérable dont se ressentit vivement et longtemps la Polypharmacie. — Leur formule est due en partie à Avicenne, Mésué, Serapion, qui très probablement ajoutèrent, pour l'amour de l'art, toutes les herbes de la Saint-Jean aux Electuaires connus des Grecs et des Romains. Rien que le nombre que nous en citons peut être considéré comme curiosité, même au XVIIe siècle surtout où déjà la pharmacie commençait à se lancer dans des phases plus raisonnables. — Voici donc les Electuaires figurant dans les pharmacies de cette époque; si beaucoup de leurs noms sont quelquefois baroques, on doit, néanmoins, les considérer comme *Monuments historiques*. E. G.

ÉLECTUAIRES OU CONFECTIONS
Gardés dans les boutiques

Confection anacardine, diambra (1), diamoschon (2), diascastor (3), diapœnias (4), thériaque ou diatessaton, diairis, diaponidum, diatragaganthum, (4 *bis*), diahyssopum (5), diacalamenthum (6), aromaticum rosat (7), aromaticum caryophillatum (8), diaxyloaloës (9), diamargaritum (10), dyanisum (1), diagingiber (2), de citron, de laurier, rosata novella, diapostolicum (3), dianthum (4), dyaciminum (5), diacinamomum (6), diatriton pipercon (7), dialacca (8), diacucurma (9), diacalamenthum (10), diacapparis (11), électuaire d'escailles de fer, électuaire ducis (du duc), électuaire d'assafœtida, diapapaver (12), diar-

(1) Avec l'ambre.
(2) Avec le musc.
(3) Castoréum.
(4) Pivoines.
(4 *bis*) Gomme adraganthe.
(5) Avec l'hysope.
(6) De calament.
(7) Aromatri roset.
(8) Géroflier.
(9) Bois aloës.
(10) Pierres précieuses.

(1) Anis.
(2) Gingembre.
(3) Des apôtres.
(4) D'œillets.
(5) Electuaire de cumin.
(6) De canelle.
(7) De poivre.
(8) De laque.
(9) De curcuma.
(10) De calament.
(11) De capres.
(12) De pavots.

rhodon abbatis (1), triasantalum (2), électuaire de sorbes ou de cormes, diatriton santalon (3), électuaire de la royne, (4), électuaire de Justin (5), électuaire de cendres (6), lython tripon (7), athanasia, électuaire de l'empereur Ferdinand (Antidotes), diacassia, diaprunum, diaphœnix, diaturbith, de manne ou diamanna (électuaire lénitifs), confection de hamech, diacarthamum (8), diaturbith avec rhubarbe, hiera abbatis, diasena (9).

Comme terme de comparaison on voit que le nombre des électuaires avait augmenté depuis le moyen-âge, où nous n'avions vu que les suivants, qui se trouvent encore sur cette liste, à savoir : le *diadragantha*, le *diasenycon* ou *diasena*, *liton*, *tripon*, *dialaqua*, *diaprunis diacurcuma*, *diarodon abassi*, *diamargariton*, *aromaticum rosarium*, *dianysi*, *diacastor*, *diagallanga*, *ducis*, *diayssopi*, etc.

Ajoutons brièvement à cette curieuse liste : l'électuaire des *Bonnes-Nouvelles*, de *dattes*, de l'*Inde*, l'électuaire sacré amer de *Constantin*, d'*Archigenes*, d'*hermès*, de *coloquinte*, de *Galien*, de *Nicolas*, de *Théodose*, etc., connus sous le nom grec de hiéra, hierapicra (compositions sacrées et amères).

Telles sont les préparations de ce genre qui devaient être gardées dans les officines. Les autres, dont la liste est encore considérable, ne devaient être préparées qu'au moment du besoin.

(1) Electuaire de roses de l'Abbé.
(2) Des trois santals.
(3) Ces derniers électuaires étaient considérés comme brise-calculs ou léthontryptiques à partir du n° 2 jusqu'au n° 7.
(8) De safran carthamme.
(9) De séné.

OPIATS (ès boutiques)

La grande athanasie, antidote de Philon de Thrace, le philonium d'Hamech, la pauline, le repos de Nicolas, le zazanée, le diaolibanum (encens), la dorée alexandrine, thériaque d'Andromaque l'aisné, thériaque d'Andromaque des médecins de Rome, thériaque d'Andromaque corrigée par Barthélemy Maranta, thériaque commune, mithridat d'Andromachus, mithridat de Damocrates, le même corrigé par Barthélemy Marauta, l'ambroisie d'Archibius, l'antidote d'Esdras.

N.-B. — Toutes les formules des différents opiats que nous avons étudiés ne sont en général que la variante des substances aromatiques qui constituent, depuis la plus haute antiquité, thériaques ou mithridates. Ce n'est que le même chaos et la même confusion.

CONSERVES (ès boutiques)

De roses, de violes, hysope, mélisse, marjolaine, absinthe, bourrache, stœchas, romarin, sureau, pivoine, aunée, menthe, bétoine, açore, lavande, capillaire.

CONDITS (ès boutiques)

De noix muscades, oranges, citrons, mirobolans, chebules, confits de pommes, gingembre, de coings, de noix, de raisins, de pêches, de prunes, de cerises, de racines de chicorée.

EXTRAITS (ès boutiques)

De mélisse, de chélidoine, de chardon bénit, de genièvre, de consoude, de rhubarbe, agaric, aloës, ellébore, tithymale, de safran, de scammonée, de ciboules, de sené, de polypode, de mecoacham, de coloquinte, de turbith, d'euphorbe, d'opoponax, d'hermodactes, extrait de concombres.

ONGUENTS (ès boutiques)

Aregon [1], martiatum [2], philagrius, stomachal, althea, bdellium, rosat, violat, populeum, camphre, onguent de guimauve, onguent résomptif, tripharmacum, des apôtres, basilicum, onguent de minium, égyptien, onguent de litharge, de tuthie, mercuriel, onguent ceraséos [de cire], onguent d'or, onguent de cantharides, onguent vert, onguent rouge, onguent très merveilleux, onguent roux, onguent de bryone, onguent de Bernardin, onguent de artanita [pain de pourceaux], diapalme, onguent de diapompholigos [de Tuthie], onguent de Nicodème, de savon.

N.-B. — La plupart de ces onguents étaient presque tous à base de plomb, litharge, minium, céruse, huile et graisse, comme dans l'onguent vert et d'autres. Outre les résines, il y entrait des plantes fraiches contucsées et hachées, et plus souvent le suc.
E. G.

EMPLASTRES (ès boutiques).

Emplâtre stomachal (3). Polychardon. Emplâtre de dattes, de mérilot, de céroine, de safran au vinaigre, des apostres, de rhubarbe, de la grâce de Dieu, du fils de Zacharie, emplâtre des trois farines, emplâtre des cinq farines, emplâtre divin, emplastre de Dictame, de Galien, emplastre dyachilum, emplâtre noir, gris, de Cadmie, de bois de laurier, emplâtre barbare (avec poix noire et litharge), emplâtre de vermillon, emplâtre des trois ingrédients (litharge, vinaigre, huile et cire).

N B. — Tous ces emplâtres sont, en général, empruntés au formulaire de Mésué et de Serapion. En partie, les gommes résines, les sels de plomb, la cire, l'axonge, des farines de fève ou de pois, la térébenthine et des poudres végétales servaient à leur composition (E. G.).

CÉRATS (ès boutiques).

Cérat d'Andrommaque, cérat d'euphorbe, cérat de santal, de céruse, cérat des cinq ingrédients, cérat de styrax, cérat de bétoine, cérat stomachal de Galien (1).

N. B. — Improprement nommées cérats, ces préparations n'étaient que de vulgaires pommades, analogues à des emplastres ! (E. G.).

PILULES ET TABLETTES DES BOUTIQUES.

PILULES.

Pilules de bdellium, pilules de térébenthine, pilules de castorée, pilules d'opium [2], pilules de langue de chien [cynoglosse], pilules de plantain, pilules de scribonius, pilules dorées, pilules arabiques, pilules d'eupatoire, pilules crocées [de sa-

(1) Avec cire et plantes aromatiques.

(2) Maturatif avec cire et plantes aromatiques.

(3) Polychardron : cire, térébenthine, aloès, gomme arabique, encens, etc.

(1) Une formule donnera une idée des autres :

Cérat de Galien (stomachal), roses rouges, mastic, feuilles d'absinthe sèche, espic du nord, cire et huile rosat. On pulvérisait tout ce qui devait l'être, on faisait fondre la cire dans l'huile, on lavait avec eau de roses ; une fois refroidi, on les faisait refondre, on lavait avec du gros vin, et on y ajoutait les autres ingrédients pour en former le cérat.

Ab uno disce omnes !

(2) Avec la formule due à Paracelse qui était : opium mélangé avec corail rouge, ambre, succin, huile de musc, safran oriental.

fran], pilules de coloquinte, pilules d'agaric, pilules alhandal, pilules béchiques, pilules de mastic, pilules de turbith, pilules d'hermodactes, pilules d'opoponax, pilules benedictes, pilules indiennes, pilules de pierre lazzuli, pilules de mezereum, pilules d'euphorbe, pilules d'aloès, pilules impériales, pilules de bol d'Arménie, pilules d'alkéquangoc.

TABLETTES

Tablettes d'ambre, de musc, de fenoil, iris, béchiques, aromatiques, rosat, cumin, anis, gingembre, diacurcuma, dialacca, de perles, diacodion, diatragantha, saponea, de la main-du-christ, diamargariton, de roses [diarrhodon], des trois santaux, laxatives, de licorne, de soufre, de rhubarbe, diaphane, de carthamme, d'antimoine, de turbith, de rhubarbe.

TROCHISQUES

De rhubarbe, d'agaric, de hamesch, de vipères, de seille, de violettes, vermillons, d'aloès, de safran, des santaulx, de camphre, d'ambre, de spodium, de corail, de roses, de lacca, eupatoire, anis, benjoin, myrrhe, alkékenge, berbéris, eupatoire, de terre sigillée, de musc.

PARFUMERIE

DES SACHETS

de roses, de Calanga, de romarin, de canelle, d'absynthe, de coriandre, de musc.

DES BONNES SENTEURS

Pomme d'ambre, poudre de violettes, onguent de musc et d'ambre, savon musqué, chandelle parfumée pour purifier l'air.

DES FROTTE-DENTS

Poudre composée de : corail rouge, mastic, sepia, sangdragon et de canelle.

Poudre composée de : corne de cerf, dent de cheval, de coquilles d'huitres, de noix de cyprès.

Poudre composée de : myrrhe, mastic, corail, santal, musc. sépia, gérofles, alum.

EAUX DE SENTEUR

Eau de Damas, eau de roses, eau musquée, eau de benjoin, eau d'ambre.

EAUX D'EMBELLISSEMENT

Eaux pour faire croitre les cheveux, eau pour les friser et les crêper, eaux pour ôter les rides, eaux pour conserver les cheveux, eaux pour les teindre en noir, en blond et en blanc, eaux qui engraissent, eaux qui amaigrissent, eaux pour la blancheur des mains, etc.

Suivent les formules, qui sont une vraie macédoine de toutes les macérations de plantes aromatiques, en général, associées au miel, au vin, au lait, à des gommes résines, de la tuthie; de l'alun, du sang de grenouilles ?? du camphre, des eaux aromatiques, telles que : eau de roses, eau d'ambre ; ensuite de l'eau-de-vie, du sel marin, de beurre, mie de pain, des limaces, des abeilles, etc., de l'urine d'enfant ! Bref, tout un poème de rimes les plus béteroclites réunies ensemble. Reste certains des vestiges de la cabale et de l'alchimie magique ! (E. G.)

ONGUENTS QUI EMBELLISSENT

Onguent de Cléopatre, onguent

d'Orestin, onguent pour fournir la barbe, onguent dépilatoire (avec orpin et chaux), onguent de Pàris le Baladin (epilatoire avec arsenic, sandarach et chaux), onguent pour brunir les cheveux (*avec tartre blanc et huile de Balamin.*

Onguent pour noircir les cheveux (composé d'*escume*, d'*argent*, *alun*, *terre cimolienne*); onguent pour blanchir les cheveux composé de *fientes d'hirondelles*, de *soufre*, de *capprier*, de *fiel de vache* et de *vinaigre*; enfin l'onguent pour se friser composé de *cornes de béliers hachées et broyées avec de l'huile.*

Suivent alors des onguents pour les sourcils, les cils, les mains, contre les rougeurs du visage, et enfin pour blanchir le teint. Ces derniers sont presque tous à base de litharge, de sel marin et de vinaigre. Précurseurs des eaux de Mme St-Allen, Candès et autres charlatans ?

(E. G.).

Nos aïeux étaient coquets, il n'y a pas ici, l'ombre d'un doute, et l'apothicaire de ce temps était encore sous l'influence de l'*italianisme* importé en France par les derniers Valois. Considérées au point de vue historique, la plupart de ces formules ne sont intéressantes qu'à ce point de vue curieux. Les Pharmacies étaient obligées d'être ainsi approvisionnées, et la Parfumerie trouvait chez elle un refuge, dont le principal but alors était la vente des diverses et désopilantes préparations ci-dessus, qui nous en donnent un aperçu.

Aujourd'hui, sauf l'Eau de Botot, l'eau de Cologne, la teinture de benjoin, que renferment les officines actuelles, et la pommade de Dupuytren pour faire pousser les cheveux, tout vestige des préparations dites de *toilette* a disparu. Quelques poudres et opiats dentifrices, s'y sont maintenus.

(E. G.)

APPARITION DES MÉDICAMENTS CHIMIQUES

(Liste secrète)

Vinaigre radical de Paracelse.
Huile d'argent.
Chaux d'argent.
Quintessence d'or potable.
Vitriol de cuivre.
Du fer, de l'acier, que les chymistes appellent mars.
Safran de mars.
Baume de mars.
Du plomb et de l'estain, que les chymistes nomment saturne et jupiter.
Baume de saturne.
Mercure.
Mercure coagulé.
Baume de mercure.
Huile de mercure.
Antimoine.
Poudre blanche de fleurs d'antimoine.
Teinture et quintessence d'antimoine.
Huile d'antimoine.
Pilules d'antimoine.
De l'orpin ou arsenic.
Du vitriol.
Soufre anodin de vitriol.
Humeur ou phlegme de vitriol.
Esprit de vitriol.
Alun.
Soulphre.
Soulphre sublimé, ou fleurs de soulphre.

LISTE DES MÉTAUX.

Avec desquels on peut obtenir différentes formes en les séparant, ou en les réunissant par la méthode chymique.

Manière briefve et facile d'extraire d'iceux les vertus.

Fer.
Croccus, martis.
Alun.
Sel nitre.
Soulphre.
Vitriol.
Orpigman.
Argent.
Antimoine.
Limaille d'argent ou escume d'argent.
Plomb.
Mercure ou argent vif.
Céruse.
Cramie.
Tuthie.
Pompholix.
Chaux.
Plâtre.
Arsenit.
Borax.
Cuyvre.
Zingue [*sic*].

TABLEAU

des Médicaments que l'apothicaire doit préparer en présence du Médecin.

Syrop de parte acida citri.
Syrop violat avec miel.
Syrop d'endive composé.
Syrop de chicorée composé.
Syrop de myrtinus composé.
Syrop de mentha major.
Syrop de absynthio.
Tyrop de calamento.
Syrop de epythimo.
Syrop de stœchas composé.
Syrop de eupatorio.
Syrop de hermodactylis.
Syrop de calamus aromaticus

HUILES.

Huile de melinum.
Huile de mastichinum (mastic).
Huile de nardinum [nard].
Huile de sampsuchinum (marjolaine).
Huile de moschillinum [musc].
Huile de hypericho [Millepertum].
Huile de capparibus (câpres).
Huile de scorpions.
Huile d'euphorbe.
Huile de costus.

ONGUENTS.

Le réfrigérant de Galien.
L'onguent pectoral.
L'onguent stomachal.
L'onguent attanita (pain de pourceau).
Le diapompholigos (tuthie).
Onguent de santal.
Onguent des apôtres.
Onguent ægyptiac.
Dialthea (avec gommes).

EMPLATRES.

De mélilot et celui de diaphœnicionis.

CÉRATS.

Gratia Dei, de pelle arietina.

N. B. — Le jour, la date de la préparation, étaient signalés sur une planchette *ad hoc*.

INSTRUMENTS ET DIVERS OBJETS DE L'OFFICINE

Mortiers de bronze petits et grands avec pestoz (pilons pour broyer).

Presses avec sacs de poil de chèvres pour y enfermer les substances.

Cribles à gros et à petits pertuis.

Escumoirs ou despumatoires.

Couloirs en étain.

Courges avec alambic.

Courges d'étain, de verre.

Courges pour distiller au bain-marie, au bain sec.

Alambic entier réfrigérant.

Spatules.

Porphyre.

Mortiers de marbre.

Grands mortiers à couvercles.

Tables de bois.

— de pierre.

Chaudrons.

Moules.

Balances.

Trabuchet.

Ciseaux.

Couteaux.

Sacs en peau pour conserver : plantes, feuilles, fleurs, racines (avec noms).

Vaisseaux de verre, ou vernis en dedans, pour contenir les sirops (avec noms).

Vaisseaux de terre ou de plomb à embouchure étroite, facile à bien *estoupper* pour contenir les huiles (avec noms).

Sacs de cuir, boëtes en bois ou erryus bien *estouppées*, pour contenir les poudres (avec noms).

Pox de plomb ou d'étain pour enfermer opiats et électuaires et onguents (avec noms).

Boites en bois avec papier graissé pour conserver emplastres en rouleaux (avec noms).

Coffrets de bois de Teil, pour conserver les tablettes (avec noms).

Boites d'estain à enfermer les masses pilulaires entourées de papier ciré (avec noms).

Poids de fer, de plomb, de cuivre, *schrupule*.

Drachmes.

Sextaux.

Livre.

Marc.

Grain.

Obole.

Pintes.

Septiers.

Chœnix en étain.

Boestes.

Phioles de verre.

Cordelettes.

Pox de terre vernissés.

Pox de verre à condits.

Papier Grant.

Bassine d'airain.

Grand et petit fourneau.

Grille à fourneau.

Moulin à moutarde, etc.

Boites d'airain pour pierres précieuses.

Phioles de verre pour sirops.

Pox de verre pour les extraits.

Aumôles d'étain pour eaux distillées (avec noms).

LIVRES DE FORMULES :

Galien.

Mésué.

Sérapion.

Antidotaire de Nicolas Myrepsus.

Dioscoride.

Mathiole.

Rondelet.

Valerius.

Codrus.

Avicenne.

Nicolas Præpositus (de Salerne).

Falloppes.

Statues : Saint-Côme, Saint-Luc.

Livres d'orizons (oraisons.)

AMEUBLEMENT DE L'OFFICINE

Comptoir avec préau sur lequel sont : balances, livres à inscrire recettes, crédits.

Liste des drogues de l'officine avec nom des autheurs.

Table pour les varlets.

Petit portuis sur le comptoir pour y faire tomber la monnaie dans le liecte (tiroir.)

Escabeau.

Trépiez.

Echelles.

Animaux et serpents empaillés.

Signes alchymiques.

Rayons pour l'étalage des drogues et préparations.

UNE CONSULTATION MÉDICALE EN 1460

J'emprunte au Bulletin du Syndicat des Pharmaciens de la Côte-d'Or, une *consultation* en l'an 1460, communiquée par M. Guillot, pharmacien à Dijon, le 26 octobre 1885. Le malade consulte ainsi son médecin. Ce malade était Jean Rabustre, procureur-syndic de la commune de Dijon. Peu importe le nom du médecin. Cette pièce originale ne saurait être déplacée dans le cadre que nous nous sommes tracé, et où il est difficile de pouvoir s'abstenir de ne pas toucher très délicatement aux choses de la médecine. Molière (le doute est bien permis) a dû puiser bien des inspirations dans des pièces analogues qui, au reste, ne leur en cèdent point ni pour l'emphase ni pour la majestueuse solennité qui les inspirent.

En voici la teneur :

« Venerande præstantissime que doctor ac domine, mi humili recommandatione præmissa, Rogo suppliciter..... Vestram quatenus mihi scribere dignetur super sequentibus boneplacitum vestrum.

« Primo, la manière comment je dois faire mon *Ydromel* et combien je dois mettre de miel en chacun sextier d'eaue. Item, si je dois escumer mon miel tout seul, ou si je le dois mettre tout froit en l'eaue et le boulir et escumer avec ladite eaue.

« Item, quel poix ou quantité je dois mettre de *Racidibus achori gladiali* en un sextier d'eaue, et si je ly dois boulir longuement ou combien ?

« Item, comment, en quelle quantité et combien souvent et quelle heure je dois user dudit ydromel, et s'il y faut point mettre de levain pour le faire aulcunement aygret.

« Item, en quelle quantité et combien souvent et à quelles heures je dois user des pilules éléphangines, et si l'on les trouve chez les apothicaires, ou s'il les convient faire tout à propos ?

« Item, comment je dois user de saulge en mes potaiges.

« Et pour une partie de vos peines, vous bien petitement satisfaire, je vous envoye par le porteur un escu que vous recepvrez gratanter, s'il vous plaît, car je ne vous porroye satisfaire, etc.... »

Voici la réponse de l'illustrissime et vénerendissime Doctor. Son début est solennel et digne, par son exorde, d'une majesté royale :

« Honorande mi domine, corde clari et animo grandi vestræ petitioni acquiescere non recuso !

« In primis laudo que le fassiès frès toutes les sepmaines, et que n'en fassiez tant à la fois, ainsi en ferez à chacune fois environ six livres, qui est environ pinte et demie de ceste mesure. Si prendrès deux pintes d'eaue et une poignée de racine d'*Achori* bien netiée par dehors de ses filandres et de l'écorce, et mise en quartier en long. Et mettrez boulir la dite racine, petit de temps avant le miel, puis mettrez pour chacune pinte d'eaue quatre onces de miel crud le plus blanc que vous pourrez, et alors le faire bien boulir avec la dite racine et que il soit tout net et estre net, le oster du feu, et y jetter une once qui est environ une cuiller de vin aigre et non plus, puis le coulez et réservez en une armole ou aultre vaisseau bien net. Et dudit ydromel prendrez de deux jours l'ung le matin à jeung, tiède, un petit verre pour commencement, et en accroissant la doze à l'aultre fois, pour ce que vous sçavez que nature ne se esbahit de nouver sentir. Ainsi quand au premier article, il n'est pas besoin d'en faire tant à la fois comme un sextier. Quant au second, vous pouvez mettre votre miel avec la dite racine et eaue et ensemble nétier. Quant au tiers, vous avez la quantité de ladite racine. Et quant au temps de boulir, faites que les deux pintes tournent à pinte et demie par consomption, et souffrira la décoction. Quant au quart, vous avez la dose de quatre onces pour commencement qui est un petit verre, puis en accroissant jusqu'à six onces. Et soit le matin vous estant au lit, avant lever une heure, el soit tiède et de deux jours l'un : et ledit jour que ne prendrez dudit ydromel, à l'heure de la prinze dudit ydromel, prendrez une pilule dont s'ensuit la recepte à laquelle je adjouste pour doze le tiers de pilules de hermodactes à cause de divertir les humeurs qui ne fluent plus aux jointes. Au lieu du levain vous aurez le vin aigre à le faire pénétrer. »

RECEPTA PILULARUM

Recepta pilularum elephanginarum........... 3 ij.
Pilularum de Hermodactilibre................. 3 j.
Misceatur cum syrupo de sticadis, et formentur VII pro 3 j. sinapizentur cum pulvere thymi.

Pilulæ debent fermentari

« Quant à l'article suigant, vous avès, quand les devès prendre, et quant à la façon des pilules, elles sont composées longtemps avant, car aultrement ne vaudraient rien si elles n'estaient fermentées. Si envoyez à l'apothicaire le double de la recepte seulement.

« *Aquæ Salviæ.*

« Item, quant au darrier article, je confesse que de saulge extraiez l'eaue par l'alambic, et que de ladite eaue trempez votre vin, pour la première fois que buvez, tant seulement de quatre cuilliers.

« *Folia Salviæ in potagiis.* »

« Item, en vos potaiges, en povez user comme il est de coustume deux ou trois fois par sepmaine.

« *Unguentum Videlicet facere.*

« Item, vous prandrez une livre d'uille d'olives et une poignée de saulge fraische un peu conquassée et la ferez boulir et frire au dit uille longuement, puis la coler et expresser fort le dit uille, et puis prendre deux onces de cire vierge et mettre au dit uille fondu, puis le laisser refroidir, et sera en forme d'oignement, duquel le matin ou le soir en prendrez ung bien peu, et vous ferez oindre le commencement de la nuque dont partent les nerfs motifs, et commencerez avoir prinzes trois fois desdites pilules.

« *Regimen.*

« Quant à la diète : Sicca magis quam humida, quare illis habectis sicius uti. Frixæ nocent cibariæ, malorum vaporum nocent, ut capere et nuces vinum acutum, viride, non maturum, quare, etc.

Voici la formule des pilules Elephangines et des pilules d'Hermodactes dont il est parlé dans les lettres ci-dessus.

R. ciuamommi seu cannellæ selectæ cubebarum.
Ligni Aloës (hujus penuria sume tantundem santali citrini).
Calami aromatici veri vel ejus officinarum sic nominati.
Macis.
Nucis Moschatæ.
Cardamomi.
Caryophyllorum.
Asari.
Mastiches.
Schœnanthi, id est, floris junici o dorati.
Carpobalsami, vel succed ejus seminum Lestici vel.
Terebenthi et spicæ indicæ. (Singul unc unam).
Absynthii Pont, majoris, seu vulgaris sicci.
Rosarum rubrarum (utriusque drag. quinque).

Terantur crassicula, et parum coquantur in aquæ lib sex. Deinde friceantur manibus et experimentur : tum.

R. Aloës optimiæ lib unam Lava in parte una decocti colati. Deinde siccetur et pulverisetur et ipsi affunde reliquium decocti, et sicca ad solem si œstas fuerit : vel in stupha si hyems, et cum.

Myrrhæ electæ et pulverisatæ.
Mastiches (utriusque drag. quinque).
Croci dragma tribus.

Forma massam (1).

PILULÆ DE HERMODACTYLIS MAJORES

R. Hermodactylorum.
Aloës socotrinæ tanquam præstantissimæ.
Myrobab. citrearum.
Turbith optimi.
Colocynthidis.
Bdelii thebaïci, seu optimi sagapeni, vulgo serapini.
Singul dragma sex.
Castorei.
Saccocolæ.
Euphorbii.
Opoponacis.
Sem. Rutæ agrestis, sing. dragma tres.

Croci optimi drag. unam et semis cum succo. Brassicæ depurato, forma.

Massam ad usum.

Les facultés de ces pilules sont propres à la podagre et autres douleurs froides des joinctures.

N. B. — Telles sont des formules qui font exactement connaître la médication de l'époque, et le libellé des consultations médicales. Comme nous l'avons déjà fait remarquer dans la démonstration des substances pharmaceutiques employées en médecine et garnissant les officines, les aromates sont en partie les médicaments les plus en vogue. On peut s'en rendre compte par les deux inventaires que nous avons signalés. D'autre part rien ne pouvait venir mieux à point que la consultation médicale ci-dessus, qui fait pour ainsi dire pénétrer le lecteur chez le médecin, le malade et chez l'apothicaire.

E. G.

(1) Cette formule est de Mésué, et figure ainsi que la formule des pilules d'Hermodactes dans la pharmacologie de Bauderon revue par Sauvageot, édition de 1648, pages 293 et 321.

E. G.

SOURCES PRINCIPALES

DES MATIÈRES CONTENUES DANS CE VOLUME

PLINE. — Hist. nat., lib. XX, XXII, XXIV, XXV, XXIX.
GALIEN. — De Sirops. medicam., lib. X. — De Comp. medicam. sec. gen., lib. I, ch. III. — De Antidotis, lib. I.
HIPPOCRATE. — Œuvres, lib. II et V.
DIOSCORIDE. — Lib. VI.
CELSE. — Lib. III, lib. XXVI.
DENIS D'HALICARNASSE. — Lib. X.
AULU-GELLE. — Lib. VI, ch. XVIII.
SUIDAS. — Vocabulaire.
D. CASSIUS. — 416, 534.
STRABON. — Lib. IV, XV, XVI.
SUÉTONE. — In Augusto, in Tiberio.
TACITE. — Annales.
T. LIVE. — Fragments.
MACROBE. — Saturnales.
MARTIAL. — Epigrammes.
SÉNÈQUE. — Questions naturelles.
PLUTARQUE. — De la Conservation de la santé.
AGRIPPA. — De Vanitate scientiarum.
CARDAN. — De Varietate rerum. — De subtilitate.
PORTA. — Magia naturalis.
AGRICOLA. — Præfatio librorum de Re metallicâ.
CRELLIUS. — Præfatio chymiæ.
SCHENKIUS. — Observationes medicinæ.
GUNTHÉRIUS. — De Veteri et novâ medicinâ.
SENNERT. — De Inventoribus, et cultoribus chymiæ.
MONTAGNE. — Livre III.
CUJAS. — Inerpretatio in Julii Pauli receptarum sententiarum. Lib. V, ad Corneliam.
AMB. PARÉ. — Introduction à la Chirurgie. Les Venins.
CASTELLAN. — Sur Paul d'Æginète.
FREIND. — De la Médecine depuis Galien.

LE CLERC. — Histoire de la Médecine. Lib. I, II, III. — Bibliothèque Rabinique, t. I.
DELRIO. — Disquisitions magiques.
NAUDÉ. — Apologie.
BAYLE. — République des Lettres.
SAINT-SIMON. — Mémoires. — Mémoires de l'Académie des sciences, 1701, 1713, 1722.
MOLIÈRE. — Œuvres. — Glossaire de Ducange.
L'ESTOILLE. — Journal de Henri III.
DULAURE. — Histoire de Paris. — Chroniques. — Guillaume de Nangis.
FÉLIBIEN. — Histoire de Paris.
DELAMARRE. — Traité de la police.
LEBER. — Du Pouvoir municipal en France. — Traité de l'Opinion, de Gilbert-Legendre.
CABANIS. — Révolution de la Médecine.
SALVERTE. — Les Sciences occultes. — Journal de pharmacie, 1840, 1841, 1842.
L. D'AUSSY. — Vie privée des Français. — Histoire littéraire de la France. — Encyclopédie théologique. — Histoire de la Philosophie hérmétique. — Encyclopédie des Sciences médicales.
GAUTHIER. — Essai sur la Médecine dans les temps les plus reculés.
ROUYER. — Etudes médicales sur l'ancienne Rome. — Le Moyen-Age et la Renaissance (Biblioph. Jacob). — Encyclopédie méthodique.
MAILLANA. — Historia critica, litteraria de la farmacia española.
E. GILBERT. — Les Moines au moyen-âge, les Talismans. — Histoire des Sciences au moyen-âge (Pouchet, Hœfer, etc.).
CHARLES DE NAVARRE. — Mortonval.
D'ORBIGNY. — Histoire naturelle.
MICHELET. — La Sorcière.
MAURICE RAYNAUD. — Les Médecins au temps de Molière.
ROHRBACHER. — Histoire de l'Eglise.
B. JACOB. — Paris ridicule et burlesque.
J. DE FONTENELLE. — Eloges.
L. FIGUIER. — Les Alchimistes.
MULLER. — Vie des hommes illustres.
BUET. — Œuvres littéraires, Roi Charlot.

LATOUR SAINT-YBARS. — Vie de Néron.

J.-B. DUMAS. — Leçons de Philosophie chimique.

V. DURUY. — Histoire de France.

CHAMPOLLION. — Fragments sur l'Ancienne Egypte.

Curiosus Amuletorum scrutator.

De naturâ et attributis illorum uti — (pars Amuletorum Medicinæ et Physicæ) (Jacob Wolf, philosophe et médecin). Francfort et Leipsik, anno MDCXCII.

MASPERO ET CHABAS. — Le Papyrus Ebers traitant la Pharmacologie de l'Ancienne Egypte.

BIBLIOGRAPHIE

SPÉCIALEMENT PHARMACEUTIQUE

MOYEN-AGE — RENAISSANCE — TEMPS MODERNES
TEMPS ACTUELS

Mésué. — Antidotarium, Traité de Pharmacie.

Serapion. — Edition latine, Brunfels, 1531.

S. Champier. — Mirouel des apothicaires, XIIIe siècle.

Saladin d'Ascalo. — Compendium aromatorum.

Nicolas Præpositus. — De simplici medicina.

Mathiole. — Dioscoridis de mat. medic. Comm., 1553.

Maranta. — Methodus cogn. simpl., édition 1559.

Daléchamp. — Histoire générale des plantes, 1586.

V. Codrus. — Edition Gesner, 1562.

Wecker. — Thresor pharm. traduct. du Val, 1607.

J. Bauhin. — Pinax theatri Botanici, 1623.

Pomet. — Histoire générale des drogues, 1694.

N. Lémery. — Traité universel des drogues, 1698.

Geoffroy. — Tract. de mat. med. de medicam. simpl. Historia Virtute delectu et visu, 1741.

Charras. — Pharmacopée royale galénique et chimique, 1676.

Baumé. — Eléments de pharmacie théorique et pratique, 1773.

Codex Medicam — Facultatis-Parisiensis, 1748.

Bulletin de Pharmacie, 1813.

Virey. — Histoire naturelle des drogues, 1826.

Journal de Pharmacie et de Chimie, années 1840, 1841, 1842.

Répertoire de Pharmacie, 1865, 1866.

Union pharmaceutique et son Bulletin, années 1881, 1883, 1884.

Dorvault. — L'Officine.

Grave. — Etat de la pharmacie en France avant Germinal. — Etude sur une corporation de marchands.

Cap. — Etudes biographiques pour servir à l'étude des sciences.

Bulletin de la Société de Pharmacie du Sud-Ouest.

Marty. — L'ancienne Pharmacie à Montpellier, thèse.

Dupuy. — Notices biographiques sur les médaillons de la nouvelle Ecole de Pharmacie de Paris.

Bulletin n° 4 du Syndicat des Pharmaciens de la Côte-d'Or, 1885.

PUBLICATIONS ÉTRANGÈRES

Separat Abdruck aus der Schweizerischen, Wochenschrift fur pharmacie, 1873, nos 6-7-8.

Archiv der Pharmacie (Journal de l'association pharmaceutique de l'Allemagne septentrionale.)

The chemist and druggist, London, 1885.

The Pharmaceutical Journal, London, 1886.

Et toutes les publications périodiques qui, depuis 1813 principalement, enregistrent des documents isolés touchant l'histoire de la pharmacie et dont la liste serait ici trop longue.

N. B. — A la page 191 de l'ouvrage, à propos de l'abbé Thrithème, il est parlé d'un lexique imprimé par les Aldes. — Les Aldes étaient de célèbres imprimeurs italiens autrement dits « Manuce ». Tous jouirent dans leur art d'une grande renommée. Ils furent trois frères qui se succédèrent dans l'imprimerie.

BIBLIOGRAPHIE ALCHIMIQUE ET CHIMIQUE

MOYEN-AGE — TEMPS MODERNES.

Albert-le-Grand. — Traité de l'alchimie. — Le grand Miroir de l'alchimie. — Traité sur les minéraux. — De la composition des pierres (Lyon, 1651, édition de L. Jammi).

R. Bacon. — Traité de chimie. — Trésor chimique sur la nullité de la magie. — Miroir de l'alchimie. (Ouvrages imprimés à Francfort, 1603).

Isaac, le Hollandais. — La science de la chimie. — Sur les minéraux, sur les végétaux (Alchimia pharmaceutica).

B. Valentin. — Le char triomphal de l'antimoine (Leipsick, 1604, in-8°). — Mariage de Mars et de Vénus (révélations des artifices secrets), in-12. Erfurth, 1624. Chymische Schrifften, Hambourg, 1694.

Bazile Valentin a été l'inventeur des trois principes chimiques (sel, soufre, mercure), dont Paracelse a fait dans la suite un grand usage.

Paracelse. — Sur les compositions et les degrés du tartre, — sur les éléments, — les métaux, les médicaments chimiques. — Chirurgien comme le fut Ambroise Paré (ressemblance avec ce dernier), il publia un livre sur les *aposthumes*, sur les *archidoxes*, sur les guérisons.

Toutes les œuvres de Paracelse furent imprimées en latin, vol. in-fol. Opera omnia, Genève 1658, et en allemand, Strasbourg 1603, 1658.

VAN HELMONT. — Chimie appliquée à la médecine et à la physique, Amsterdam, 1652.

R. BOYLE. — Œuvres in-4°, parues en anglais à Londres en 1661, 1663, 1669 ; — traduites en latin et imprimées à Cologne, 1668, trois vol. in-4° ; — à Venise, 1195, in-4° ; — Genève, 1714, cinq vol. in-4°.

Toutes ses œuvres furent publiées en français, sous le titre de *Recueil d'expériences*, Paris, 1679, in-8°. — L'édition la plus complète parut à Londres, en 1744, 5 vol. in-folio.

ROBERT-FLUDD (connu sous le nom latinisé de *Robertus de Fluctibus*). — Utriusque cosmi majoris silicet et minoris metaphysica, physica et historica (III, liv. III, part. 7, Oppenheim, 1677, in-fol.).

GLAUBER. — Opera chymica und Schrifften, etc., Francfort, 1658, in-4°).

KUNCKEL. — Philosophia chimica experimentis confirmata. — Ouvrages parus après sa mort : Hambourg, 1716, in-8° ; Berlin, 1767 ; Amsterdam, 1770.

J. BECHER. — Œdipus chymicus, Amsterdam, 1664, in-12.

M. LEFÈVRE. — Traité de chimie, Paris, 1660, 2 vol. in-8°.

GLAZER. — Traité de chimie, in-12, Bruxelles, 1679.

GEOFFROY. — Application de la botanique à la chimie, Paris, 1770.

BOULDUC. — Simplification de la préparation du sublimé corrosif. — Recherches sur les eaux minérales, 1732.

ROUELLE. — De l'inflammation des huiles essentielles au moyen de l'esprit de hêtre.

1770. — Du sel lixiviel (potasse) et de sa présence dans les plantes avant leur incinération (Journal de médecine, t. XL, p. 163 ; t. XLVIII, p. 299).

LÉMERY. — Cours de chimie, in-8°, Leyde, 1716.

F. HOFFMANN. — Observationes physicæ chimicæ Selectæ, Hall, 1722.

H. Boerhave. — Eléments de chimie traduits du latin, six vol. in-12, Leyde, 1761.

Mémoires de l'Académie royale des sciences, Travaux chimiques de Humbert, Geoffroy Lémery jeune, fils de Nicolas Lémery, 1741.

Etc., etc.

TABLE DES MATIÈRES

CHAPITRE II

Romains.

CHAPITRE III

DEUXIÈME PARTIE

CHAPITRE IV

Chimie et pharmacie des Arabes.

Etat de la science pharmaceutique depuis Gallien jusqu'au temps des Arabes. — Médecine et pharmacie tombées dans l'oubli. — Situation de la pharmacie à cette époque. — De tous côtés, elle attend la lumière. — La magie et la médecine confondues au moyen âge. — Les mires. — Plantes employées au soulagement et au pansement des blessures. — Décadence de l'empire d'Occident. — Les sciences médicales et chimiques, pendant l'invasion des Barbares, se réfugient chez les Arabes. — Etat florissant de la pharmacie dans cette nation. — Fondation de l'École de Bagdad, par Almanzour. — Alamon-Aldallah. — l'Ecole de Bagdad rivalise d'éclat avec celle de Dschondisabourg. — Renommée des Universités de Constantine, de Sara et de Tunis. — Précieuses découvertes en matière médicale. — Sérapion. — Thabet-Ebn-Korrach. — Aben-Quefith. — Leurs formules. — Rhazès et son Antidotaire. — *Almeleky-y*, ouvrage où se résumaient les connaissances pharmaceutiques de l'ancien monde, dû à l'érudit Ali, fils d'Abbas. — Avicenne et son *Canon.* — Formulaire faisant adopter de nouveaux médicaments. — Les aromates employés en pharmacie inconnus alors. — Les extraits. — Les électuaires. — Nouvelles Universités fondées en Espagne : Séville, Saragosse, Grenade, Cordoue. — Albucasis et les préparations pharmaceutiques alcooliques. — Eaux distillées de lierre et de plantain. — Pharmacie chimique. — Géber. — Les oxydes et sels de mercure. — Acides nitrique et hydrochlorique. — Nitrate d'argent. — Les deux codex distincts : l'un, pour les médicaments ; l'autre, pour les poisons. — Le *Krabadin*, dispensaire magistral dû à Sabot-Ebn-Sabel, chef de l'école de Dschondisabourg. — Ordre et police de la pharmacie au neuvième siècle. — Les laboratoires de Murcie et de Tolède. — Rhazès et les composés arsenicaux. — Orpiment réalgar. — Les sulfures de mercure. — L'huile de fourmis. — Distillation par *ascensum* et par *descensum*. — Quel-

CHAPITRE V

De la fin du onzième à la fin du douzième siècle inclusivement.

CHAPITRE VII

Quinzième au seizième siècle.

CHAPITRE VIII

De la fin du quinzième au seizième siècle.

CHAPITRE IX

CHAPITRE X

Influence du règne de François Ier sur l'avancement des progrès de la pharmacie. — Causes très probables. — La polypharmacie. — Talismans. — Astrologie. — Pierres précieuses. — Au milieu de ce règne surgissent les idées de Paracelse qui révolutionnent les systèmes de l'art de guérir. — Hostilité de la Faculté de médecine contre les innovateurs. — Opinion de M. Maurice Raynaud. — François Ier réunit en un seul règlement, pour la pharmacie, tous ceux des rois ses prédécesseurs. — Gardes apothicaires. — Inspection des pharmacies. — Querelles intermittentes entre les apothicaires et les épiciers. — Ordonnance de 1536 sur les médicaments adultérés. — Rivalité entre les établissements religieux pharmaceutiques. — Disputes entre les gardes apothicaires et les Génovéfains. — — Divreses translations de la communauté pharmaceutique dans différents locaux. — Examens. — Examinateurs. — Jurys spéciaux pour les apothicaires et les épiciers. — Nombre des examens, leur durée. — Acte des herbes. — Le chef-d'œuvre. Stage. — Serment prêté au Châtelet. — Le *quid pro quo* et l'ordonnance de 1536. — Peines, potence même, infligées aux contrevenants. — Utilité et sage précaution du *quid pro quo*. — Réflexions. — Omnipotence de la Faculté de médecine sur les apothicaires. — Fut-ce un bien ou un mal ? — Considérations capitales. — A qui reviendra l'honneur de la lente introduction des médicaments chimiques dans les formules ? — Patience et savoir des apothicaires. — La chirurgie plus que la médecine ouvre un vaste champ aux innovations chimiques. — Combats homériques. — Entêtement des docteurs en médecine. — Réflexions sur l'état des sciences pharmaceutiques. — Quel fut leur asile. — Savants qui, par les différents systèmes, préparèrent son éclosion. — Notice biographique, légendaire et positive sur Bombast-Paracelse. — Le couvent de Spanheim. — Son arrivée à ce monastère. — Son départ. — Son retour. — Son séjour. — Ses études sous la direction du savant Trithème. — Paracelse quitte définitivement Spanheim. — Sa vie aventureuse. — Ses cours. — La médecine. — Les guérisons. — Bonheur et malheur. — Diatribes contre les galénistes. — Son panthéisme. — Les deux physionomies de ce

CHAPITRE XI

Du seizième au dix-septième siècle.

(RÈGNE DES DERNIERS VALOIS)

CHAPITRE XIV

Du dix-septième au dix-huitième siècle.

TROISIÈME PARTIE

CHAPITRE XV

Conspectus sommaire de la Toxicologie sous Louis XIV

CHAPITRE XVI

Dix-huitième siècle (jusqu'à l'an XI de la République)

CHAPITRE XVII

APPENDICE

ERRATA

Page 55 (note 2). Aut frustra quæret, lisez : *aut frustra quærit:*

Page 58 (note 2). De vanitate scientorum, lisez : *de vanitate scientiarum.*

Page 64 (note 1). Provisam jam tibi Xenophontis, lisez : *jam sibi.*

Page 71 (note). Si ex èo, medicamento homo perient is qui dedent si honestior fuent deportitur, humilior autem capite punitur, lisez : *si ex èo medicamine homo perient, is qui dedent, si honestior fuent, in insulam deportitur. humilior autem capite punitur.*

Page 85, ligne 9. En effet, ce n'est pas trop s'avancer que de dire et on doit s'incliner, lisez toute la phrase et ensuite : *qu'on doit s'incliner.*

Page 87 (note 1). On venait des monastères, lisez : *ou venait des monastères.*

Page 98, ligne 2. Alexpharmaque, lisez : *Alexipharmaque.*

Page 98, ligne 11. Contraxera, lisez : *contrayerva.*

Page 108, ligne 2. Lisez : *il condamne lentement.*

Page 118, ligne 19. Le ministri, lisez : *le ménestrel.*

Page 128, ligne 27. Lisez : *dans cette enfance de l'art on ne peut faire autrement que de voir poindre la découverte d'un monde considéré comme nouveau aujourd'hui.*

Page 132, ligne 27. Qu'on veuille bien excuser la comparaison, lisez : *et qu'on veuille bien excuser la comparaison.*

Page 145, ligne 22. Etait soumis, lisez : *était soumise.*

Page 170, ligne 31. Semblait compter, lisez : *et qui semblait.*

Page 173, ligne 7. A emplâtrer les vieilles drogues, lisez : *à emplâtrer les vieilles drogues que, etc.*

Page 187, ligne 3. Aurait cependant servi, lisez : *avait cependant.*

Page 190, ligne 15. Meltites, lisez : *Mellites.*

Page 213, ligne 8 du sommaire du chapitre XI. Avec des puissances italiennes, lisez : *avec des princesses italiennes.*

Page 249, ligne 2. Martyr des errements grotesques et burlesques, lisez : *Martyrs des errements grotesques et burlesques, il faut constater que tous ne prirent pas une part bien active à leur relèvement.*

Page 249, ligne 32. Pour arriver, lisez : *pour parvenir.*

Page 251, ligne 12. Edit, lisez : *édits.*

Page 254, ligne 3. La génération actuelle du pharmacien s'est succédé, lisez : *s'est succédée.*

Page 257, lignes 32 et suivantes. Quelques mots suffisent pour nous donner une idée sur l'art des poisons au XIVe siècle, lisez : *Ces quelques mots suffisent pour nous donner une idée sur la science des poisons du XIVe siècle.*

Page 269, sommaire du chapitre XIII, ligne 2. Michæl Grabundter, lisez : *Grabundsten.*

Page 280, ligne 19. Quereitan, lisez : *Quercitan.*

Page 304, ligne 6 du bas de la page. Remarquer M. Raynaud, lisez : *fait remarquer M. Raynaud.*

PUBLICATIONS DU MÊME AUTEUR

1886. — **Hygiène de la Table chez les anciens** (mémoire in-8°, de 80 pages).

1887. — **Faits touchant à l'étude des plantes médicinales**, procurant l'*hypnotisme et l'anesthésie* dès les temps les plus reculés, in-8°, de 15 pages.

1887. — **La physiognomonie** (étude sur la ressemblance de la physionomie entre l'homme et les animaux); in-8°, 10 pages.

1888. — **Sur une prétendue pluie de sang en Cochinchine**, note publiée par le *Bulletin de la Société de Pharmacie du Sud-Ouest*.

1888-1889. — **Le Sorcier des Campagnes** (étude de mœurs contemporaines); in-8°, 200 pages.

1889. — **Les Plantes magiques** (Psylles et sorciers-charmeurs), moyen-âge et renaissance; in-8°, 100 pages.

1889. — **La Momie médicament** (mémoire en collaboration de l'*Hygiène pratique*).

1890-1891. — **L'Alchimiste Magicien** (scène de l'alchimie magique au moyen-âge); in-8° de 60 pages.

1890-1891. — **L'Horticulture dans ses origines sacrées et profanes** (en cours de publication); 200 pages in-8°.

1891. — **Le Sorcier Charmeur des animaux** (étude spéciale sur la sorcellerie): en collaboration au journal l'*Hygiène Pratique* et du *Petit Médecin* (Paris).

1891. — **Un vieux Médicament** (étude historique et humoristique sur la Thériaque d'Andromaque); 10 pages grand in-8°.

www.ingramcontent.com/pod-product-compliance
Ingram Content Group UK Ltd.
Pitfield, Milton Keynes, MK11 3LW, UK
UKHW012003240726
13965UKWH00001B/128